U0325009

Quancai Xinxiong Waike
Shoushu Huli

手术室亚专科护理系列教材·总主编 贺吉群

全彩心胸外科手术护理

主　编　梁　敏　贺吉群

副 主 编　左圣慧　黄水瑛

参编人员　（按姓氏笔画排序）

方　诚　张成梁　陈叶帆　罗　璇

周喜林　胡　娟　钟　颖　袁涵辉

程远大

CQS K 湖南科学技术出版社
·长沙·

图书在版编目（CIP）数据

全彩心胸外科手术护理 / 梁敏，贺吉群主编；左圣惠，黄水瑛副主编. — 长沙：湖南科学技术出版社，2023.5

手术室亚专科护理系列教材 / 贺吉群总主编

ISBN 978-7-5710-1937-2

Ⅰ.①全…　Ⅱ.①梁…　②贺…　③左…　④黄…　Ⅲ.心脏外科手术—护理—教材　②胸部外科手术—护理—教材　Ⅳ.①R473.6

中国版本图书馆CIP数据核字（2022）第218291号

全彩心胸外科手术护理

总 主 编：贺吉群

主　　编：梁　敏　贺吉群

副 主 编：左圣慧　黄水瑛

出 版 人：潘晓山

责任编辑：吴新霞

出版发行：湖南科学技术出版社

社　　址：长沙市芙蓉中路一段416号泊富国际金融中心

网　　址：http://www.hnstp.com

湖南科学技术出版社天猫旗舰店网址：

　　　　　http://hnkjcbs.tmall.com

邮购联系：0731-84375808

印　　刷：湖南省众鑫印务有限公司

（印装质量问题请直接与本厂联系）

厂　　址：长沙县榔梨街道梨江大道20号

邮　　编：410100

版　　次：2023年5月第1版

印　　次：2023年5月第1次印刷

开　　本：710 mm×1000 mm　1/16

印　　张：18.5

字　　数：300 千字

书　　号：ISBN 978-7-5710-1937-2

定　　价：99.00元

版权所有·翻印必究

序

Foreword

    手术室是各家医院运营管理和建设发展非常重要的平台，手术室护理是手术团队工作中不可或缺的组成部分，专科护士的培养和考核对手术的顺利完成和新技术的开展尤为重要，对落实围手术期优质护理服务起到推动作用。随着临床医学外科专业日趋亚专科化，高新技术的开展和高端设备的引入对手术室护士提出了更精、更专、更高的要求，手术室专科护士相对固定在某一亚专科有助于做精专科护理，全面系统地掌握该亚专科领域的疾病动向、手术方式、配合要点、高新设备使用以及科研热点等，对促进手术室护士探索专业知识和深度掌握手术配合技能很有帮助。

    在国家卫生健康委员会高度重视护理工作健康发展的大背景下，专科护理人才的培养需要加大力度，向做精专科护理、做美人文护理的方向发展，本着提升患者的就医满意度和手术团队人员的合作满意度做实手术室专科护理。

    近年来，中南大学湘雅医院作为湖南省手术室专科护士培训基地和中华护理学会京外手术室专科护士实践基地，在手术室专科护士培养上开展了大量的工作，截至2021年，共规范培养了手术室专科护士1300余名，在提升全省甚至全国手术室专科护理质量和人才培养上发挥了重要作用。为了促进手术室专科人才培养，湘雅医院手术室护理团队组织临床一线的护士骨干认真编写了《手术室亚专科护理系列教材》丛书，以夯实基础、专业养成为原则，以临床需求为导向，以提升手术室护士的专业实践能力为目标，从各亚专科手术的概述、常用仪器设备的使用要点、常用手术体位的选择和摆放以及各类手术护理配合等方面，采用全彩图解和流程叙述的形式，全面系统地呈现各个亚专科围手术期护理的工作内容。

我们相信本套丛书的出版对规范各级医院手术室护士的手术配合和新护士的规范化培养具有切实可行的临床指导作用，我们也相信该套丛书的使用能真正提升手术团队的合作满意度，我们更相信该项工作对推动手术室护理人才培养和促进广大人民群众的健康有着深远的意义。

郭曲练

中南大学湘雅医学院麻醉学系　主　任
中国医师协会麻醉医师分会　副会长
湖南省麻醉质控中心　主　任

前言

Introduction

现代外科技术的飞速发展，手术专科分工越来越细，手术室护士熟练专业的配合对于手术的顺利完成和患者的快速康复越来越重要。心胸外科在各级综合性大型医院都称得上"高难度"专科，复杂且高风险的手术方式不仅考验了专科医生，也对手术室护士提出了挑战。

心胸外科主要包括心脏大血管和胸外科两大亚专科，涉及心脏、肺、气管、食管、纵隔等胸腔内器官和主动脉、肺动脉、肺静脉、腔静脉等大血管。心脏大血管手术关系到患者自身体循环和肺循环的中断和建立，手术操作的连续性和紧急性尤为重要。手术团队各成员之间的有效沟通和精准合作对患者手术的成功和术后的恢复起到重要作用。合格的心胸外科专科护士必须理论基础扎实、业务技术精湛、手术配合熟练，综合能力全面，主动流畅地配合外科医生完成手术。如何培养一名合格的心胸外科手术专科护士，全面系统规范地培训必不可少。为此，我们在广泛征求新入职护士和专科医生意见的基础上，组织长期配合心胸外科手术的资深护士，在心胸外科医生的指导和帮助下，查阅大量的文献资料，总结自己丰富的工作经验，精心编写《全彩心胸外科手术护理》一书，供同行参考。

本书着眼于心脏大血管手术和胸外科手术的术中护理，力求系统全面，详细阐述心胸外科的手术设备、手术耗材、手术体位、手术切口、手术步骤及注意事项，注重临床实用性和可操作性。全书包含概述、小儿心脏手术配合、成人心脏大血管手术配合和胸外科手术，详细介绍了心胸疾病的分类、相关解剖知识、麻醉配合、体外循环技术、除颤技术、手术用药、各类手术的配合和注意事项等。通过手术步骤逐一图示讲解手术配合，以临床需求为导向，以专业养成为原则，以图解和文字相结合组织形式内容，条理清晰，简洁直观。系统介绍了心胸外科手术的基础知识，专科领域的新理念、新进展以及心胸外科专科护士的职责要求及培训方法，对心胸外科手术专科配合具有实际指导意义。可作为手术室在职护士、护理专业毕业生、体外循环灌注师以及新入职的专科医生等人员的参考用书。学无止境，微创技术和介入手术的迅速发展为各级各类医务人员创造了崭新的学习平台和发展契机。我们希望通过本书能提高心胸外科手术专科护士在手术团队合作中的主动性，培养出理论扎实、业务全面的手术室护理专家。

衷心感谢中南大学湘雅医院心胸外科的教授、医生们对本书的大力支持，尤其是在专业名词、概念、手术步骤、关键知识点的把关、收集术中配图及影像学资料方面提供的帮助。感谢所有参编人员在本次编写中的辛勤付出。由于编写时间跨度较长、水平有限，本书也会存在许多不足、不妥之处，敬请大家批评指正，并不吝赐教！

编者

目录

Contents

PART ONE

第一章

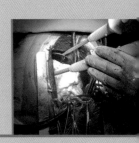

概述

19世纪中期，乙醚和氯仿被应用于全身麻醉，这使得外科手术成为可能。在欧洲，人们建立动物实验尝试治疗心脏外伤，随后便诞生了历史上第一例心脏外伤修补手术。

一 心脏外伤

1893年7月10日，芝加哥外科医生Daniel Hale Williams成功为一例心脏刺伤的患者进行了手术，这次手术被认为是有史以来第一例涉及心脏外伤的成功手术。1896年9月7日，德国法兰克福外科医生Ludwig Rehn被认为第一次成功地进行了心脏修补手术。

二 肺动脉栓塞的外科治疗

第一例肺动脉切开取栓术是Martin Kirschner在1924年报道的。Sharp在1962年完成了第一例体外循环下的肺动脉切开取栓术。

三 体外循环出现前的瓣膜外科

Theodore Tuffier在1912年7月13日首先尝试扩张狭窄的瓣膜。

Elliott Cutler在实验室进行了两年关于二尖瓣切开手术研究，在1923年5月20日，第一次成功地为患者实施了瓣膜切开术。

Thomas Holmes Seller于1947年12月4日第一次完成了肺动脉瓣切开术。

四 体外循环出现前的先天性心脏病外科

1937年3月6日，John Streider在麻省总医院第一次成功阻断了未闭的动脉导管，这标志着先天性心脏病外科治疗的开端。

五　体外循环的发展

人工心肺机的发展使得纠正心内畸形成为可能。实现体外循环一方面需要了解循环生理、掌握抗凝方法、具备人工泵血装置，另一方面需要实现气体交换。

肝素是在1916年由Jay Mclean发现的，当时他是一名在约翰斯·霍普金斯大学William Howell实验室工作的二年级医学生。

John Gibbon在1937年首次成功演示了利用人工心肺机维持生命，同时自身心肺能够恢复功能的实验。

第一例在人体进行的左心转流手术是在1952年7月3日成功完成的。

Forest Dodrill的小组使用他们研制的设备在直视下为一名先天性肺动脉瓣狭窄患者施行了肺动脉瓣成形术，这是第一例成功利用右心转流的手术。

六　心肌保护

Melrose与他的同事们在1955年发表了第一篇实验性研究报告，描述了钾盐诱发的心脏停搏。

目前最佳的心肌停搏液配方仍有争议，新配方、储备方法、最佳温度仍在改进。

七　体外循环时代的先天性心脏病外科的发展

无论Lillehei小组的交叉循环技术还是Kirklin小组的人工心肺机，都标志着心脏外科体外循环时代的来临，这两个团队开创了多种常见先天性心脏病心内修补的方法。

八　体外循环时代的心脏瓣膜手术

Dwight Harken医生的小组成功地完成了第一例主动脉瓣置换术，使用的瓣膜为球笼瓣（caged-ball）。

1967年Ross首次报道了应用自体肺动脉瓣更换主动脉瓣的手术技术。

20世纪60年代，Binet和他的同事们开始尝试和发展组织瓣膜。1964年，Duran和Gunning在英国使用异种猪主动脉瓣为一例患者置换了主动脉瓣。

九　冠状动脉外科

Robert H.Goetz医生首次实施并明确记载了第一例成功的人体冠状动脉旁路移植手术，这例手术是1960年5月2日在纽约Van Etten医院进行的。Goetz采用非缝合技术，用空心金属管将右侧乳内动脉连接到冠状动脉上。

Garrett、Dennis和Debakey在1973年报道了一个案例，1964年11月23日，一名患者进行了自体大隐静脉旁路移植术。该患者原计划实施动脉内膜剥脱术，但由于病变累及整个分叉，原手术方案过于危险而放弃。

Shumaker证实Longmire完成了第一例乳内动脉-冠状动脉吻合术。加州大学主席Longmire和他的同事Jack Cannon进行了首次乳内动脉与冠状动脉分支吻合。

十　心脏移植

1905年，Alexis carrel和Charles Guthrie在芝加哥大学期间报道了心脏移植和肺移植。

Richard Lower和Norman Shumway开创了今天广泛应用的心脏移植技术。

第一个尝试人体心脏移植的是密西西比大学的Hardy小组。由于当时没有人类心脏供体，而使用了一只大黑猩猩的心脏作为供体，但由于超急性排斥反应，使得供体心脏不能支持循环。

第一次人-人的心脏移植出现在1967年12月3日的南非开普敦。Christiaan Barnard医生的外科小组将一名捐献者的心脏移植给另一名心脏受损严重的患者，但患者于术后18天死于肺炎。随后，Shumway、Lower、Barnard以及少数人继续进行临床和实验室研究，经过努力，他们发明了更好的免疫抑制剂，逐渐建立了当今的心脏移植。

十一　胸主动脉外科

Alexis Carrel为20世纪一项伟大的心外科技术做出了重大贡献——缝合和血管

移植技术。

Rudolph Matas是临床血管手术的先驱，他在有效抗凝药物、抗生素以及血管代替物出现之前就开展了临床血管手术的工作。他开展了3例众所周知的不同类型的动脉瘤内缝合术，其中最先进的技术是从血管内部使用橡皮管作为支架重建血管壁。

血管外科在第二次世界大战期间获得了阶段性的进步，医生发现对外伤患者进行血管修复的结果明显好于传统的血管结扎手术。另外，Crafoord和Gross在主动脉缩窄领域的成功治疗是对动脉重建手术的一个重大推进。

1950年，Swan和同事使用了同种主动脉重建修复了一个复杂的动脉瘤性狭窄。

1952年，Arthur Voorhees在哥伦比亚大学研造出人造血管移植物，逐渐代替同种动脉移植。

1955年，Debakey和同事报道了采用积极的手术切除方式治疗主动脉夹层的6例病例，该手术代表了主动脉外科的另一项重大进步。

1957年，Houston组织第一次尝试在体外循环下切除主动脉弓并替换主动脉弓。

1968年，Bentall和DeBono提出升主动脉替换和主动脉瓣替换伴冠状动脉口再造的设想，并描绘了该复合移植技术。Bentall和DeBono将人工瓣膜置入移植管并使用Wheat技术进行冠状动脉移植。

从20世纪90年代早期开始，支架已经开始用于治疗降主动脉和腹主动脉瘤，并且发展迅速。

第二节　心脏大血管应用解剖

心脏位于胸腔内，膈肌上方，两肺之间，约三分之二在中线左侧。心脏通过收缩和舒张运动输出血液，使血液在全身进行循环，它分为左、右心房，左、右心室4个腔。心脏通过两侧房室瓣和两大动脉瓣的作用，产生单向前进血流，推动血液循环。位于左心房与左心室之间的瓣膜为二尖瓣，位于左心室与主动脉之间的为主动脉瓣，位于右心房与右心室之间的为三尖瓣，位于右心室与肺动脉之间的为肺动脉瓣。为心肌供应血液循环的是冠状动脉，冠状动脉分为左、右冠状动脉，左冠状动脉分为前降支和回旋支，前降支的分支有左室前支、右室前支、前室间隔支，回旋支的分支有左房支、左室前支、缘支、左室后支。右冠状动脉分为右旋支、后降支等。冠状静脉大多汇集到达冠状静脉窦内。心脏传导系统由特殊的心肌细胞组成，其结构包括窦房结、房室结、房室束、左右束支及浦肯野纤维。连接心脏的血管有主动脉，主动脉弓上三分支分别为无名动脉、左颈总动脉、左锁骨下动脉。肺动脉分为左、右肺动脉。静脉包含上腔静脉和下腔静脉、肺静脉。

心脏的外形和血管如图1-2-1至图1-2-3所示。

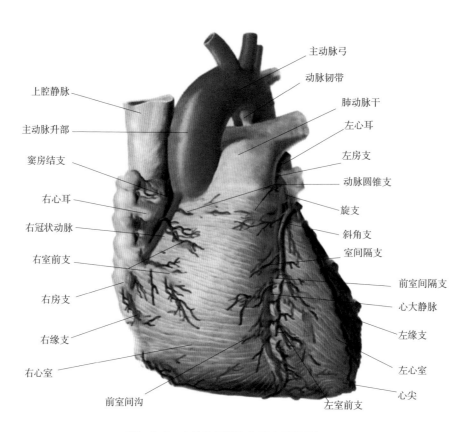

图1-2-1　心脏的外形和血管（前面观）

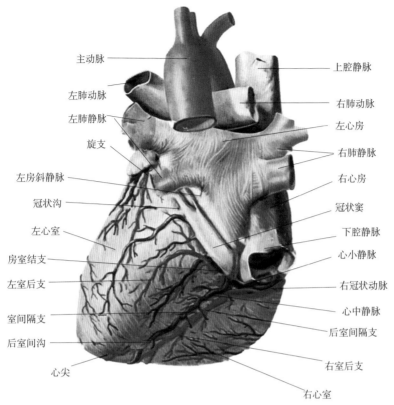

主动脉

左肺动脉

左肺静脉

旋支

左房斜静脉

冠状沟

左心室

房室结支

左室后支

室间隔支

后室间沟

心尖

上腔静脉

右肺动脉

左心房

右肺静脉

右心房

冠状窦

下腔静脉

心小静脉

右冠状动脉

心中静脉

后室间隔支

右室后支

右心室

图1-2-2　心脏的外形和血管（后面观）

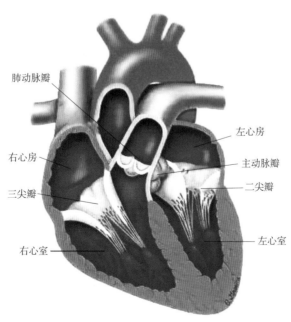

肺动脉瓣

右心房

三尖瓣

右心室

左心房

主动脉瓣

二尖瓣

左心室

图1-2-3　心脏的外形和血管（内面观）

一 体外循环简介

体外循环是利用特殊人工装置暂时性替代心脏的泵血功能和肺的气体交换功能的技术。其将回心静脉血引出体外，进行氧合、变温等一系列处理后，泵注回体内，由于其泵血功能和氧合功能均在体外发生，故称体外循环，如图1-3-1所示。体外循环主要由人工心肺机、血泵、氧合器、过滤器、变温水箱、监测装置、体外循环管路和内插管等构成。

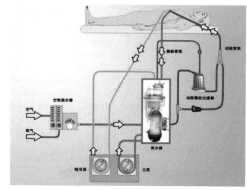

图1-3-1 体外循环示意图

1.人工心肺机。又称体外循环机，其主要由血泵、控制台、显示器、监测装置、后备电源及安全报警系统等组成（图1-3-2）。

2.血泵。主要是驱动体外血流，替代心脏泵血功能，其功能类似心脏，故又称人工心，现在的血泵主要有滚压泵和离心泵。

3.氧合器。其功能为在体外进行气体交换，实现氧合功能，即"人工肺"的功能，主要有鼓泡氧合器、膜式氧合器（图1-3-3）。

4.过滤器。用于防止体外循环中

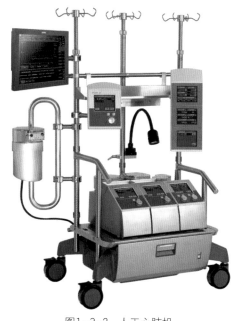

图1-3-2 人工心肺机

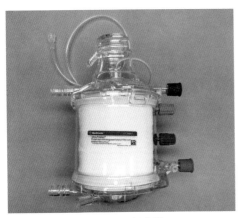

图1-3-3　氧合器

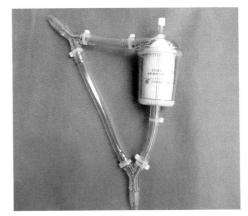

图1-3-4　过滤器

可能出现的栓子，如空气和其他固体颗粒等对人体的损伤（图1-3-4）。

5.变温水箱。用于体外循环中患者的体温升降和心肌停搏液的变温。

6.监测装置。①体外循环系统的流量、压力、温度、时间、气泡等和安全报警系统的高灌注压、低平面、低电压报警。②生命体征监测装置监测心电图、动静脉血压、鼻咽温、肛温。③连续动静脉血氧饱和度监测仪，可根据测得的数据调节氧流量，观察膜肺氧合效果。④全血活化凝固时间监测仪。⑤血气电解质监测仪等。

7.体外循环管路。包括动脉灌注管路、心肌停搏液灌注管路、静脉引流管路、泵管、吸引管路、氧气管、排气管、测压管、静脉总干连接管。

（1）动脉灌注管路：连接动脉插管与泵管的管路部分。

（2）心肌停搏液灌注管路：连接心肌停搏液和灌注针的管路部分。

（3）静脉引流管路：连接静脉内插管与静脉总干之间的管路部分。

（4）泵管：卡压在血泵中的管路。

（5）吸引管路：连接左心吸引管、右心吸引管的管路。

（6）氧气管：连接空氧混合器与氧合器之间的管路。

（7）排气、测压管：循环管路中用于预充、排气和测压的管路。

（8）静脉总干：静脉引流管汇合后进入储血池中的静脉管路，主要出现于有多个静脉回流管道的管路系统。

（9）连接管：上述管路之间连接的管路和接头。

8.体外循环插管。体外循环插管包括动脉插管、静脉插管、左心吸引管、右心吸引管和心肌停搏液灌注插管。

（1）动脉插管（图1-3-5）：为全身或局部提供血流灌注，包括升主动脉插管、股动脉插管、腋动脉插管、颈动脉灌注插管。

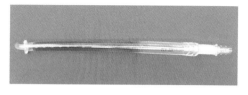

图1-3-5　动脉插管

（2）静脉插管（图1-3-6）：引流回收静脉血，包括上、下腔静脉插管，腔房插管，股静脉插管。

（3）左心吸引管（图1-3-7）：吸引心脏内血液，保持术野清晰和减压。

（4）右心吸引管（图1-3-8）：包括硬质右心吸引管、软质右心吸引管。

（5）心肌停搏液灌注插管（图1-3-9）：泵注心肌停搏液，灌注心肌行心肌保护，包括顺行性灌注针、逆行性灌注头，直接灌注头。

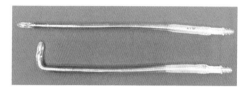

图1-3-6　静脉插管

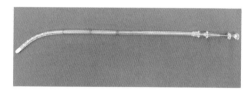

图1-3-7　左心吸引管

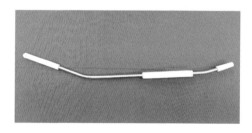

图1-3-8　右心吸引管

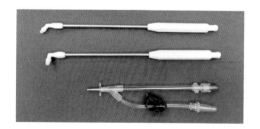

图1-3-9　灌注插管

二　抗凝与凝血

体外循环中，血液被引流出体外，同时与管道等异物接触，容易引起凝血反应，因此必须使用抗凝剂。肝素钠是最重要、最常用的体外循环抗凝剂。

肝素钠系猪肠黏膜中提取的硫酸氨基葡聚糖的钠盐，是由不同分子量的糖链组成的混合物，由 α-D-氨基葡萄糖和0-硫酸化糖醛酸交替连接形成的聚合物。

激活全血凝固时间（ACT），其检测原理为全血与活化物质，如硅藻土、白陶土等触发凝血，机器内通过监测血块形成所需的时间。肝素化前ACT的参考范围为90～130秒，同一标本采用不同设备监测结果不尽相同。

体外循环转流前，首次给予3mg/kg肝素，静脉注射肝素5分钟后采集血液标本检测ACT。常规要求ACT达到300秒后可进行体外循环插管，大于480秒可开始体外循环转流，不足时按全量的1/3～1/2追加肝素。体外循环中根据手术需要每间隔30分钟检测ACT一次，并根据结果适当追加肝素量直至达标，必要时可适当增加检测频率。肝素化之前、追加肝素后、鱼精蛋白中和肝素后均需检测ACT。鱼精蛋白中和肝素后ACT数值最好能够接近肝素化前的基础值，同时可以根据ACT监测数值指导体外循环结束后鱼精蛋白的使用。

硫酸鱼精蛋白的强碱性基团，与强酸性的肝素中和形成稳定的复合物使肝素失去抗凝能力。体外循环结束后，以鱼精蛋白和肝素之比为（1～1.5）:1的比例使用，必要时可结合ACT检测结果适当增加鱼精蛋白用量。注射鱼精蛋白时需密切关注患者生命体征，控制注射速度，需要特别注意"鱼精蛋白注射反应"，其主要表现为气道压升高、低血压、肺动脉压升高等。

三　心肌保护

心内直视手术，需要使心脏停止搏动。但是心脏停止搏动后血流停止，心肌组织仍需代谢，采取各种措施保护心肌免其受损即为心肌保护。心脏手术中，心肌保护是最重要也是难度最大的部分，它涉及体外循环、手术、麻醉等多方的合作效果。心肌保护涉及心肌缺血前、心肌缺血时和心肌缺血后的多个时间段，同时与手术的复杂程度、外科医生的熟练程度等密切相关。维持心肌能量代谢的供需平衡是心肌保护的核心。心肌保护中最主要的两个措施是心脏停搏和低温。停搏后心脏不再做功，耗能急剧减少；低温可以一定程度地降低心脏的代谢率，对延长缺血耐受时间有一定作用。

良好的心肌保护可以减轻术中缺血再灌注损伤，最大限度地保护心脏功能，降低术后低心排血量综合征的发生，同时良好的心肌保护有利于心脏外科手术平稳、安全、快速进行。心肌保护的主要方法有冷晶体停搏液停搏、含血停搏液停搏、温血停搏液持续灌注，温血诱导停搏—冷晶体停搏液停搏—温复苏，顺灌+逆灌+桥灌等。

目前晶体停搏液多为所在单位用现有药物配制，各医院间存在差别，主要是高钾、$NaHCO_3$、硫酸镁、甘露醇等按照合适浓度组合配制而成。此外现有的成品心肌保护停搏液，即组氨酸-色氨酸-酮戊二酸盐液，是一种低浓度钠离子、稍高浓度钾离子、以组氨酸为缓冲剂的等渗性液体，其灌注心肌停搏后可维持较长时间，减少反复灌注对手术进程的干扰。

四 体外循环的配合

（一）体外循环配合流程

1.检查体外循环机器、连通气源、电源，组装、检测体外循环管路。准备血管活性药物、常用电解质溶液、停搏液、其他辅助用药。检查除颤仪工作状态，必要时准备冰帽等特殊用物。

2.插管准备。检查、核对插管型号、数量、包装的完整性、灭菌效果及有效日期。

3.连接管路。检查、核对管路，将管路固定在手术台上，对应位置剪断管路连接头，检查插管与管路之间的接头口径是否一致。

4.肝素化。遵医嘱注射肝素，记录肝素的使用剂量和注射时间。

5.检测ACT。肝素化5分钟后，检测ACT数值，根据检测结果确定是否追加肝素。

6.配合手术医生建立体外循环。

7.体外循环开始前检查核对。配合灌注医生检查核对管路连接是否正确，再次核对药物，确认停搏液到位，根据需要准备无菌冰泥、冰水，常规准备除颤器和对应电极。

8.体外循环开始。维持手术间相对安静状态，避免干预手术医生、灌注医生之间的交流。

9.体外循环中。根据需要提供体外循环相关的药物、设备，使用血管活性药物，复温时协助进行体表升温，使用加温输血仪、加温毯、暖风机等设备。

10.体外循环结束。停止体外循环后根据医嘱给予血管活性药物，或输血、输液。

11.中和肝素。停止体外循环后，待患者生命体征平稳，注射鱼精蛋白中和肝素。

12.拔除插管、撤离体外循环管路。核对，完全撤离管路，注意患者保温。

（二）体外循环的配合要求

1.心肌停搏液及体外循环药物的配制。严格按照配制要求准备好停搏液，使用醒目标记做记录，放置在固定位置。停搏液的配制需人人熟悉，且落实双人核对。同时体外循环相关的电解质溶液、无菌溶液、血液制品及一次性注射器、抽血管等用物需按要求准备充足。

2.熟练掌握体外循环耗材的用途和规格型号。熟悉管道管径、管道组成、管道接头粗细、管道与插管连接等。熟练掌握动脉插管、静脉插管、心内吸引插管、灌注停搏液插管等的特点，并掌握其使用方法。

3.手术团队人员有效沟通。手术间保持安静，台上台下人员交流顺畅及时，必要时大声复述手术医生、体外循环灌注医生和麻醉医生发出的指令。必要时提醒团队人员可能忽视的问题，协助完成手术。

第四节　麻醉配合及术中输液管理

麻醉是指通过麻醉药物或其他方法抑制患者外周或者中枢神经系统的某些部分，消除患者术中出现的疼痛。手术室护士应全面了解麻醉的基本知识和原理，配合麻醉医生处理麻醉过程中出现的各种情况，确保手术的顺利进行。

一　麻醉前准备

1.禁饮禁食。为了避免患者术中发生胃内容物的反流、误吸导致窒息和吸入性肺炎，择期手术应严格执行麻醉前禁饮禁食，一般成人麻醉前禁食固体食物6～8小时、禁饮4小时；小儿不耐饥饿，推荐术前禁食4～8小时，禁水2～3小时；6个月龄以内的婴幼儿，禁食固体食物及母乳4小时，禁饮2小时。

2.患者术前应停用的药物。术前停用的药物主要是抗凝药和抗抑郁药，阿司匹林是血小板抑制剂，一般需要停用1～2周；华法林是维生素K抑制剂，术前需停用3～5天，必要时加用维生素K；单胺氧化酶抑制剂和三环类抗抑郁药需停用

2～3周。

3.患者术前心理准备。患者对麻醉和手术会感到紧张和恐惧，情绪波动必然引起患者内环境的紊乱，影响患者对手术和麻醉的耐受力。手术护士应在麻醉前进行访视，针对患者的心理问题做好心理指导，耐心解释患者的疑惑，鼓励患者，增强患者手术治疗的信心。

4.麻醉设备及用物的准备。全身麻醉（简称全麻）患者应准备合适的麻醉机及相应的气源、气管插管物品、听诊器、心电监护仪等。

5.急救设备及药物的准备。准备好各种急救药物，必要时配制好药物并贴上醒目的标签。电除颤仪、氧气、负压吸引装置处于备用状态。根据手术需要建立静脉通路，必要时协助麻醉医生进行中心静脉穿刺、术中输血输液和药物注射。

6.手术安全核查。麻醉开始前，麻醉医生、手术护士和手术医生三方应仔细核查患者的身份及手术相关信息。

二　麻醉诱导期

1.保持手术间安静，确保麻醉医生和手术人员注意力集中在患者身上，避免喧闹对患者产生不良刺激。

2.配合麻醉医生安置好患者体位，除特殊情况，全麻诱导期患者体位均为仰卧位，头部垫约10cm高的软枕，调整手术床高度，使患者颜面与麻醉医生剑突平齐。

3.协助麻醉医生连接监护装置，适当解释，给予患者心理支持。

4.出现麻醉意外时积极配合抢救。准备抢救药物、提供抢救设备、呼叫其他医务人员帮助，开放多条静脉通路，协助动脉穿刺等。

三　全麻维持期

1.密切观察手术进程，及时发现和处理手术中可能出现的各种情况，如失血性休克、心律失常等。

2.保证静脉通路通畅，及时评估失血量、尿量及冲洗液量，以便麻醉医生调整控制输液量。

3.准确执行术中医嘱。

4.密切观察患者病情变化。心率与心律、动脉压、中心静脉压、脉搏、血氧饱和度、肺动脉压、肺毛细血管楔压、心排血量、呼气末二氧化碳分压、经食管多普勒超声心动图、体温、心电图。

四 术中输液管理

1.确保中心静脉管路和外周静脉管路通畅。

2.减慢输液速度，严格控制出入水量。

3.严格遵医嘱补液输血，对输液输血进行加温。

4.把控好预防性抗生素的使用时机。

5.根据病情变化和医嘱配制和使用血管活性药物。

6.配制好体外循环手术所需的特殊药物，保证需要时能立即使用到位。

第五节 | 除颤技术

除颤技术是通过电击心脏来终止心房纤颤、心房扑动、室上性心动过速、室性心动过速和心室纤颤等快速型心律失常，恢复正常心律的一种有效方法，包括电复律和电除颤。

一 除颤仪工作原理与组成

（一）工作原理

用高功率与短时限的电脉冲通过胸壁或直接通过心脏，在短时间内使全部心肌纤维同时除极，中断折返通路，消除异位兴奋灶，使窦房结重新控制心律，恢复正常的窦房心律（图1-5-1）。

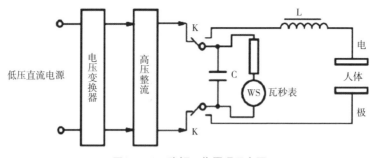

图1-5-1 除颤工作原理示意图

（二）组成（图1-5-2）

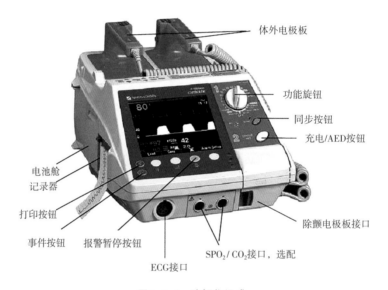

图1-5-2 除颤仪组成

二 操作流程

（一）体内除颤

开胸后，将无菌电极板直接放于患者心室壁上进行电击，称为体内除颤或胸内除颤。常用于心脏手术或急诊开胸手术，一个电极板置于心底面，另一电极板置于心尖面。因电流避开了阻抗较大的心外组织，故所需的电能可降至胸外放电的十分之一以下。

1.心脏手术或急诊开胸手术中，患者出现心律失常，手术医生判断需要紧急除颤时，巡回护士应立即准备好除颤所需的合适大小的无菌体内电极板、除颤仪、抢救药品。检查灭菌合格，开启体内电极板包装递给器械护士（图1-5-3）。

2.正确连接除颤仪。器械护士将电极板妥善固定，接头端递给巡回护士，巡回护士正确连接于除颤仪上（图1-5-4），器械护士将电极端递给手术医生。

3.巡回护士遵医嘱调节除颤能量，一般成人用10～50 J，小儿用5～40 J（图1-5-5）。

4.手术医生将两个电极板蘸盐水后，分别置于心底、心尖面，注意电极的正面紧贴心脏（图1-5-6）。

5.巡回护士按下充电按钮（图1-5-7）。

6.巡回护士遵医嘱口头复述确认后，按放电按钮进行除颤（图1-5-8）。

7.观察心跳和心电图波形，判断除颤是否成功，并确定是否需要再次除颤。如需再次除颤，按上述流程继续除颤，除颤成功后关闭、整理除颤仪，使仪器处于备用状态，并登记。

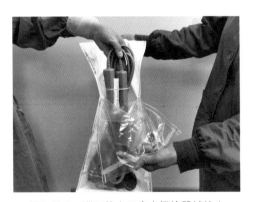

图1-5-3　巡回护士开启电极给器械护士

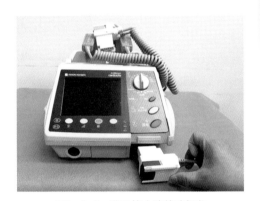

图1-5-4　巡回护士连接除颤仪

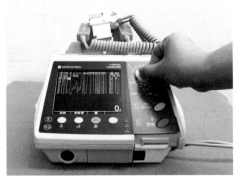

图1-5-5　巡回护士调节除颤能量

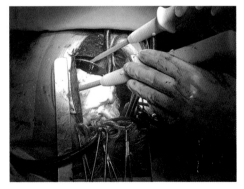

图1-5-6　手术医生放置电极

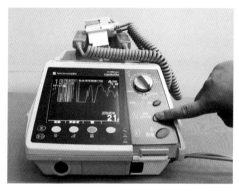

图1-5-7　巡回护士充电

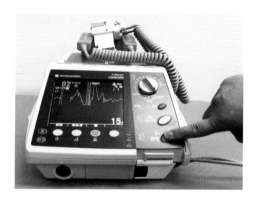

图1-5-8　巡回护士放电

（二）体外除颤

将除颤电极板置于胸壁上进行电击，称为体外除颤。体外除颤能量为300～360 J；电复律转心房颤动用100～200 J，转室上心动过速用75～150 J，转心房扑动、室上性心动过速用50～100 J。

1.患者出现心律失常时，应立即卧于硬板床上，解开患者腰带及衣领，暴露患者胸部，准备除颤仪（图1-5-9），开机自检，同时准备好急救药品。

2.电极板涂导电膏或垫湿盐水纱布，禁用酒精，因其可能引起皮肤灼伤。

3.遵医嘱调节除颤功率。

4.按压充电按钮充电（图1-5-10）。

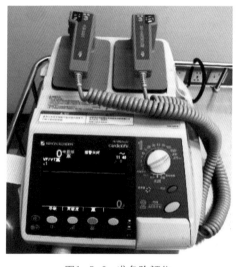

图1-5-9　准备除颤仪

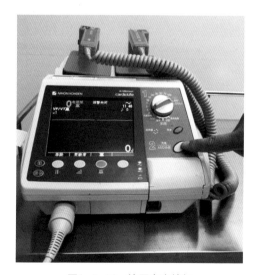

图1-5-10　按压充电按钮

5.放置除颤电极板。将两个除颤电极板分别放在左前胸、后壁；或者放在心尖区和右侧第二肋间（心底—心尖），电极板应紧贴皮肤，两个电极板之间的距离不能少于10 cm（图1-5-11）。

6.同时按压放电按钮放电（图1-5-12）。

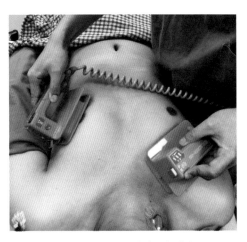

图1-5-11　放置体外除颤电极

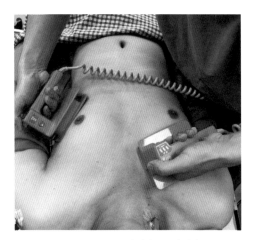

图1-5-12　两个电极同时放电

7.观察心电波形，打印心电图（图1-5-13），判断除颤是否成功，并确定是否需要再次除颤。

8.整理除颤仪。除颤成功后充分清洁电极板，置于电极槽内。充电，确保除颤仪处于备用状态并进行登记。

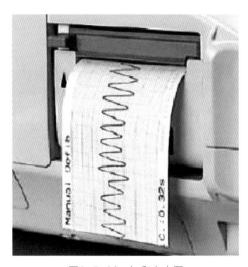

图1-5-13　打印心电图

三　注意事项

1.保证操作安全，除颤时所有人员不能触碰患者及手术床。

2.患者若有义齿，应取下。

3.导电膏涂抹均匀，避免灼烧患者局部皮肤。

4.操作人员掌握好手柄压力。

5.保持电极板的清洁。

6.使用时除颤电极间距>10 cm。

7.避开溃烂或伤口部位。

8.避开有内置式起搏器部位。

9.误充电时须在除颤仪上放电。

10.避免富氧环境。

11.用后及时充电，保持备用状态。

四 禁忌证

1.洋地黄过量导致的心律失常。

2.严重低血钾。

3.心房颤动和心房扑动伴有高度或完全性房室阻滞。

4.病态窦房结综合征。

5.近期有栓塞史。

6.已用大量抑制性抗心律失常药者。

第六节 | 手术间的布局与配置

一 布局要求

根据医院的建筑布局和洁净度级别确定手术间的位置和数量。一般情况下，手术间数量与病房床位数为1∶（20～25）。心脏外科手术使用的设备设施复杂繁多，手术间面积要求60m²左右。原则上，符合心脏手术间的洁净度要求、功能流程和洁污分流的要求。心脏外科手术绝大部分属于无菌切口手术，应安排在Ⅰ级或Ⅱ级空气净化手术间进行。在建筑布局上，心脏大血管外科手术间应与心脏大血管外科病房、监护室、输血科临近，配备体外循环准备间、麻醉准备间以及专用耗材储存间或储存柜等。

1.基本配置。指手术间内最基本的、必备的设施配置，包括空调净化系统、医用供气系统、多功能手术床、无影灯、麻醉机、监护仪、闭路电视教学系统、高频电刀，器械桌、托盘、输液架、吊塔、控制面板、可升降圆凳、脚踏凳、电脑、麻醉车、麻醉柜、药车、操作台、书写桌、静脉液体柜、体位用物存放柜、无菌物品柜、加温毯、加温输液器、阅片灯等。

2.特殊配置。指开展心脏大血管手术必需的设备配置，包括体外循环机、除颤仪、除颤电极板、血液回收机、心脏彩超仪、微量泵、冰箱、温箱、变温水箱、暖风机、体外循环专用药车、胸骨锯、小白板等。

第七节 心脏大血管手术常用设备

心脏大血管手术中需要使用体外循环机、ACT检测仪、血气分析仪、脑氧监护仪、血液回收机等常用设备。

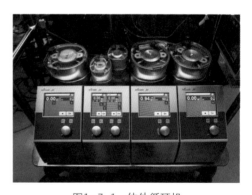

图1-7-1 体外循环机

1.体外循环机（图1-7-1）：体外循环机是由一组泵组成的可以驱动血流按预定方向和速度流动的机械设备，在体外循环中起到暂时代替心脏泵血功能、驱动停搏液的功能以及吸引心腔及术野血液的功能。

2.ACT监测仪（图1-7-2）：是国内外在临床血液体外循环手术时，监测血凝时间的一种客观、有效的方法。该仪器可用于心脏手术血液体外循环时ACT值的测定，以及在冠状动脉旁路移植术（CABG）、经皮冠状动脉腔内成形术（PTCA）、加强监护病房（ICU）/冠心病监护病房（CCU）、体外膜氧合（ECMO）、血液透析、血管成形术患者的溶栓和肝素治疗时的ACT值的监测。通过ACT值的监测，可以确定血液所需肝素抗凝及鱼精蛋白拮抗的剂量，是确保心脏

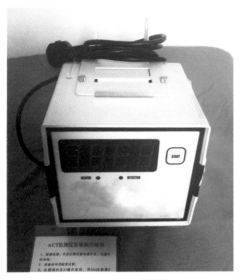

图1-7-2 ACT监测仪

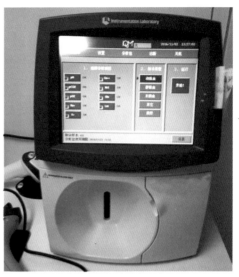

图1-7-3 血气分析仪

等手术安全和成功的有效手段之一。

3.血气分析仪（图1-7-3）：血气分析仪是通过测定人体血液的H^+浓度和溶解在血液中的气体（主要指CO_2、O_2），来了解人体呼吸功能与酸碱平衡状态的一种手段，它能直接反映肺换气功能及其酸碱平衡状态。采用的标本常为动脉血，适用于低氧血症、呼吸衰竭、呼吸困难、昏迷的鉴别诊断，手术适应证的选择，呼吸机的应用、调节、撤机，呼吸治疗的观察，酸碱失衡的诊断等。

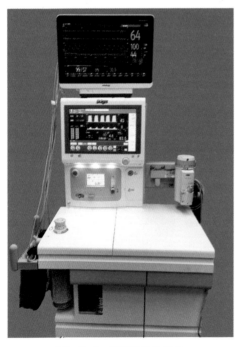

图1-7-4 麻醉机及监护仪

4.麻醉机及监护仪（图1-7-4）：麻醉机是通过机械回路将麻醉药送入患者的肺泡，形成麻醉药气体分压，弥散到血液后，对中枢神经系统直接发生抑制作用，从而产生全身麻醉的效果。麻醉机属于半开放式麻醉装置，它主要由麻醉蒸发罐、流量计、折叠式风箱呼吸机、呼吸回路（含吸呼气单向活瓣及手动气囊）、波纹管路等部件组成；监护仪是一种以测量和控制患者生理参数，并可与已知设定值进行比较，如果出现超标可发出警报的仪器。

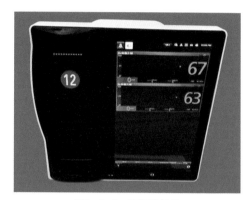

5.脑氧监护仪（图1-7-5）：由主机、信号放大电缆、脑氧传感器、电源线组成，心脏手术中用于连续无创监测脑局部血氧饱和度。

图1-7-5　脑氧监护仪

6.变温水箱（图1-7-6）：是体外循环热交换系统中的一个泵水部件，其功能是向变温器灌注足量冰水或温水。

7.加温输液器（图1-7-7）：是用来把所输送的液体保持在37℃左右的一个电热器，加温器由铁粉、活性炭等发热材料和聚乙烯塑料外壳组成。作用是减少患者的冷刺激，同时可加快药物吸收。

8.血液回收机（图1-7-8）：是利用现代化医学成果和高科技手段，把患者术

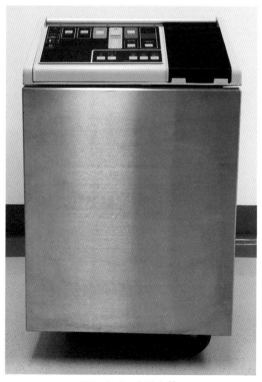

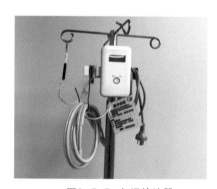

图1-7-7　加温输液器

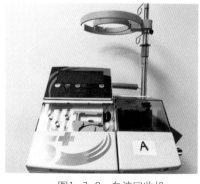

图1-7-6　变温水箱

图1-7-8　血液回收机

中收集起来的血液进行过滤、分离、清洗、净化后再回输给患者，可创造良好的社会效益和经济效益。

9.加温加压输血仪（图1-7-9）：由液体流探测器、电源开关、滚子泵、显示和控制面板、红外线温度探头（包括输入和输出探头）、空气探测器、阀门控制杆组成，为手术失血的患者快速、大量输注红细胞、晶体液、胶体液等液体，同时加温防止低体温的发生。

10.心脏彩超仪（图1-7-10）：能直观显示瓣膜病变的仪器，通过彩超的测量，医生可了解瓣膜病变的程度以决定保守治疗还是手术治疗。心肌的增厚、心腔的扩大都要依赖彩超来

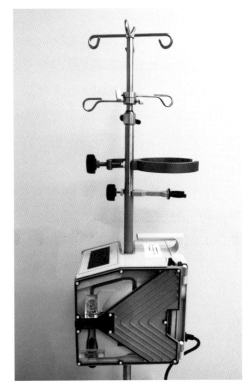

图1-7-9 加温加压输血仪

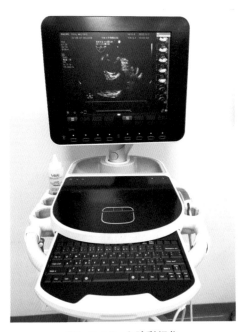

图1-7-10 心脏彩超仪

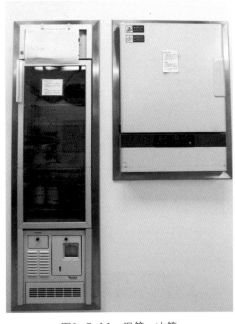

图1-7-11 温箱、冰箱

全彩心胸外科手术护理

判断；对冠心病，彩超能直观显示心肌的运动状况及心功能，向临床医生提示心肌缺血的部位。

11.温箱、冰箱（图1-7-11）：手术室温箱用于生理盐水加温、透析液加温、冲洗液加温、输液瓶加温、甘露醇结晶溶解及恒温保存等，温度调节范围可根据具体情况任意调节、加温，受热均匀，操作简便，帮助患者在手术中保持适当温度；医用冰箱是主要放置和保存药物、疫苗、酶、激素、干细胞、血小板等重要的生物和化学试剂等特殊药品的专业冷藏柜。

12.头灯（图1-7-12）：医用手术头灯是新一代的医用头戴照明工具，被广泛应用于门诊检查，尤其适合切口较小、腔体较深的开放式手术补充照明。利用新的LED光学技术，采用一体化结构与电路设计，将传统分离式外置电池盒、导光线、医用头灯、外置光源箱、电源线、台车架等部件高度集成一台头戴设备。

13.除颤仪（图1-7-13）：是利用较强的脉冲电流通过心脏来消除心律失常，使之恢复窦性心律的一种医疗器械，是手术室必备的急救设备。

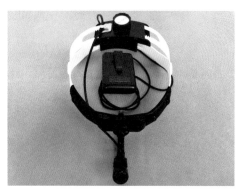

图1-7-12 头灯

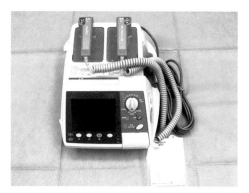

图1-7-13 除颤仪

14.加温毯（图1-7-14）：是通过电热垫产生热量为身体加温的装置，用于手术期间维持患者体温。

15.高频电刀（图1-7-15）：是一种进行组织切割的电外科器械，它通过电极尖端产生的高频电流对肌体组织进行加热，实现分离和凝固，从而

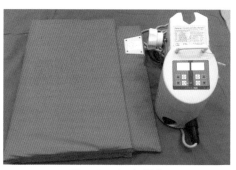

图1-7-14 加温毯

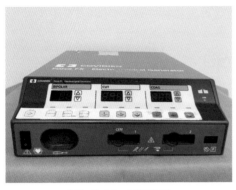

图1-7-15 高频电刀

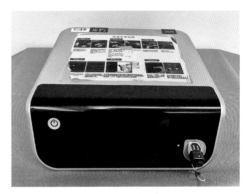

图1-7-16 超声刀

起到切割和止血的目的。

16.超声刀（图1-7-16）：超声刀是一种高频电外科设备，主要用于组织的切割与血管闭合等操作。具有出血少、对周围组织损伤少、术后恢复快等特点，刀头工作时没有电流通过人体，有无血手术刀之称。

17.冰帽（图1-7-17）：用于各种疾病所致的高热患者的物理降温治疗，体外循环手术中主要用于减少脑组织氧耗。

18.微量泵（图1-7-18）：微量注射泵（简称微量泵）是一种新型泵力仪器，

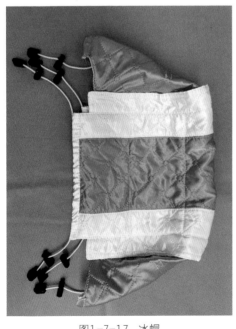

图1-7-17 冰帽

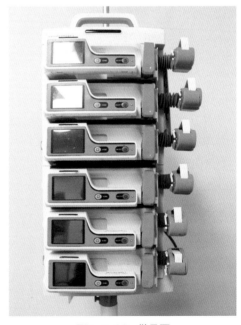

图1-7-18 微量泵

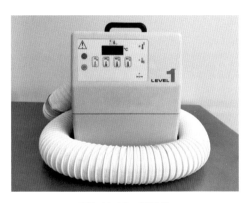

图1-7-19 暖风机

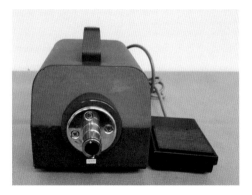

图1-7-20 电动胸骨锯（主机）

将液体精确、微量、均匀、持续地输出。

19.暖风机（图1-7-19）：是应用于各类手术中的保暖设备，能产生热风，减少术中患者热量的丢失，降低低体温发生的概率。

20.电动胸骨锯（图1-7-20）：是外科手术中用来锯开胸骨的电动工具，适用于经胸骨正中切口手术。

21.射频消融仪（图1-7-21）：是一种功能全面，安全性高，具有实时监测组织的阻抗技术、双温度控制技术、温度传感自动识别技术的仪器，是开展心脏射频消融，治疗心律失常手术必备的设备。

22.射频消融钳（图1-7-22）：是心脏手术过程中使用射频能量治疗心律失常的器械，由消融笔头、电极、可塑杆、手柄、连接线和接头组成，分为单极和双极两种。

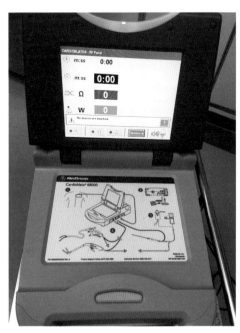

图1-7-21 射频消融仪器

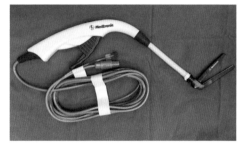

图1-7-22 射频消融钳

心脏大血管外科手术具有尖端性、复杂性、危险性等特征，所需要的手术器械品种多，对精细器械的要求高。常用的器械有心脏剪、冠状动脉剪、心脏持针器、笔式持针器、胸骨牵开器、阻断钳等。常用的手术器械包如下：

1.成人体外循环手术器械包（图1-8-1）：普通持针钳2把、心脏持针器6把、刀柄3个、直线剪1把、弯组织剪1把、超锋剪1把、弯止血钳10把、直蚊式止血钳1把、弯蚊式止血钳11把、有齿镊2把、中长心脏镊2把、长心脏镊2把、甲状腺拉钩1个、静脉拉钩2个、神经根拉钩1个、心脏拉钩6个、吸引器头2个、胸骨牵开器大、中号各1个、布巾钳4把、可可钳10把、管道钳4把、血管鼠齿钳2把，大弯止血钳2把、大小号直角钳各1把、小儿沙氏钳1把、测量钳1把、大肾蒂钳1把、阻断钳2把。

2.小儿体外循环手术器械包（图1-8-2）：普通持针钳2把、心脏持针器4把、刀柄3个、直线剪1把、弯组织剪1把、超锋剪1把、弯止血钳8把、直蚊式止血钳

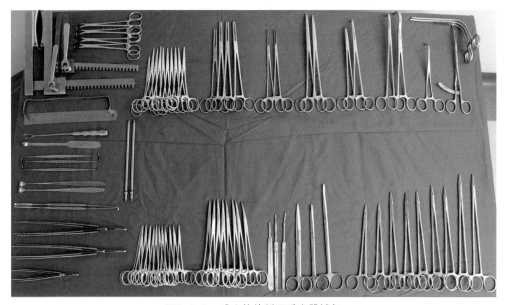

图1-8-1 成人体外循环手术器械包

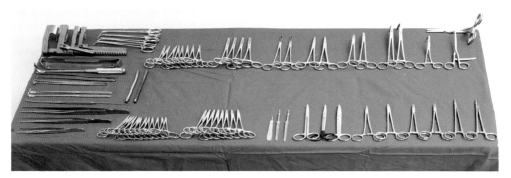

图1-8-2 小儿体外循环手术器械包

1把、弯蚊式止血钳11把、有齿镊2把、短心脏镊2把、中长心脏镊2把、甲状腺拉钩1个、静脉拉钩2个、神经根拉钩1个、心脏拉钩6个、吸引器头2个、胸骨牵开器中小号各1个、布巾钳4把、可可钳8把、管道钳4把、血管鼠齿钳2把，大弯止血钳2把、大小号直角钳各1把、小儿沙氏钳1把、测量钳1把、中小号肾蒂钳各1把、阻断钳2把。

3.体外循环脸盆包（图1-8-3）：大脸盆1个、不锈钢碗3个、钢丝剪1把、钢丝钳1把、不锈钢勺1个、骨刀1把。

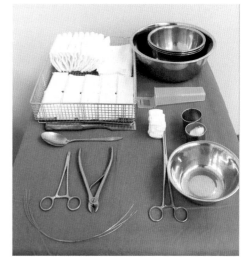

图1-8-3 体外循环脸盆包

4.瓣膜置换手术器械包（图1-8-4）：弯蚊式钳10把、长心脏持针器2把、长弯鼠齿钳1把、无齿圈钳1把、布巾钳1把、不锈钢小勺1个、神经根拉钩1个、瓣膜剪1把、长心脏镊1把、持瓣器1个。

5.婴幼儿特殊手术器械包（图1-8-5）：乳突牵开器1个、超锋剪1把、小阻断钳1个、婴幼儿牵开器1个、血管侧壁钳1把、小儿沙氏钳1把、小直角钳1把、心脏持针器2把、蚊式钳1把、排气针1个、笔式持针器1把、钛夹钳1把、短心脏镊3把。

6.冠状动脉搭桥取静脉包（图1-8-6）：蚊式钳10把、弯止血钳2把、组织剪1把、超锋剪1把、刀柄1个、普通持针器1个、布巾钳3把、直角钳1把、钛夹钳1把、静脉拉钩2个、甲状腺拉钩1个、有齿镊1把、心脏镊2把、乳内牵开器1套。

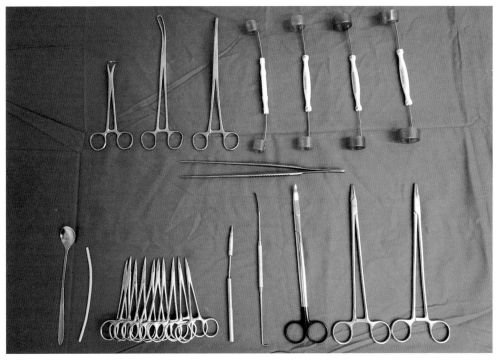

图1-8-4 瓣膜置换手术器械包

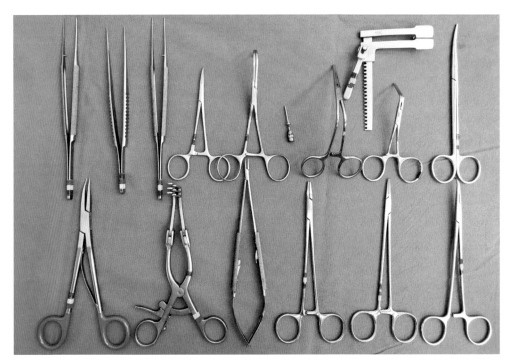

图1-8-5 婴幼儿特殊手术器械包

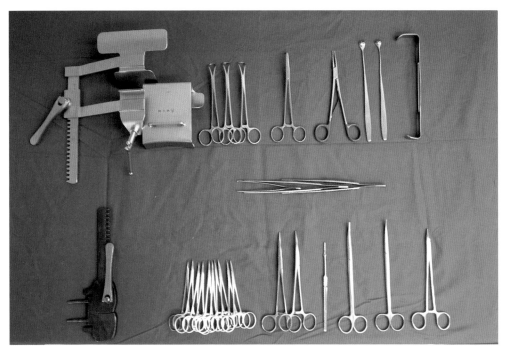

图1-8-6 冠状动脉搭桥取静脉包

7.冠状动脉搭桥显微手术器械包（图1-8-7）：冠脉探子3个、血管夹3个、橄榄针头2个、侧壁钳1把、钛夹钳2把、前向剪1把、回头剪1把、精细剪1把、血管打孔器1个、冠状动脉镊5把、笔式持针器2把、神经根拉钩1个、冠状动脉刀柄1个。

8.大血管手术器械包（图1-8-8）：主动脉阻断钳8个、心脏持针器2把、超锋剪1把、弯止血钳5把、蚊式钳5把、心脏镊2把、乳突牵开器2个、排气针头1个。

9.微创小切口手术器械包（图1-8-9）：肋骨牵开器1个、肋骨合拢器1个、心脏持针器1把、超锋剪1把、心脏持针器1把、排气针头1个、乳突撑开器1个、钛夹钳1把、心脏镊2把、显微镊1把、小阻断钳2把、笔式持针器1把。

10.心脏腔镜手术器械包（图1-8-10）：吸引器头1个、推结器1个、腔镜持针器2把、腔镜镊4把、腔镜剪刀2把、左心房拉钩11件、过线器1个、腔镜刀柄1个、腱索拉钩2个、测量钳1把、心脏剪刀2把、持针器1把、解剖钳1把、腔镜阻断钳1把、鳄鱼嘴钳1把、持夹钳1把、血管夹2个、线圈1个。

11.房室间隔缺损封堵包（图1-8-11）：中小号胸骨牵开器各1个、甲状腺拉钩1个、静脉拉钩1个、吸引器头1个、钢丝钳1把、钢丝剪1把、心脏镊2把、有齿镊2把、普通持针器2把、心脏持针器2把、直线剪1把、组织剪1把、刀柄2个、弯止血

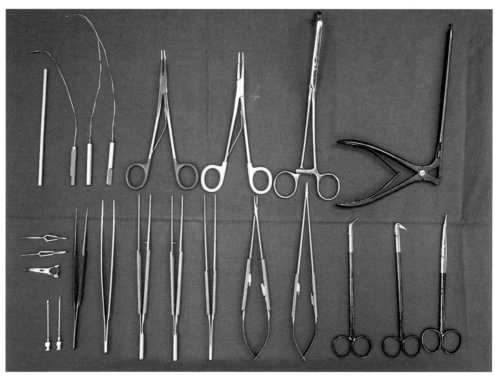

图1-8-7 冠状动脉搭桥显微手术器械包

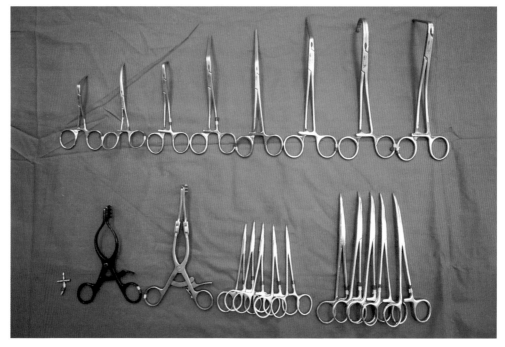

图1-8-8 大血管手术器械包

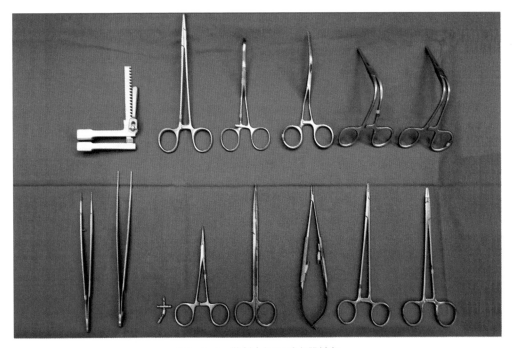

图1-8-9 微创小切口手术器械包

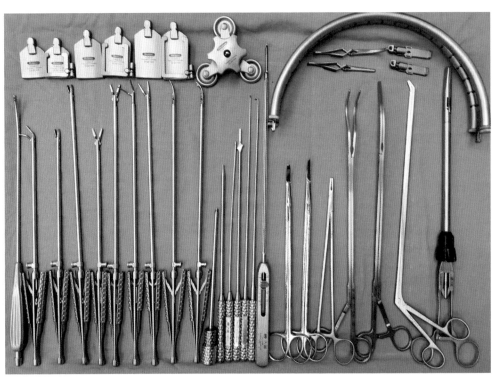

图1-8-10 心脏腔镜手术器械包

钳4把、蚊式钳4把、长弯止血钳1把、小儿沙氏钳1把、直角钳1把、可可钳4把、布巾钳1把。

12.流出道探子包（图1-8-12）：心室拉钩1个、蚊式钳4把、各种型号的流出

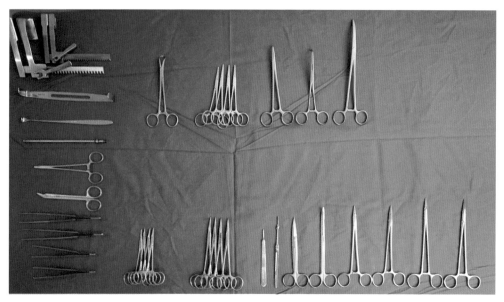

图1-8-11 房室间隔缺损封堵包

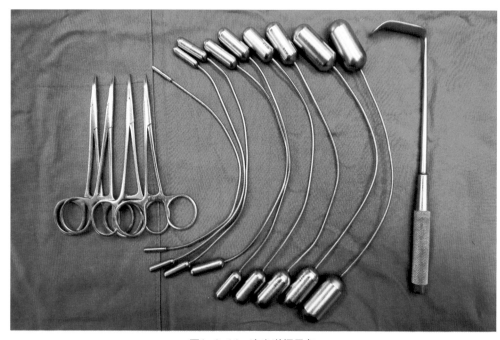

图1-8-12 流出道探子包

全彩心胸外科手术护理

道探子9个。

13.血管穿刺包（图1-8-13）：直线剪1把、持针器1把、消毒钳1把、不锈钢碗2个、不锈钢杯2个。

14.线圈包（图1-8-14）：线圈1个，主要用于心脏瓣膜置换间断缝合时固定缝线。

15.体内除颤电极板（图1-8-15）：心脏手术体外循环开放手术需要除颤时使用。

16.胸骨锯器械盒（图1-8-16）：胸骨锯锯头1个、胸骨锯连接线1根，用于锯开胸骨。

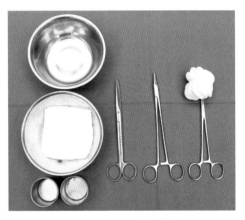

图1-8-13　血管穿刺包

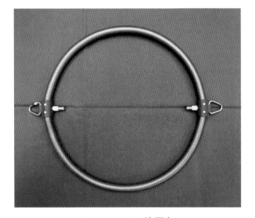

图1-8-14　线圈包

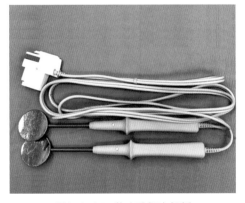

图1-8-15　体内除颤电极板

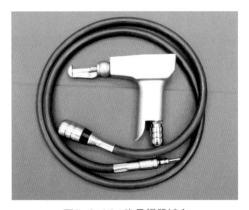

图1-8-16　胸骨锯器械盒

17.摇摆锯器械盒（图1-8-17）：摇摆锯锯头1个、锯片2个、转换接头1个。用于再次开胸时锯胸骨，使用前将电池充满，使用后将电池取出，避免电池遗留在锯头内，灭菌。

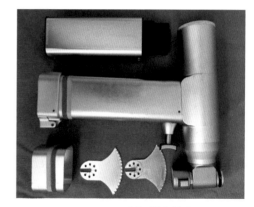

图1-8-17 摇摆锯器械盒

第九节 心脏大血管手术常用耗材

心脏手术因复杂精细，需要使用各种手术缝线、心脏补片、人工血管、人造瓣膜、胸骨固定装置等耗材。

一 手术缝线

1.聚丙烯不可吸收缝线（图1-9-1）：又名滑线，由丙烯聚合制成的缝线，常用型号有2-0至8-0，在心脏大血管手术中常用于血管吻合、缝合瓣膜及止血。

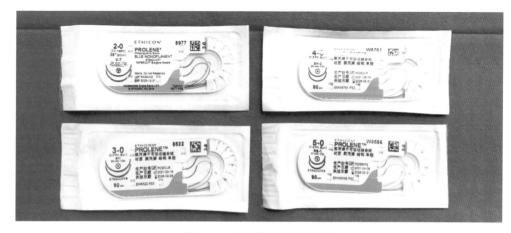

图1-9-1 聚丙烯不可吸收缝线

2.聚酯不可吸收缝线（图1-9-2）：又名涤纶线，由聚对苯二甲酸乙二酯制成的非吸收性多股外科缝线，常用型号2-0至4-0，在心脏大血管手术中常用于缝合插管荷包、缝合瓣膜。

3.可吸收缝线（图1-9-3）：表面光滑，损伤小，在一定的时间内可以被人体组织正常吸收，常用型号0至5-0号，在心脏大血管手术中常用于肌肉组织与皮肤的缝合。

4.慕丝线：非吸收性缝线，除去蚕丝中易引起异物反应的蛋白质成分，将去胶

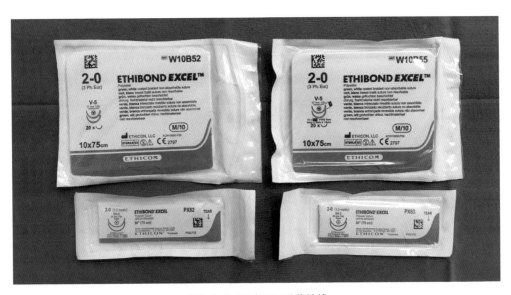

图1-9-2　聚酯不可吸收缝线

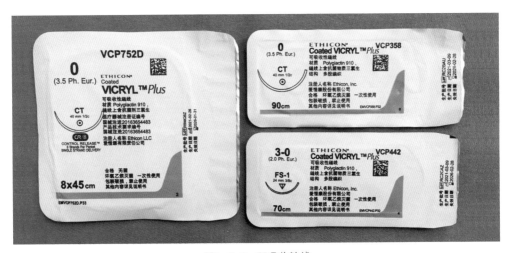

图1-9-3　可吸收缝线

后的纤维编成丝线，使其张力强度增大，每股编织线的表面均封一层蜜蜡，使操作更顺滑。

二　结扎用物

1.钛夹（图1-9-4）：由纯钛或钛合金制成，主要用于夹闭血管或其他管道，常用型号为小号。

2.血管夹（图1-9-5）：又名哈巴狗，在心脏大血管手术中用于夹闭血管，临时阻断血运。

3.腔镜打结器（图1-9-6）：是利用金属管挤压变形夹持缝线的原理，可有效替代手工缝线打结，包括一次性使用无菌施夹装置和无菌钛夹。腔镜打结器是心脏外科将已缝合的人工机械瓣固定在瓣环上的特殊材料，用于夹持缝线，有效替代手工缝线打结。

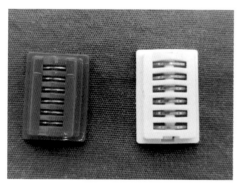

图1-9-4　钛夹

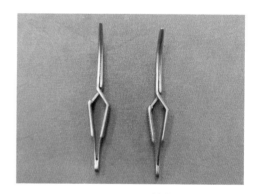

图1-9-5　血管夹

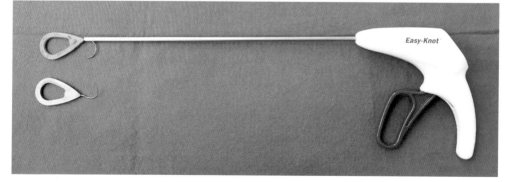

图1-9-6　腔镜打结器

1.明胶海绵（图1-9-7）：主要成分为药用明胶，可作为局部止血剂，可吸收。

2.骨蜡（图1-9-8）：是一种无菌的不可吸收的蜡质混合物，主要成分是白色蜂蜡、石蜡、棕榈酸异丙酯。骨蜡呈白色，作为一种机械性屏障，用于局部骨质止血。

3.可吸收止血纱（图1-9-9）：由再生氧化纤维束制成，容易附着在任何渗血表面，可快速有效地止血。

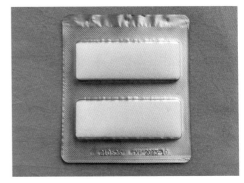

图1-9-7　明胶海绵

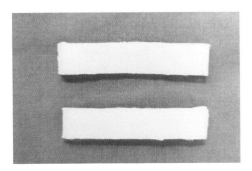

图1-9-8　骨蜡

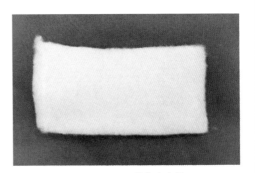

图1-9-9　可吸收止血纱

四　修补材料

修补材料包括毡型涤纶修补材料（图1-9-10）、针织型涤纶修补材料（图1-9-11）、生物修补材料（图1-9-12）。

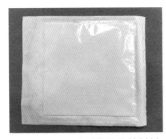

图1-9-10　毡型涤纶修补材料

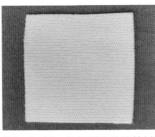

图1-9-11　针织型涤纶修补材料

图1-9-12　生物修补材料

五 内固定器材

1.钢丝：用于胸骨固定，分为成人钢丝（6号）和小儿钢丝（2号）（图1-9-13）。

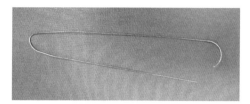

图1-9-13 钢丝

2.胸骨接骨板：用于胸骨固定，包括胸骨固定器械（图1-9-14）和胸骨接骨板，型号有20、25、30、35（图1-9-15）。

3.钛缆：用于胸骨固定，有钛缆器械（图1-9-16）、钛缆（图1-9-17）。

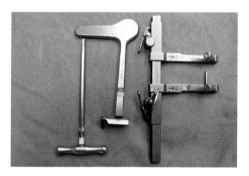

图1-9-14 胸骨固定器械

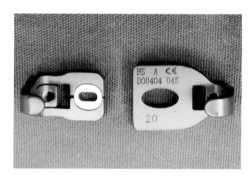

图1-9-15 胸骨接骨板

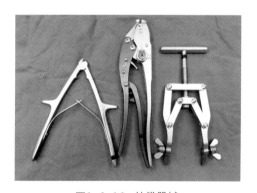

图1-9-16 钛缆器械

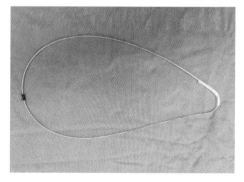

图1-9-17 钛缆

六 内植入物

1.人工血管（图1-9-18）：主要有直形、Y形、单分支、四分支，以适应不同的大血管置换手术。

全彩心胸外科手术护理

2.人工瓣膜：分为生物瓣膜（图1-9-19）和机械瓣膜（图1-9-20），用于瓣膜置换手术。

3.人工瓣环（图1-9-21）：主要用于瓣膜成形术。

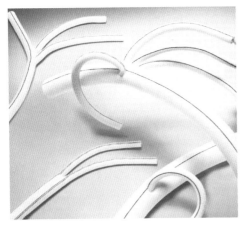

图1-9-18　人工血管

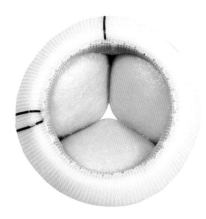

图1-9-19　生物瓣膜

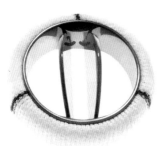

图1-9-20　机械瓣膜

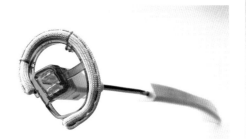

图1-9-21　人工瓣环

第十节 | 心脏大血管手术用药

心脏大血管手术的用药种类繁多，心脏大血管专科护士需要熟悉药物的药理作用，掌握药物的配制和使用方法，能够熟练配制血管活性药物微量泵，才能在日常工作中更好地配合手术，保障手术的顺利进行和患者的生命安全。

1.肝素钠。

【用途】用于防治血栓形成或栓塞性疾病，如心肌梗死、血栓性静脉炎、肺栓塞等；各种原因引起的弥散性血管内凝血（DIC）；也用于血液透析、体外循环、微血管手术等操作中及某些血液标本或器械的抗凝处理。

【规格】2mL；100mg；12500 U。

【配制方法】用10mL注射器抽取肝素钠液2mL，加生理盐水稀释至10mL，浓度为10mg/mL。

2.盐酸多巴胺。

【用途】适用于心肌梗死、创伤、内毒素血症、心脏手术、肾衰竭、充血性心力衰竭等引起的休克综合征；补充血容量后休克仍不能纠正者，尤其有少尿及周围血管阻力正常或较低的休克。由于本品可增加心排血量，也用于洋地黄和利尿药无效的心功能不全。

【规格】2mL；20mg。

【配制方法】用10mL注射器抽取盐酸多巴胺原液2mL，加生理盐水稀释至10mL，浓度为2mg/mL。

3.阿托品。

【用途】①各种内脏绞痛，如胃肠绞痛及膀胱刺激症状；②全身麻醉前给药、严重盗汗和流涎症；③迷走神经过度兴奋所致的窦房阻滞、房室阻滞等缓慢型心律失常，也可用于继发性窦房结功能低下而出现的室性异位节；④抗休克；⑤解救有机磷酸酯类中毒。

【规格】1mL；0.5mg。

【配制方法】用5mL注射器抽取阿托品原液1mL，加生理盐水稀释至5mL，浓度为0.1mg/mL。

4.地塞米松。

【用途】用于过敏性与自身免疫性炎症性疾病，如结缔组织病、活动性风湿病、类风湿关节炎、红斑狼疮、严重支气管哮喘、严重皮炎、溃疡性结肠炎、急性白血病等，也用于某些严重感染及中毒、恶性淋巴瘤的综合治疗。

【规格】1mL；5mg。

【配制方法】用1mL或5mL注射器抽取地塞米松原液1mL，浓度为5mg/mL。

5.呋塞米。

【用途】①水肿性疾病：包括充血性心力衰竭、肝硬化、肾脏疾病，尤其是应用其他利尿药效果不佳时，应用本类药物仍可能有效；与其他药物合用治疗急性肺水肿和急性脑水肿等。②高血压：当噻嗪类药物疗效不佳时，尤其当伴有肾功能不全或出现高血压危象时，本类药物尤为适用。③预防急性肾衰竭：用于各种原因导致肾脏血流灌注不足，例如失水、休克、中毒、麻醉意外以及循环功能不全等，在纠正血容量不足的同时及时应用，可减少急性肾小管坏死的机会。④高钾血症及高钙血症。⑤稀释性低钠血症，尤其是当血钠浓度低于120mmol/L时。⑥抗利尿激素分泌失调综合征（SIADH）。⑦急性药物、毒物中毒，如巴比妥类药物中毒等。

【规格】2mL；20mg。

【配制方法】用5mL注射器抽取呋塞米原液2mL，浓度为10mg/mL。

6.盐酸利多卡因。

【用途】局部麻醉药（简称局麻药）及抗心律失常药，主要用于浸润麻醉、硬膜外阻滞、表面麻醉及神经阻滞麻醉；也可用于急性心肌梗死后室性早搏和室性心速，亦可用于洋地黄类中毒、心脏外科手术及心导管引起的室性心律失常。对室上性心律失常通常无效。

【规格】10mL；0.2g。

【配制方法】用5mL或10mL注射器抽取利多卡因原液5mL，浓度为20mg/mL。

7.氯化钙。

【用途】①治疗钙缺乏、急性血钙过低、碱中毒及甲状旁腺功能减退症所致的手足搐搦，维生素D缺乏症等；②过敏性疾病；③解救镁中毒和氟中毒；④心脏复苏时，如高血钾、低血钙，或钙通道阻滞引起的心功能异常的解救。

【规格】10mL；0.5g。

【配制方法】用10mL注射器抽取氯化钙原液10mL，浓度为50mg/mL。

8.硫酸镁。

【用途】作为抗惊厥药，用于妊娠高血压，降低血压，治疗先兆子痫和子痫。

【规格】10mL；2.5g。

【配制方法】用10mL注射器抽取硫酸镁原液10mL，浓度为250mg/mL。

二 心脏停搏液

心脏停搏液是一种在心脏直视手术中经冠状动脉口或冠状静脉窦口灌注心脏，通过化学诱导作用，使心脏迅速停搏的液体。

1.改良ST Thormas停搏液：复方氯化钠500mL+10%氯化钾3.7g+5%碳酸氢钠50mL。

2.Nido停搏液：复方电解质溶液500mL+10%氯化钾10mL+25%硫酸镁4mL+5%碳酸氢钠11mL+20%甘露醇8.15mL+2%利多卡因3.25mL。

3.HTK停搏液：HTK是一种脏器保护液，含组氨酸、色氨酸和丙戊二酸成分的电解质混合液，所含钠、钾、钙与细胞内水平相仿，在心肌保护中，属于细胞内液型心肌麻痹液。

三 微量泵配制

1.盐酸多巴胺：患者体重（kg）×3mg 加生理盐水稀释至50mL，浓度为1μg/（kg·min）。

2.多巴酚丁胺：患者体重（kg）×3mg 加生理盐水稀释至50mL，浓度为1μg/（kg·min）。

3.硝普钠：患者体重（kg）×3mg加生理盐水稀释至50mL，浓度为1μg/（kg·min）。

4.硝酸甘油：患者体重（kg）×0.3mg 加生理盐水稀释至50mL，浓度为100ng/（kg·min）。

5.盐酸肾上腺素：患者体重（kg）×0.03mg 加生理盐水稀释至50mL，浓度为10ng/（kg·min）。

6.去甲肾上腺素：患者体重（kg）×0.03mg 加生理盐水稀释至50mL，浓度为10ng/（kg·min）。

7.异丙肾上腺素：患者体重（kg）×0.03mg 加生理盐水稀释至50mL，浓度为10ng/（kg·min）。

8.米力农：米力农5mg加生理盐水稀释至所需毫升数［833÷患者体重（kg）］，浓度为100ng/（kg·min）。

四 肝素与鱼精蛋白的使用

建立体外循环之前，需使用肝素抗凝，肝素化后方可建立体外循环。停机后，需要使用鱼精蛋白中和肝素。

1.体外循环下心脏大血管手术全身肝素化用量为患者体重（kg）×3mg。

2.非体外循环下心脏大血管手术全身肝素化用量为患者体重（kg）×1mg。

3.鱼精蛋白与肝素中和量为1∶1～1.5∶1。

第十一节 心脏大血管手术常用体位与切口

手术体位是患者术中的卧位，根据手术的部位及病情来决定。体位摆放不仅要获得良好的术野显露，便于医生的手术操作，还须保障患者呼吸及循环功能稳定，防止因体位摆放不当而导致患者神经、血管受损、肌肉扭伤、皮肤压力性损伤等体位并发症。心脏大血管手术切口类型及胸腔、心包和纵隔的引流装置以及手术时长的特殊性，手术体位摆放需要特别重视。专科护士应熟悉专科手术特点，准备合适的体位摆放用物、正确摆放手术体位，保证手术的顺利开展。心脏大血管手术常用体位有仰卧位和侧卧位。

一 仰卧位

1.摆放前准备。

（1）环境准备：提前开启洁净空调系统，保持室内温度21℃～25℃、湿度30%～60%；维持室内安静整洁。

（2）体位用物准备：软枕1个、足跟垫2个、约束带2个或床挡1对。

（3）手术床准备：检查手术床性能及配件完整性，床单干燥、平整清洁。

（4）患者准备：手术部位标识清晰；麻醉后生命体征平稳。

（5）操作者准备：清洁洗手，衣帽穿戴整洁。

2.操作流程。

（1）再次查看手术部位标识和患者皮肤完整性，气管导管、输液管道固定牢靠，心电图导线正确摆放。

（2）麻醉医生站在患者头部，手术医生与巡回护士分别站在患者两侧。

（3）胸背部垫一软枕，抬高胸部。

（4）双手内收，约束带固定或使用床挡。

（5）膝关节上方约束带固定。

（6）垫足跟垫，保持足跟悬空。

（7）整理输液管、导尿管等管路。

3.注意事项。

（1）患者入手术间后，评估手术时长和患者全身营养状况及皮肤情况。

（2）所有关节骨隆突部位加垫海绵垫，注意枕部、骶尾部、足跟处的防护，必要时使用减压贴。

二 侧卧位

1.摆放前准备。

（1）环境准备：提前开启洁净空调系统，保持室内温度21℃～25℃、湿度30%～60%；维持室内安静整洁。

（2）体位用物准备：头圈1个、斜坡垫1个、隧道垫1个、沙袋2个、约束带2个、托手板1个、支手架1个。

（3）手术床准备：检查手术床性能及配件完整性，床单干燥、平整清洁。斜坡垫置于手术床上，顶端与床头平齐。

（4）患者准备：手术部位标识清晰，麻醉后生命体征平稳。

（5）操作者准备：清洁洗手，衣帽穿戴整洁。

2.操作流程。

（1）再次查看手术部位标识和患者皮肤完整性，气管导管、输液管道等妥善固定，心电图导线正确摆放。

（2）麻醉医生站在患者头部，手术医生与巡回护士分别站在患者两侧。

（3）患者头下置头圈，使颈椎处于水平位置，3～4人协同托住患者头部、腰部及双下肢，使患者头颈、胸、下肢以脊柱为轴线慢慢旋转90°。

（4）健侧上臂置于斜坡垫凹槽内，前臂置于托手板上，患侧上肢置于支手架上。

（5）胸前与背部放置沙袋固定。

（6）双下肢伸直，放置隧道垫。

（7）约束带固定髋部与膝部，松紧以伸入一指为宜。

（8）整理输液管、导尿管等管路。

3.注意事项。

（1）患者入手术间后，评估患者全身营养状况及皮肤情况、手术时长。

（2）保持受压侧肢体静脉回流通畅，减少局部组织受压，避免损伤臂丛神经。

（3）注意观察患者呼吸循环是否受影响，保护心肺功能。

（4）注意保护患者耳郭、眼球勿受压。

（5）搬运患者时应轻、稳、协调。体位转换时，注意采用轴线翻身。

（6）气管导管、导尿管及静脉管路保证畅通，防止体位摆放过程中牵拉、脱出。

三 心脏大血管手术常用切口

1.胸骨正中切口：切口位于前胸正中，长10～20cm，胸骨正中纵行劈开，是心脏手术最常用的切口。

2.左胸后外侧切口（侧卧位）：此切口一般自棘突与肩胛骨后缘的中点开始向下向前绕过肩胛下角2cm，继续向前至腋前线，长10～20cm，常用于动脉导管未闭手术。

3.右腋下小切口（侧卧位）：取右侧腋中线第2肋交点与腋前线第5肋间交点连线行5～9cm切口，长度视年龄身高而定，于腋前线第4肋进胸，进胸入路肌肉损伤少。

4.右前外侧切口（右侧抬高30°）：自腋窝至锁骨中线第5肋间做弧形切口，长8～12cm（女性沿乳房下缘弧形切口），沿前锯肌与胸大肌之间切开，经第3或第4肋间进胸。

5.左腋下小切口心脏手术（侧卧位）：具体部位同右腋下小切口，只是位于左侧，用于动脉导管未闭手术治疗。

6.胸骨下段小切口心脏手术（仰卧位）：适应于房间隔缺损、室间隔缺损修补术、肺静脉异位引流、二尖瓣关闭不全修复和瓣膜置换等手术。

微创手术是外科手术发展的趋势，目前越来越多的心脏手术已开展小切口或微创术式。

第十二节　心脏大血管专科护士要求与培训

心脏大血管手术风险高、难度大、操作复杂、团队合作紧密，从事心脏大血管专科护理的手术室护士必须有经过规范化的手术室专科培训，熟悉心脏大血管专科的基本知识和技术操作，具备专业的职业素养，钻研业务，精进技能，不计较时间，随时准备为抢救患者生命加班加点。心脏手术团队由外科医生、麻醉医生、灌注医生、手术室护士组成。术前、术中、术后都应围绕患者的病情保持有效沟通和密切配合。手术开始前，提前熟悉手术患者、手术流程和要求，了解外科医生的手术习惯，术中精准配合，不因业务不熟练而耽误或延长手术时间或体外循环时间，争取每一台手术都平稳顺利。

一　专科护士需要掌握的内容

1.掌握心脏大血管常规手术的配合和相关的解剖知识，熟悉心脏大血管手术各种切口与体位摆放，全力配合专科开展新技术。

2.根据专科组长制定的培训内容，进行培训、考核，指导轮入专科的各级护士和进修人员熟悉专科业务。

3.熟练掌握专科手术器械、手术仪器设备及特殊用物的使用、保养及管理。

4.掌握心脏大血管手术常用药物的名称及使用方法。

5.熟练掌握术中缝针、缝线的使用以及修补材料的选择。

6.掌握专科医生的手术习惯，及时与专科组长沟通并登记。

7.参与本专科的护理查房、新手术及疑难手术的讨论，定期上交查房记录和工作笔记。

二 专科护士的培训方法

1.入专科组前。由专科组长组织理论培训，讲授专科护士的基本要求、职责、工作流程，常用专科药物的药理作用、使用、配制方法，介绍专科仪器设备的使用及故障排除方法，术中常用手术体位的摆放及注意事项等。

2.入专科组后。

（1）安排责任心强、临床经验丰富的主管护师职称以上的老师进行一对一带教，内容包括巡回护士及器械护士的工作流程、职责及配合要点。

（2）定期请专科医生讲解心脏大血管手术的发展现状、手术步骤及配合要点、新技术的开展；请设备工程师讲解专科仪器的工作原理、使用及故障排除方法。

（3）开展组内讨论及护理查房，定期组织专科讨论会，对工作中遇到的疑问、难点进行讨论分析，分享新知识、新技术，促进小组成员的共同进步。

（4）定期有计划地选派优秀组员外出参观学习及进修，提升专科团队水平。

3.专科护士的考核。由护士长和专科组长组织考核，根据考核结果确定该护士是否具备心脏大血管专科护士的资格，是否进行更高层次的培养。

（1）随机抽取某一专科手术，考核手术配合，包括术前准备、术中的配合及术后的管理。

（2）考核专科仪器设备的使用，包括仪器设备及专科器械的使用及管理。

（3）考核专科用药，包括专科药物的药理作用、使用及配制方法。

（4）模拟术中发生意外，考核突发状况的抢救配合及应变能力。

（5）评估手术医生和患者的满意度，以问卷的形式考核对象的工作态度和综合能力。

三 专科组长的要求与职责

1.负责专科仪器、耗材、设备的管理，并进行使用前的培训。

2.精通专科手术的配合，定期组织专科组员培训及考核，制定专科培训内容、考核项目标准，编写培训手册，负责进入专科的各级护士及进修人员的培训及考核。

3.积极配合专科医生开展新技术、新手术，带领专科发展。

4.定期与专科医生沟通，了解专科医生的特殊习惯并记录。

5.负责组织本专科的护理查房。

第十三节 心脏大血管手术护理要点

一 术前

1.了解病情和手术方式：术前访视患者，查阅病历，详细了解患者的疾病诊断、病情程度、手术名称，与手术医生沟通手术配合要点、关键步骤、特殊要求，了解手术医生的习惯、术中关注点等。

2. 提前做好准备：根据掌握相关知识的程度查阅参考书籍和文献资料，请教经验丰富的老师，做好充分的准备。同时于前一日准备好手术器械、仪器设备、药品以及特殊用物等，将变温毯铺于手术床上。

3.做好患者心理护理：访视时与患者和家属沟通，了解患者的情绪和对疾病的认识，帮助患者减轻心理压力和增强战胜疾病的信心。

二 术中

1.调节环境温度：患者入室前调节室温至23℃～25℃，避免患者入室时冷刺激对心脏功能造成影响。

2.过床须轻稳：心脏大血管手术患者从转运车搬运至手术床上时须平稳轻放，建议使用过床易过床。比如心脏肿瘤患者，在搬运和过床过程中易导致肿瘤脱落堵塞瓣膜造成危险，建议与手术医生、麻醉医生共同为危重患者过床，以保障患者的安全。

3.严格执行手术安全核查：麻醉医生、手术医生、手术室护士均应严格落实三方三次手术安全核查，以确保手术患者、手术名称、手术部位正确。

4.建立静脉通路，严格控制输液量：麻醉插管前选择22G静脉留置针行右上肢穿刺，建立外周静脉通道，遵医嘱使用100mL生理盐水连接输血器和多个三通，特别注意控制输液速度。婴幼儿使用微量泵输液，根据婴幼儿体重精确用药剂量。

5.预防性使用抗生素：巡回护士于全麻气管插管后或切开皮肤前30分钟给予患者输注抗生素，确保抗生素在切开患者皮肤时血药浓度达峰值以有效预防手术部位感染。手术时间超过3小时或出血量大于1500mL遵医嘱追加使用抗生素。

6.遵医嘱按要求配制好体外循环所需的药品，粘贴醒目标识，双人核对，无菌放置，以方便使用。

7.协助麻醉医生进行动脉或静脉的穿刺：提前摆放固定好患者双侧手臂，患者头部稍微降低，显露外周动脉和中心静脉。

8.协助对患者导尿，并固定好相应的管路。提醒导尿者避免浸湿会阴部床单，保持干燥，巡回护士妥善固定导尿管和肛温监测导线，粘贴醒目标识。

9.压力性损伤预防：采取多措施预防患者皮肤压力性损伤，如床单平整、避免潮湿、床垫增厚，根据手术时长酌情在患者骨隆突处使用减压贴，时间过长患者采用抬高足部和头部以及倾斜手术床的方式对患者受压部位实施间歇性减压，以预防患者皮肤压力性损伤的发生。

10.按要求清点手术用物：心脏大血管手术使用的器械复杂多样，缝针、缝线和套管的规格型号繁多，器械护士和巡回护士必须按照规范认真清点，术中增加的所有物品，须清点并即刻记录，避免手术异物遗留体腔。

11.手术全程注意调节温度，注意患者降温和复温。开启体外循环后调室温至20℃，复温后调室温至23℃，复温时变温毯的温度不能超过38℃，使用暖风机时避免烫伤患者皮肤。

12.严格执行无菌操作原则，避免术后手术部位感染。

13.准确记录肝素使用的时间和用量。锯开胸骨后，经探查心包无粘连，巡回护士遵医嘱静脉注射肝素钠，首次肝素化用量和时间以及追加的用量和时间均应准确记录，同时告知手术团队其他成员。

14.全程密切观察患者生命体征、尿量及颜色，发现异常及时与手术团队有效沟通。巡回护士尽量不离开手术间，以应对术中需求或紧急情况。

15.巡回护士密切关注手术进程，遵医嘱正确使用各种药物，及时提供手术台上所需物品；及时对好灯光；开放升主动脉前将手术床摇至头低位。根据需要准备冰帽，保护脑组织。

16.器械护士高度集中注意力，密切跟进手术进展，准确迅速传递器械。器械护士根据手术步骤和医生习惯，提前准备好下一步手术用物，准确传递，熟练配合；对手术台上的用物做到心中有数；精密器械妥善放置；保持手术野干净整洁、手术器械上无血迹。

17.停体外循环后，患者生命体征稳定时遵医嘱注射鱼精蛋白。注射时特别注意观察患者的生命体征及气道压的变化，若发生鱼精蛋白的过敏反应，应立即停止注射，积极配合处理。

三 术后

1.患者转送前，提前与监护室沟通，做好接收患者的各项准备，保障患者安全。危重患者使用监护室的床直接转运，避免多次搬动患者而增加相关并发症的风险。

2.离开手术间之前，擦净患者皮肤，检查受压部位的皮肤情况，妥善固定好各类管道，发现问题及时处理。

3.搬运患者时动作须轻稳，转运中密切观察患者生命体征，持续有效地输注血管活性药物；注意保护好各类管道，防止堵塞或脱出；注意患者保暖。

4.离室前检查完善各类记录单。

5.手术医生、麻醉医生、手术护士三方安全护送患者至监护室，与监护室护士详细交接班，包括患者病情，术中特殊情况，输注药物名称、浓度、速度，各种管路，皮肤受压情况，输血输液量、尿量等。

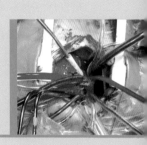

小儿心脏手术配合

体外循环又称心肺转流,是使用人工心肺机代替心脏和肺工作,进行血液循环和气体交换。将人体的静脉血通过上、下腔静脉的管道引出体外,经过人工心肺机将氧合后的血液通过动脉管道泵入人体的动脉系统,维持重要器官的血流灌注。

一 小儿体外循环的建立

患儿取仰卧位,胸骨正中切口,皮肤消毒铺单。锯开胸骨,观察心包无粘连,悬吊心包暴露心脏,根据患者体重静脉注射肝素3mg/kg。

(一)缝插管荷包

手术步骤	手术配合
1.缝主动脉插管荷包	递心脏镊、持针器夹持4-0聚丙烯线单针,正针和反针分两次缝主动脉插管荷包,递蚊式钳套管套线(图2-1-1、图2-1-2)。
2.缝灌注针荷包	递心脏镊、持针器夹持4-0聚丙烯线双针带垫片反针缝灌注针荷包,递蚊式钳套管套线(图2-1-3)。
3.套上腔静脉阻断带	递心脏镊、直角钳,套上腔静脉阻断带(图2-1-4)。
4.套下腔静脉阻断带	递心脏镊、小儿解剖钳,套下腔静脉阻断带(图2-1-5)。
5.缝上腔静脉和下腔静脉插管荷包	递心脏镊、持针器夹持4-0聚丙烯线双针带垫片反针缝上腔静脉和下腔静脉插管荷包,递蚊式钳套管套线(图2-1-6、图2-1-7)。
6.缝右上肺静脉插管荷包	递心脏镊、持针器夹持4-0聚丙烯线双针带垫片反针缝右上肺静脉荷包,递蚊式钳套管套线(图2-1-8)。

(二)插管

体外循环灌注医生检测ACT>280秒,手术医生判断并确定动脉和静脉插管。

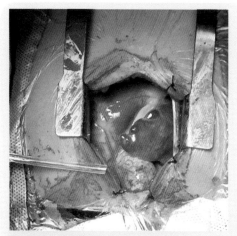

图2-1-1　缝主动脉插管荷包（正针）

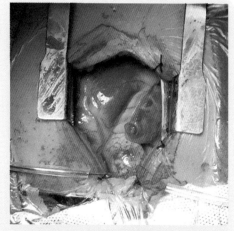

图2-1-2　缝主动脉插管荷包（反针）

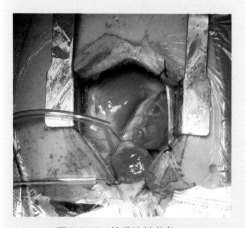

图2-1-3　缝灌注针荷包

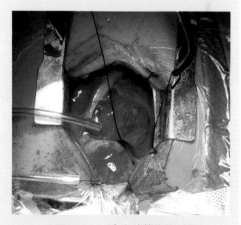

图2-1-4　套上腔静脉阻断带

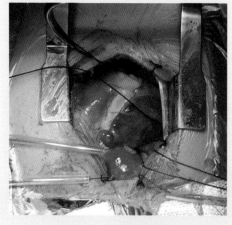

图2-1-5　套下腔静脉阻断带

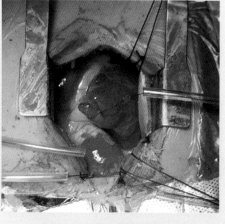

图2-1-6　缝上腔静脉插管荷包

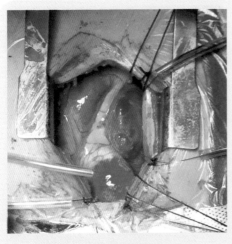
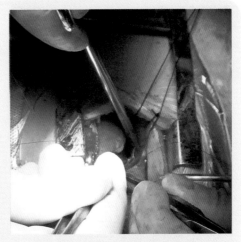

图2-1-7 缝下腔静脉插管荷包　　　　　图2-1-8 缝右上肺静脉插管荷包

手术步骤	手术配合
1.插主动脉管	递组织剪分离主动脉插管处外膜，递心脏镊、11号刀片在主动脉荷包内切开，递主动脉管插入主动脉，收紧荷包线，递1号慕丝线结扎管道，递线剪剪线，排尽管道内气体，连接管道（图2-1-9）。
2.插上腔静脉管	递心脏镊、11号刀片在上腔静脉荷包内切开，递中弯钳扩大切口，递上腔静脉管插入上腔静脉，收紧荷包线，递1号慕丝线结扎管道，递线剪剪线，连接管道（图2-1-10）。
3.插下腔静脉管	递心脏镊、11号刀片在下腔静脉荷包内切开，递中弯钳扩大切口，递下腔静脉管插入下腔静脉，收紧荷包线，递1号慕丝线结扎管道，递线剪剪线，连接管道（图2-1-11）。
4.插灌注针	递心脏镊，将灌注针插入主动脉灌注荷包内，收紧荷包线，递1号慕丝线结扎管道，递线剪剪线，连接灌注管道（图2-1-12）。
5.插左心房管	递心脏镊、11号刀片在右上肺静脉荷包内切开，递中弯钳扩大切口，递左心吸引管经右上肺静脉插入左心房，收紧荷包线，连接管道（图2-1-13）。

（三）开始体外循环

体外循环灌注医生检测ACT>480秒，手术医生再次确认管道连接正确，开始体外循环。

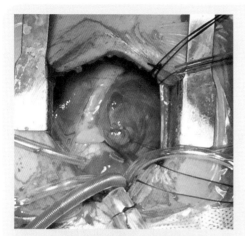

图2-1-9　插主动脉管

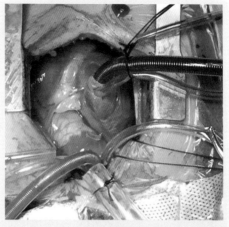

图2-1-10　插上腔静脉管

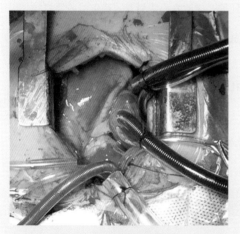

图2-1-11　插下腔静脉管

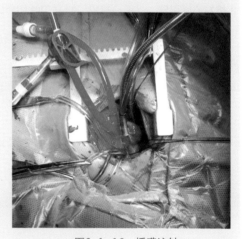

图2-1-12　插灌注针

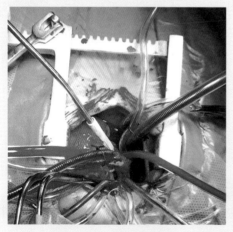

图2-1-13　插左心房管

心内操作完成后，将患儿的头部降低，松开升主动脉阻断钳，心脏恢复血液供应。如果心脏不能自动复跳，行心内电除颤。待生命体征参数平稳，各项电解质监测指标正常，体温恢复到36℃～37℃，可以停止体外循环。按照鱼精蛋白中和肝素的比例1∶1至1.5∶1，静脉滴注鱼精蛋白，并观察鱼精蛋白的用药反应，酌情撤除体外循环管道。

手术步骤	手术配合
1.拔灌注针	递心脏镊、11号刀片切断结扎线，拔除灌注针，荷包线收紧打结。
2.拔左心吸引管	递心脏镊、11号刀片切断结扎线，拔除左心吸引管，荷包线收紧打结。
3.拔下腔静脉和上腔静脉内插管	递心脏镊、11号刀片切断结扎线，拔除下腔静脉插管和上腔静脉插管，荷包线收紧打结。
4.拔主动脉内插管	递心脏镊、11号刀片切断结扎线，拔除主动脉插管，荷包线收紧打结。

第二节　动脉导管闭合术

动脉导管是胎儿时期主动脉与肺动脉之间的生理性血流通道，婴儿时期动脉导管未能闭合称为动脉导管未闭。动脉导管通常位于肺动脉分叉或左肺动脉起始部与左锁骨下动脉开口远端2～10mm的降主动脉之间。手术方式分动脉导管结扎术和体外循环下动脉导管缝闭术。

【用物准备】

1.基本用物：小儿体外循环器械包、体外循环脸盆包、婴幼儿特殊器械、血管穿刺包、胸骨锯、胸部布类包、手术衣包。

2.一次性用物：10、11号刀片，8×20圆针，8×20角针，切口膜，抽吸管，孔被，电刀笔，手套，灯柄套，电刀清洁片，显影纱布，2-0、0、1号慕丝线，导尿包，灌洗器，橡胶引流管。

3.特殊用物：骨蜡，4-0、5-0聚丙烯线，4-0涤纶线，阻闭配管，2-0圆针可吸收线，4-0角针可吸收线，带针钢丝。

【手术体位】

仰卧位。

【手术切口】

胸骨正中切口。

【手术步骤及配合】

手术步骤	手术配合
1.常规消毒铺单	递10号刀片切开胸骨正中皮肤，递心脏镊、电刀游离胸骨上组织，递胸骨锯锯开胸骨后，递心脏镊、电刀、骨蜡止血。
2.暴露心脏	递胸骨牵开器撑开胸骨，递持针器夹持8×20圆针，0号慕丝线悬吊心包，暴露心脏。巡回护士遵医嘱静脉注射肝素3mg/kg，告知手术团队成员并记录好肝素用量和使用时间。
3.缝合心脏插管荷包、插管	常规建立体外循环，同本章第一节"小儿体外循环的建立与撤除"（图2-2-1）。
4.阻断升主动脉	递心脏镊、升主动脉钳阻断升主动脉，插灌注针，灌注心肌停搏液使心脏停搏。
5.切开右心房	递心脏镊、11号刀片切开右心房，递组织剪扩大切口，递11号刀片在房间隔作一个小切口，插入左心插管。
6.悬吊并切开肺动脉	递心脏镊、持针器夹持4-0聚丙烯线，单针缝合肺动脉，递蚊式钳夹持线尾。递心脏镊、11号刀片切开肺动脉。
7.探查动脉导管	递心脏镊、剪刀扩大肺动脉切口，递心脏拉钩拉开肺动脉，必要时递4-0涤纶线单针悬吊动脉导管外壁，探查动脉导管（图2-2-2）。
8.阻断动脉导管血流	递6号气囊导尿管插入动脉导管，往气囊内注水2～3mL，阻断血流以方便缝合（图2-2-3）。
9.缝合未闭的动脉导管	递心脏镊、持针器夹持4-0聚丙烯线，带垫片连续缝合动脉导管内口1～2针（图2-2-4）。

手术步骤	手术配合
10.缝合肺动脉切口	递心脏镊、持针器夹持4-0聚丙烯线，连续缝合肺动脉切口（图2-2-5）。
11.恢复心跳	松开主动脉阻断钳，开放升主动脉，恢复冠状动脉血液供应，心脏恢复搏动，如不能自动恢复搏动，采用电除颤技术。
12.缝合右心房	递心脏镊、持针器夹持4-0涤纶线，单针缝合房间隔，递持针器夹持4-0聚丙烯线连续缝合右心房切口（图2-2-6）。
13.停体外循环	待患儿生命体征平稳，停体外循环。巡回护士遵医嘱注射鱼精蛋白中和肝素，常规方法拔管，同本章第一节"小儿体外循环的建立与撤除"。
14.检查心脏切口	递心脏镊、温盐水冲洗缝合口，彻底止血。
15.缝合心包、放置引流	清点手术物品，递心脏镊、持针器夹持4-0涤纶线单针连续缝合心包，递橡胶引流管放置心包、纵隔引流，8×20角针、0号慕丝线固定引流管。
16.闭合胸骨	递钢丝闭合胸骨，递心脏镊、电刀止血，清点手术物品后拉紧钢丝，关胸。
17.缝合皮肤切口	再次清点手术物品，递2-0圆针可吸收线缝合皮下组织，递4-0角针可吸收线行皮内缝合，敷料覆盖切口，胶布固定。

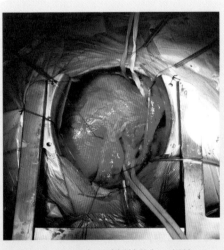

图2-2-1　缝合心脏插管荷包、插管

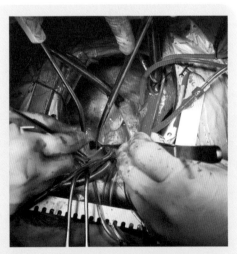

图2-2-2　探查动脉导管

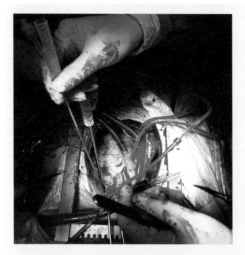

图2-2-3 阻断动脉导管血流

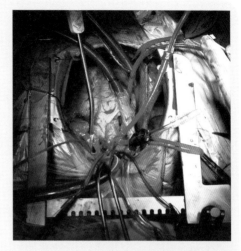

图2-2-4 缝合未闭的动脉导管

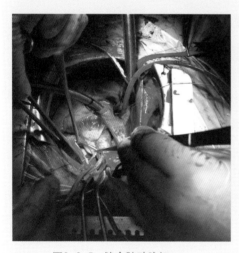

图2-2-5 缝合肺动脉切口

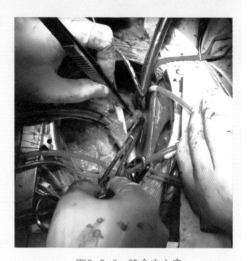

图2-2-6 缝合右心房

【注意事项】

1.根据心脏超声结果备好动脉导管缺损修补片。

2.阻断动脉导管时，降低血压。

3.准备好6号气囊导尿管。

房间隔缺损是指左、右心房之间存在异常通道，引起心房内左向右分流，产生血流动力学紊乱的一种先天性心脏病。房间隔缺损分为继发孔缺损和原发孔缺损。原发孔缺损又称部分型心内膜垫缺损，临床上最常见为继发孔缺损，分为中央型缺损、下腔型缺损、上腔型缺损、混合型缺损。

【用物准备】

1.基本用物：小儿体外循环器械包、体外循环脸盆包、婴幼儿特殊器械、血管穿刺包、胸骨锯、胸部布类包、手术衣包。

2.一次性用物：10、11号刀片，8×20圆针，8×20角针，切口膜，抽吸管，孔被，电刀笔，手套，灯柄套，电刀清洁片，显影纱布，2-0、0、1号慕丝线，导尿包，灌洗器，橡胶引流管。

3.特殊用物：骨蜡，4-0、5-0聚丙烯线，4-0涤纶线，阻闭配管，2-0圆针可吸收线，4-0角针可吸收线，带针钢丝。

【手术体位】

仰卧位。

【手术切口】

胸骨正中切口。

【手术步骤及配合】

手术步骤	手术配合
1.常规消毒铺单	皮肤消毒剂消毒皮肤，协助手术医生铺无菌单。
2.暴露心脏	递10号刀片切开胸骨正中皮肤，递心脏镊、电刀游离胸骨上组织，递胸骨锯锯开胸骨后，递骨蜡、电刀止血，递胸骨牵开器撑开胸骨，递持针器夹持8×20圆针、0号慕丝线悬吊心包，暴露心脏。巡回护士遵医嘱静脉注射肝素3mg/kg，告知手术团队成员并记录好肝素用量和使用时间。

手术手术	手术配合
3.建立体外循环	常规建立体外循环，同本章第一节"小儿体外循环的建立与撤除"。
4.阻断升主动脉	递心脏镊、升主动脉钳，阻断升主动脉，主动脉根部灌注针内灌注心肌停搏液使心脏停搏。
5.剪开右心房	递心脏镊、剪刀剪开右心房，递心房拉钩拉开右心房切口两侧，暴露心房结构，必要时递心脏镊、持针器夹持4-0涤纶线单针悬吊右心房（图2-3-1）。
6.修补房间隔缺损	根据房间隔缺损的部位和大小，采取直接缝合修补或补片修补。如直接缝合修补，递4-0带垫片涤纶线直接缝合（图2-3-2）；房间隔缺损较大需要补片修补时，选择大小合适的自体心包片或其他补片材料，递心脏镊、持针器夹持5-0聚丙烯线连续缝合补片（图2-3-3）。
7.排除心腔及升主动脉内气体	巡回护士将床头降低，嘱麻醉医生膨肺以排除心腔及升主动脉内气体，并检查修补是否可靠。
8.缝闭右心房	递心脏镊、持针器夹持5-0聚丙烯线连续缝合右心房切口（图2-3-4）。
9.停体外循环	患者生命体征平稳，停体外循环，巡回护士遵医嘱注射鱼精蛋白中和肝素。
10.拔管	方法同本章第一节"小儿体外循环的建立与撤除"，递心脏镊、温盐水冲洗缝合口，查看有无出血，彻底止血。
11.缝合心包、放置引流	清点手术物品，递心脏镊、持针器夹持4-0涤纶线连续缝合心包，橡胶引流管放置心包、纵隔引流，递8×20角针、0号慕丝线固定引流管。
12.闭合胸骨	递钢丝闭合胸骨，递心脏镊、电刀止血，清点手术物品后关胸。
13.缝合皮肤切口	再次清点手术物品，递2-0圆针可吸收线缝合皮下组织，递4-0角针可吸收线行皮内缝合，敷料覆盖切口，胶布固定，清点手术物品。

【注意事项】

1.根据心脏超声检查结果准备房间隔缺损修补材料。

2.心脏不停搏房间隔缺损修补时，将患者摇头低位，连接好二氧化碳。

3.注意引流管标识正确，水封瓶勿高于胸部水平面，过床时避免牵拉脱管。

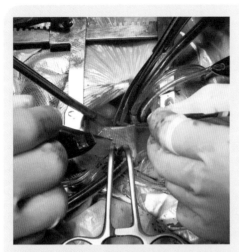

图2-3-1　剪开右心房

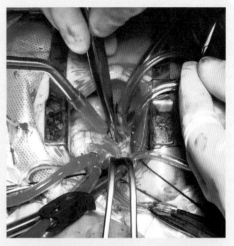

图2-3-2　直接缝合房间隔缺损

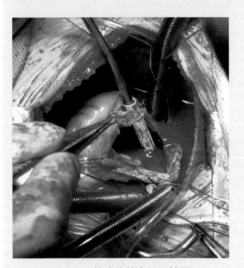

图2-3-3　补片修补房间隔缺损

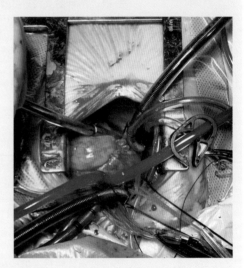

图2-3-4　缝闭右心房

第四节　室间隔缺损修补术

　　室间隔缺损是指左、右心室之间存在异常通道，引起心室内左向右分流，产生血流动力学紊乱的一种先天性心脏病。先天性室间隔缺损可发生于室间隔任何部位，根据胚胎发育情况可将室间隔缺损分为膜周部缺损、漏斗部缺损和肌部缺损。

【用物准备】

1.基本用物：小儿体外循环器械包、体外循环脸盆包、血管穿刺包、胸骨锯、胸部布类包、手术衣包。

2.一次性用物：10、11号刀片，8×20圆针，8×20角针，切口膜，抽吸器管，孔被，电刀笔，手套，灯柄套，电刀清洁片，显影纱布，2-0、0、1号慕丝线，导尿包，灌洗器，橡胶引流管。

3.特殊用物：骨蜡，4-0、5-0聚丙烯线，4-0涤纶线，阻闭配管，2-0圆针可吸收线，4-0角针可吸收线，带针钢丝。

【手术体位】

仰卧位。

【手术切口】

胸骨正中切口。

【手术步骤及配合】

手术步骤	手术配合
1.消毒、铺单	皮肤消毒剂消毒皮肤，协助手术医生铺无菌单。
2.暴露心脏	递10号刀片切开胸骨正中皮肤，递心脏镊、电刀游离胸骨上组织，递胸骨锯锯开胸骨后，递骨蜡、电刀止血。递胸骨牵开器撑开胸骨，递持针器夹持8×20圆针、0号慕丝线悬吊心包，暴露心脏。巡回护士遵医嘱静脉注射肝素3mg/kg，告知手术团队成员并记录好肝素用量和使用时间。
3.缝插管荷包	依次缝主动脉荷包，灌注管荷包，上、下腔静脉荷包和右上肺静脉荷包。
4.建立体外循环	常规插管，建立体外循环，同本章第一节"小儿体外循环的建立与撤除"。
5.阻断主动脉	递心脏镊、升主动脉钳，夹闭阻断升主动脉，灌注心肌停搏液使心脏停搏（图2-4-1）。
6.剪开右心房	递心脏镊、剪刀剪开右心房，递心房拉钩拉开右心房切口两侧，暴露心房。必要时递心脏镊、持针器夹持4-0涤纶线单针悬吊右心房，拉钩牵开三尖瓣，暴露室间隔缺损部位。

手术步骤	手术配合
7.插左心管	递心脏镊、11号刀片切开房间隔，递弯钳撑开切口，放入左心管，递心脏镊、持针器夹持4-0涤纶线单针固定左心管。
8.剪开三尖瓣	递剪刀、心脏镊剪开三尖瓣，便于室间隔缺损修补。
9.悬吊三尖瓣	递心脏镊、持针器夹持4-0涤纶线单针悬吊三尖瓣，递蚊式钳夹线尾，充分暴露室间隔缺损（图2-4-2）。
10.修补室间隔缺损	视缺损的部位和大小，采取直接缝合修补或补片修补。如直接缝合修补，递心脏镊、持针器夹持4-0带垫片涤纶线缝合；如补片修补，则选择大小合适的涤纶补片或其他补片材料，递心脏镊、持针器夹持5-0聚丙烯线连续缝合固定补片（图2-4-3）。
11.缝合三尖瓣	递心脏镊、持针器夹持5-0聚丙烯线单针缝合三尖瓣。
12.检查三尖瓣的功能	递心脏镊、温盐水冲洗检查室间隔缺损修补情况和三尖瓣功能。
13.恢复心跳	巡回护士将床头降低，嘱麻醉医生膨肺排除心腔及升主动脉内气体，再次检查修补是否可靠。松开主动脉阻断钳，恢复冠状动脉血液供应，心脏恢复搏动，如不能自动恢复搏动，使用电除颤技术。
14.缝合右心房切口	递心脏镊、持针器夹持5-0聚丙烯线连续缝合右心房切口（图2-4-4）。
15.停体外循环	患者生命体征平稳，停体外循环，巡回护士遵医嘱注射鱼精蛋白中和肝素。
16.拔管	同本章第一节"小儿体外循环的建立与撤除"。
17.检查心脏切口	递心脏镊、温盐水冲洗吻合口，查看有无出血，彻底止血。
18.缝合心包、放置引流	清点手术物品，递心脏镊、持针器夹持4-0涤纶线连续缝合心包，橡胶引流管放置心包、纵隔引流，持针器夹持8×20角针、0号慕丝线固定引流管。
19.闭合胸骨	递钢丝闭合胸骨，递心脏镊、电刀止血，清点手术物品后关胸。
20.缝合皮肤切口	再次清点手术物品，递2-0圆针可吸收线缝合皮下组织，递4-0角针可吸收线行皮内缝合，敷料覆盖切口，胶布固定。

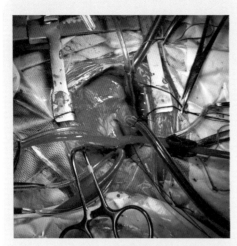

图2-4-1　阻断主动脉

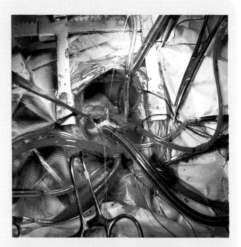

图2-4-2　悬吊三尖瓣

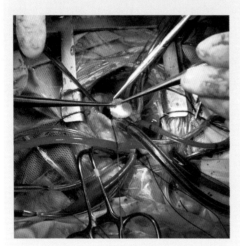

图2-4-3　修补室间隔缺损

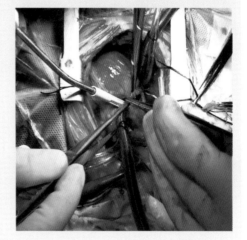

图2-4-4　缝合右心房切口

【注意事项】

1.根据心脏超声检查结果准备室间隔缺损补片。

2.根据患儿体重选择合适的缝针、缝线。

3.术中管道上的钳子不能随意松开。

　　法洛四联症是常见的先天性心脏病之一。法洛四联症包括主动脉骑跨、室间隔缺损、右心室流出道狭窄、右心室肥厚。其发病率在先天性心脏病中占10%～12%，合并有4种心血管畸形，出生时发绀不明显，随着年龄增加发绀逐渐明显，症状加重，需行法洛四联症根治术。

【用物准备】

　　1.基本用物：小儿体外循环器械包、体外循环脸盆包、婴幼儿特殊器械、血管穿刺包、胸骨锯、流出道探子、胸部布类包、手术衣包。

　　2.一次性用物：10、11、15号刀片，8×20圆针，8×20角针，切口膜，抽吸管，孔被，电刀笔，手套，灯柄套，电刀清洁片，显影纱布，2-0、0、1号慕丝线，导尿包，灌洗器，橡胶引流管。

　　3.特殊用物：骨蜡，4-0、5-0聚丙烯线，4-0涤纶线，阻闭配管，2-0圆针可吸收线，4-0角针可吸收线，带针钢丝。

【手术体位】

　　仰卧位。

【手术切口】

　　胸骨正中切口。

【手术步骤及配合】

手术步骤	手术配合
1.消毒、铺单	皮肤消毒剂消毒皮肤，协助手术医生铺无菌单。
2.暴露心脏	递10号刀片切开胸骨正中皮肤，递心脏镊、电刀游离胸骨上组织。递胸骨锯锯开胸骨后，递骨蜡、电刀止血，递胸骨牵开器撑开胸骨。递持针器夹持8×20圆针、0号慕丝线悬吊心包，暴露心脏。巡回护士遵医嘱静脉注射肝素3mg/kg，告知手术团队成员并记录好肝素用量和使用时间。
3.建立体外循环	常规插管，建立体外循环，同本章第一节"小儿体外循环的建立与撤除"。
4.阻断主动脉	递心脏镊、升主动脉钳，阻断升主动脉，灌注心肌停搏液使心脏停搏。

手术步骤	手术配合
5.悬吊肺动脉	递心脏镊、持针器夹持4-0聚丙烯线在肺动脉主干前壁左右缝两针牵引线，递蚊式钳夹线尾。
6.剪开右心房	递心脏镊、剪刀剪开右心房，递心房拉钩拉开右心房切口两侧，暴露心房结构，必要时递心脏镊、持针器夹持4-0涤纶线单针悬吊右心房。
7.探查室间隔缺损	递心脏镊、小拉钩牵开三尖瓣，探查室间隔缺损情况（图2-5-1）。
8.切开肺动脉	递心脏镊、持针器夹持4-0聚丙烯线在肺动脉主干前壁缝两针牵引线，递蚊式钳夹线尾，递心脏镊、15号刀片纵行切开肺动脉，递心脏拉钩拉开肺动脉，显露肺动脉瓣及瓣环（图2-5-2）。
9.解除右心室流出道狭窄	递心脏镊、小直角钳、15号刀片切除肥厚的异常肌束，递心脏镊、小弯钳钝性扩开肺动脉瓣口狭窄，递15号刀片切开肺动脉瓣交界（图2-5-3）。
10.测量肺动脉	递心脏镊、流出道探子测量肺动脉大小（图2-5-4）。
11.修补室间隔缺损	递心脏镊、剪刀修剪合适大小的涤纶补片，递心脏镊、持针器夹持5-0聚丙烯线连续缝合修补室间隔缺损（图2-5-5）。
12.缝合肺动脉	用自体心包片做肺动脉加宽修补材料，递心脏镊、持针器夹持5-0聚丙烯线连续缝合心包片加宽肺动脉（图2-5-6）。

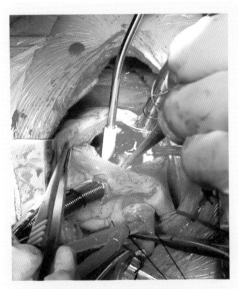

图2-5-1　探查室间隔缺损

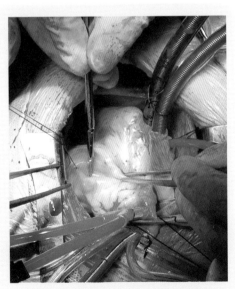

图2-5-2　切开肺动脉

手术步骤	手术配合
13.排除心腔及升主动脉内气体	巡回护士将床头降低，麻醉医生膨肺以排除心腔及升主动脉内气体，并检查修补是否可靠。
14.恢复心跳	松开主动脉阻断钳，开放升主动脉，恢复冠状动脉血液供应，心脏恢复搏动，如不能自动恢复搏动，使用电除颤技术。
15.缝合右心房	递心脏镊、持针器夹持5-0聚丙烯线连续缝合右心房切口。
16.停体外循环	患者生命体征平稳，停体外循环，巡回护士遵医嘱注射鱼精蛋白中和肝素。
17.拔管	同本章第一节"小儿体外循环的建立与撤除"。
18.检查心脏切口	递心脏镊、温盐水冲洗吻合口，查看有无出血，彻底止血。
19.缝合心包、放置引流	清点手术物品，递心脏镊、持针器夹持4-0涤纶线连续缝合心包，递橡胶引流管放置心包、纵隔引流，递8×20角针、0号慕丝线固定引流管。
20.闭合胸骨	钢丝闭合胸骨，递心脏镊、电刀止血，清点手术物品后关胸。
21.缝合皮肤切口	再次清点手术物品，递2-0圆针可吸收线缝合皮下组织，递4-0角针可吸收线，带针钢丝行皮内缝合，敷料覆盖切口，胶布固定。

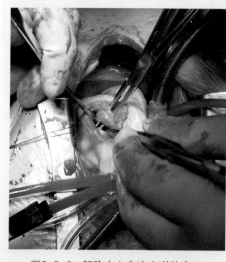

图2-5-3　解除右心室流出道狭窄

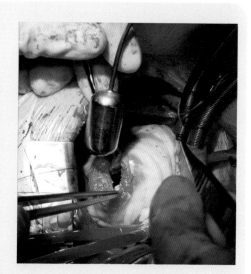

图2-5-4　测量肺动脉

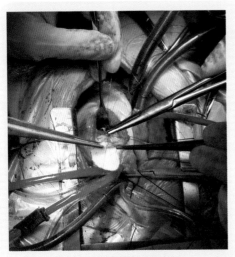
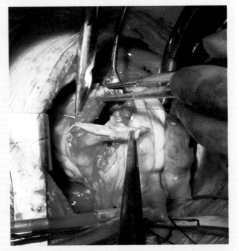

图2-5-5 修补室间隔缺损 　　　　　　　　图2-5-6 缝合肺动脉

【注意事项】

1.备各种规格的流出道探子。

2.术前预防缺氧发作，准备混合氧及血管活性药物。

3.麻醉前安抚患儿情绪，防止哭闹引发缺氧。

第六节 主动脉缩窄矫治术

　　主动脉缩窄是主动脉先天性狭窄，不同患者狭窄的部位、长度及并发的心血管病变有所不同。主动脉缩窄分为导管前型（婴儿型）和导管后型（成人型），临床上多为成人型，多为局限性狭窄。典型的主动脉缩窄表现为一个单发的切迹，可以在动脉导管前或导管后，少数也可发生在左颈总动脉与左锁骨下动脉之间。主动脉缩窄多为局限性，位于主动脉弓左锁骨下动脉起始部远端，动脉导管开口或动脉韧带处。

【用物准备】

　　1.基本用物：小儿体外循环器械包、体外循环脸盆包、婴幼儿特殊器械、血管穿刺包、胸部布类包、手术衣包。

2.一次性用物：10、11号刀片，8×20圆针，8×20角针，切口膜，抽吸管，孔被，电刀笔，手套，灯柄套，电刀清洁片，显影纱布，2-0、0、1号慕丝线，导尿包，灌洗器，橡胶引流管。

3.特殊用物：4-0、5-0聚丙烯线，阻闭配管，2-0圆针可吸收线，4-0角针可吸收线，带针钢丝。

【手术体位】

仰卧位。

【手术切口】

胸骨正中切口。

【手术步骤及配合】

手术步骤	手术配合
1.消毒、铺单	皮肤消毒剂消毒皮肤，协助手术医生铺无菌单。
2.暴露心脏	递10号刀片切开胸骨正中皮肤，递心脏镊、电刀游离胸骨上组织。递胸骨锯锯开胸骨后，递骨蜡、电刀止血，递胸骨牵开器撑开胸骨，递持针器夹持8×20圆针、0号慕丝线悬吊心包，暴露心脏。巡回护士遵医嘱静脉注射肝素3mg/kg，告知手术团队成员并记录好肝素用量和使用时间。
3.游离无名静脉	递心脏镊、电刀游离出无名静脉，递弯钳带1号慕丝线牵拉。
4.暴露心脏	递心脏镊、剪刀或电刀打开心包，递心脏镊、持针器夹持圆针0号慕丝线悬吊心包，暴露心脏（图2-6-1）。
5.游离主动脉	递心脏镊、电刀游离出主动脉的近端及远端，递弯钳带细阻断带牵拉。
6.游离主动脉缩窄部位	递心脏镊、电刀游离出主动脉缩窄部位，递弯钳带1号慕丝线牵拉。
7.离断动脉导管	如合并动脉导管未闭，递心脏镊、电刀游离动脉导管，递弯钳带1号慕丝线结扎或切断动脉导管后，递心脏镊、持针器夹持4-0聚丙烯线连续缝合动脉导管（图2-6-2）。

全彩心胸外科手术护理

手术步骤	手术配合
8.缝插管荷包	递心脏镊、持针器夹持4-0聚丙烯线分别缝主动脉荷包、灌注管荷包、上腔荷包、下腔荷包、右上肺静脉荷包。
9.建立体外循环	递心脏镊、11号刀片分别插入主动脉内插管、灌注插管、上腔内插管、下腔内插管、左心内插管，建立体外循环。
10.阻断主动脉	递心脏镊、升主动脉钳阻断升主动脉，灌注心肌停搏液使心脏停搏。
11.心脏保护	递无菌冰泥放于心脏表面，低温保护心脏。
12.阻断主动脉缩窄远端	递心脏镊、小阻断钳阻断主动脉缩窄的远端。
13.剪断主动脉缩窄处	递弯钳带0号慕丝线结扎主动脉缩窄处，递心脏镊、剪刀剪断缩窄处，递心脏镊、持针器夹持5-0聚丙烯线缝闭主动脉近端。
14.剪下缩窄的主动脉	递心脏镊、剪刀剪下主动脉缩窄段（图2-6-3）。
15.切开主动脉侧壁	递心脏镊、11号刀片切开主动脉侧壁，大小与主动脉远端一致（图2-6-4）。
16.主动脉端侧吻合	递心脏镊、持针器夹持5-0聚丙烯线将主动脉断端与主动脉端侧吻合（图2-6-5）。
17.开放升主动脉	松开主动脉阻断钳，恢复冠状动脉血液供应，心脏恢复搏动，如不能自动恢复搏动，使用电除颤技术。
18.检查吻合口	递心脏镊、温盐水冲洗吻合口，检查吻合口有无漏血，如有漏血用5-0聚丙烯线缝合止血（图2-6-6）。
19.停体外循环	患者生命体征平稳，停体外循环，巡回护士遵医嘱注射鱼精蛋白中和肝素。
20.拔管	同本章第一节"小儿体外循环的建立与撤除"。
21.缝合心包，放置引流	清点手术物品，递心脏镊、持针器夹持4-0涤纶线连续缝合心包，橡胶引流管放置心包、纵隔引流，递持针器夹持8×20角针、0号慕丝线固定引流管。
22.闭合胸骨	钢丝闭合胸骨，递心脏镊、电刀止血，清点手术物品后关胸。
23.缝合皮肤切口	再次清点手术物品，递2-0圆针可吸收线缝合皮下组织，递4-0角针可吸收线行皮内缝合，敷料覆盖切口，胶布固定。

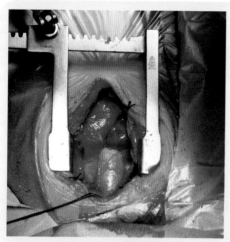

图2-6-1 暴露心脏

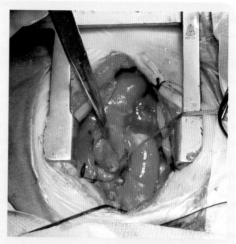

图2-6-2 离断动脉导管

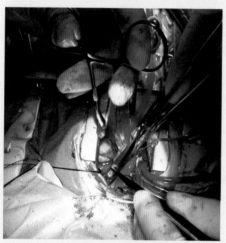

图2-6-3 剪下缩窄的主动脉

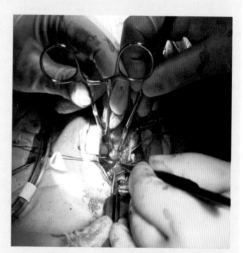

图2-6-4 切开主动脉侧壁

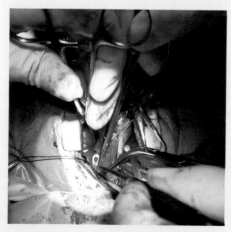

图2-6-5 主动脉端侧吻合

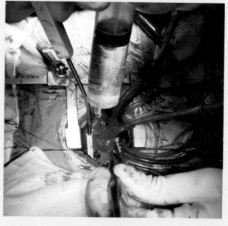

图2-6-6 检查吻合口

全彩心胸外科手术护理

【注意事项】

1.需要同时监测上肢和下肢血压。

2.准备好大小合适的人工血管。

3.关注患儿下肢温度。

第七节　完全型肺静脉异位引流矫治术

完全型肺静脉畸形是指左、右侧肺静脉不与解剖左心房直接连接，而是直接或间接与右心房连接。完全型肺静脉异位引流根据异位路径分为心上型、心内型、心下型和混合型。

【用物准备】

1.基本用物：小儿体外循环器械包、体外循环脸盆包、血管穿刺包、胸骨锯、胸部布类包、手术衣包。

2.一次性用物：10、11号刀片，8×20圆针，8×20角针，切口膜，抽吸管，孔被，电刀笔，手套，灯柄套，电刀清洁片，显影纱布，2-0、0、1号慕丝线，导尿包，灌洗器，橡胶引流管。

3.特殊用物：骨蜡，4-0、5-0聚丙烯线，4-0涤纶线，阻闭配管，1-0圆针可吸收线，3-0角针可吸收线，带针钢丝。

【手术体位】

仰卧位。

【手术切口】

胸骨正中切口。

【手术步骤及配合】

手术步骤	手术配合
1.消毒、铺单	皮肤消毒剂消毒皮肤，协助手术医生铺无菌单。
2.胸骨正中切口	递10号刀片切开胸骨正中皮肤，递心脏镊、电刀游离胸骨上组织。递胸骨锯锯开胸骨后，递骨蜡、电刀止血。
3.暴露心脏	递胸骨牵开器撑开胸骨，递持针器夹持8×20圆针、0号慕丝线悬吊心包，暴露心脏。巡回护士遵医嘱静脉注射肝素3mg/kg，告知手术团队成员并记录好肝素用量和使用时间（图2-7-1）。
4.建立体外循环	常规插管，建立体外循环，同本章第一节"小儿体外循环的建立与撤除"。
5.阻断主动脉	递心脏镊、升主动脉钳，阻断升主动脉，灌注心肌停搏液使心脏停搏（图2-7-2）。
6.心肌保护	递无菌冰泥覆盖于心脏表面，降低心脏的缺血缺氧。
7.剪开右心房	递心脏镊、剪刀剪开右心房，递心房拉钩拉开右心房切口两侧，暴露心房结构。
8.探查心脏	递心脏镊、持针器夹持4-0涤纶线单针悬吊右心房，探查肺静脉异位引流的位置（图2-7-3）。
9.剪取自体心包补片	递心脏镊、剪刀修剪自体心包片至合适大小（图2-7-4）。
10.修补房间隔	递心脏镊、持针器夹持4-0聚丙烯线将自体心包片连续缝合修补房间隔，将共同肺静脉干开口隔离至左心房（图2-7-5）。
11.缝合右心房	递心脏镊、持针器夹持4-0聚丙烯线连续缝合右心房切口（图2-7-6）。
12.恢复心跳	巡回护士将床头降低，嘱麻醉医生膨肺，松开主动脉阻断钳，恢复冠状动脉血液供应，心脏恢复搏动。如不能自动恢复搏动，使用电除颤技术。
13.停体外循环	患者生命体征平稳，停体外循环，巡回护士遵医嘱注射鱼精蛋白中和肝素。
14.拔管	同本章第一节"小儿体外循环的建立与撤除"。
15.检查心脏切口	递心脏镊、温盐水冲洗吻合口，检查吻合口有无漏血，如有漏血用5-0聚丙烯线缝合止血。
16.缝合心包、放置引流	清点手术物品，递心脏镊、持针器夹持4-0涤纶线连续缝合心包。递橡胶引流管放置心包、纵隔引流，递持针器夹持8×20角针、0号慕丝线固定引流管。

续表

手术步骤	手术配合
17.闭合胸骨	递钢丝闭合胸骨,递心脏镊、电刀止血,清点手术物品后关胸。
18.缝合皮肤切口	再次清点手术物品,递1-0圆针可吸收线缝合皮下组织,递3-0角针可吸收线行皮内缝合,敷料覆盖切口,胶布固定。

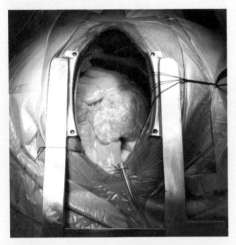

图2-7-1　暴露心脏

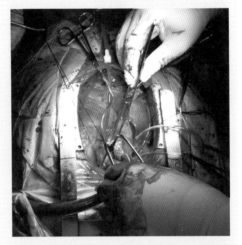

图2-7-2　阻断主动脉

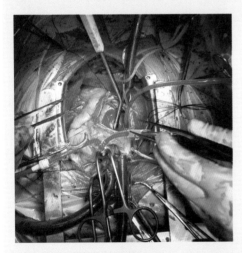

图2-7-3　探查心脏

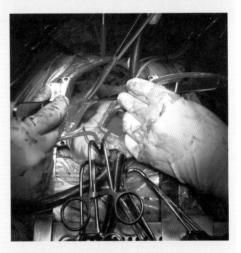

图2-7-4　剪取自体心包补片

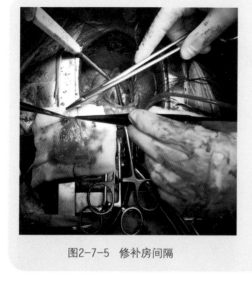
图2-7-5　修补房间隔

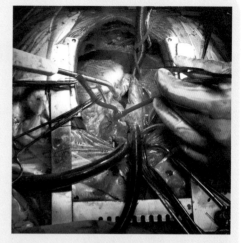
图2-7-6　缝合右心房

【注意事项】

　　1.严格控制出入水量。

　　2.准备好房间隔修补材料。

第八节　完全型心内膜垫缺损矫治术

　　完全型心内膜垫缺损是由胎儿期的心内膜垫发育异常导致，患者心脏4个心腔互相交通，有严重的肺动脉高压并进行性加重，应尽早手术。手术治疗原则是修补房间隔、室间隔缺损，修复二尖瓣、三尖瓣。完全型心内膜垫缺损的主要解剖畸形有原发孔房间隔缺损、房室瓣下室间隔缺损、房室瓣环在室间隔部位有不同程度中断、二尖瓣大瓣裂和三尖瓣隔瓣裂。

【用物准备】

　　1.基本用物：小儿体外循环器械包、体外循环脸盆包、婴幼儿特殊器械、血管穿刺包、胸骨锯、胸部布类包、手术衣包。

　　2.一次性用物：10、11、15号刀片，8×20圆针，8×20角针，切口膜，抽吸管，孔被，电刀笔，手套，灯柄套，电刀清洁片，显影纱布，2-0、0、1号慕丝线，导尿包，灌洗器，橡胶引流管。

3.特殊用物：骨蜡，4-0、5-0聚丙烯线，4-0涤纶线，4-0带针慕丝线，阻闭配管，2-0圆针可吸收线，4-0角针可吸收线，带针钢丝。

【手术体位】

仰卧位。

【手术切口】

胸骨正中切口。

【手术步骤及配合】

手术步骤	手术配合
1.消毒、铺单	皮肤消毒剂消毒皮肤，协助手术医生铺无菌单。
2.暴露心脏	递10号刀片切开胸骨正中皮肤，递心脏镊、电刀游离胸骨上组织，递胸骨锯锯开胸骨后，递骨蜡、电刀止血，递胸骨牵开器撑开胸骨，递8×20圆针、0号慕丝线悬吊心包，暴露心脏。巡回护士遵医嘱静脉注射肝素3mg/kg，告知手术团队成员并记录好肝素用量和使用时间。
3.建立体外循环	常规插管，建立体外循环，同本章第一节"小儿体外循环的建立与撤除"。
4.阻断主动脉	递心脏镊、升主动脉钳，阻断升主动脉，灌注心肌停搏液使心脏停搏（图2-8-1）。
5.剪开右心房	递心脏镊、剪刀剪开右心房，递心房拉钩拉开右心房切口两侧，暴露心房结构，必要时递心脏镊、持针器夹持4-0涤纶线单针悬吊右心房，探查心内畸形（图2-8-2）。
6.修补室间隔缺损	准备大小合适的涤纶修补片，递心脏镊、持针器夹持5-0聚丙烯线连续缝合补片修补室间隔缺损（图2-8-3）。
7.修复二尖瓣	递心脏镊、持针器夹持5-0聚丙烯线修复二尖瓣（图2-8-4）。
8.修补房间隔缺损	准备大小合适的自体心包修补片，递心脏镊、持针器夹持5-0聚丙烯线连续缝合心包补片修补房间隔缺损（图2-8-5）。
9.三尖瓣成形	递心脏镊、持针器夹持5-0聚丙烯线缝合三尖瓣成形，温盐水冲洗检查成形效果。

手术步骤	手术配合
10.恢复心跳	巡回护士将床头降低，麻醉医生膨肺，松开主动脉阻断钳，开放升主动脉，恢复冠状动脉血液供应，心脏恢复搏动。如不能自动恢复搏动，使用电除颤技术。
11.缝合右心房	递心脏镊、持针器夹持5-0聚丙烯线连续缝合右心房切口（图2-8-6）。
12.停体外循环	患者生命体征平稳，停体外循环，巡回护士遵医嘱注射鱼精蛋白中和肝素。
13.拔管	同本章第一节"小儿体外循环的建立与撤除"。
14.检查心脏切口	递心脏镊、温盐水冲洗吻合口，检查吻合口有无漏血，如有漏血用5-0聚丙烯线缝合止血。
15.缝合心包、放置引流	清点手术物品，递心脏镊、持针器夹持4-0涤纶线连续缝合心包，递橡胶引流管放置心包、纵隔引流，递持针器夹持8×20角针、0号慕丝线固定引流管。
16.闭合胸骨	递钢丝闭合胸骨，递心脏镊、电刀止血，清点手术物品后关胸。
17.缝合皮肤切口	再次清点手术物品，递2-0圆针可吸收线缝合皮下组织，递4-0角针可吸收线行皮内缝合，敷料覆盖切口，胶布固定。

【注意事项】

1.根据心脏超声检查结果准备房间隔缺损补片。

2.手术台上备50mL注射器与12号导尿管，用于检查二尖瓣修复效果，检测二尖瓣的功能。

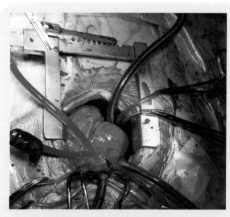

图2-8-1 阻断主动脉

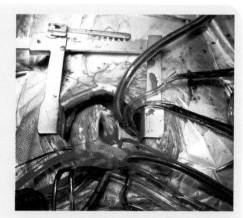

图2-8-2 剪开右心房

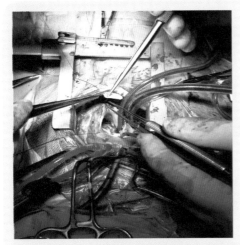

图2-8-3　修补室间隔缺损

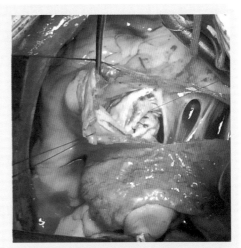

图2-8-4　修复二尖瓣

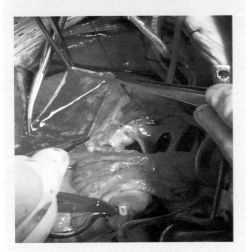

图2-8-5　修补房间隔缺损

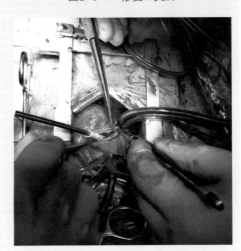

图2-8-6　缝合右心房

第九节　右心室双出口矫治术

右心室双出口为主动脉和肺动脉起源于形态学右心室，或一条大动脉的全部和另一大动脉的大部分起源于形态学右心室，室间隔缺损是左心室的唯一出口。右心室双出口病理解剖复杂，具有多样性，主要从房室连接关系、大动脉位置关系、室间隔缺损位置及大小、有无肺动脉瓣或漏斗部狭窄等几个方面描述右心室双出口的解剖变化。从外科治疗观点出发，将右心室双出口分为4型：①室间隔缺损位于主动脉瓣下型；②室间隔缺损位于肺动脉瓣下型；③室间隔缺损位于两大动脉瓣下型；④室间隔缺损远离大动脉开口型。

【用物准备】

1.基本用物：小儿体外循环器械包、体外循环脸盆包、婴幼儿特殊器械包、流出道探子、血管穿刺包、胸骨锯、胸部布类包、手术衣包。

2.一次性用物：10、11、15号刀片，8×20圆针，8×20三角针，切口膜，抽吸管，孔被，电刀，手套，灯柄套，电刀清洁片，显影纱布，2-0、0、1号慕丝线，导尿包，灌洗器、橡胶引流管。

3.特殊用物：骨蜡，4-0、5-0聚丙烯线，4-0涤纶线，4-0带针慕丝线，阻闭配管，2-0圆针可吸收线，4-0角针可吸收线，带针钢丝。

【手术体位】

仰卧位。

【手术切口】

胸骨正中切口。

【手术步骤及配合】

手术步骤	手术配合
1.消毒、铺单	皮肤消毒剂消毒皮肤，协助手术医生铺无菌单。
2.暴露心脏	递10号刀片切开胸骨正中皮肤，递心脏镊、电刀游离胸骨上组织，递胸骨锯锯开胸骨后，递心脏镊、电刀、骨蜡止血，递胸骨牵开器撑开胸骨，递圆针0号慕丝线悬吊心包，暴露心脏。
3.游离主肺动脉的间隙	递心脏镊、电刀游离主肺动脉间组织，巡回护士遵医嘱静脉注射肝素3mg/kg，告知手术团队成员并记录好肝素用量和使用时间。
4.缝插管荷包	常规缝合主动脉荷包，上、下腔静脉荷包，上、下腔静脉过阻断带。
5.插管	常规插主动脉管，上、下腔静脉管。
6.建立体外循环	递心脏镊、持针器夹持4-0聚丙烯线缝合灌注针荷包，插入灌注针，开机，排除灌注管内的空气，连接灌注管，建立体外循环。

手术步骤	手术配合
7.阻断主动脉	递心脏镊、升主动脉钳，阻断升主动脉，主动脉根部灌注针内灌注心肌停搏液使心脏停搏。
8.切开右心房	递11号刀片、心脏镊切开右心房，递心脏剪扩大右心房切口（图2-9-1）。
9.探查心内畸形	递心脏镊、静脉拉钩拉开右心房，探查心脏。
10.切开肺动脉	递心脏镊、持针器夹持4-0聚丙烯线悬吊肺动脉，递11号刀片切开肺动脉，探查心脏（图2-9-2）。
11.切开主动脉	递心脏镊、心脏剪剪开主动脉，递15号刀片切除多余的肌束和腱索。
12.测量左心室流出道大小	递流出道探子测量左心室流出道的大小（图2-9-3）。
13.准备人工血管	选择合适大小的人工血管，修剪至合适的形状。
14.修补室间隔缺损	递心脏镊、持针器夹持4-0聚丙烯线连续缝合，建立室间隔缺损到主动脉口的内隧道。缝合时环绕主动脉瓣环和室间隔缺损下缘，将血管片缝到漏斗部间隔心肌上，分隔主动脉与肺动脉（图2-9-4）。
15.切开右心室	递心脏镊、11号刀片切开右心室表面，递心脏剪扩大切口，为了方便修补室间隔缺损（图2-9-5）。
16.缝合主动脉切口	递心脏镊、持针器夹持4-0聚丙烯线连续缝合主动脉切口。
17.探查右心室流出道	递心脏镊、流出道探子测量流出道的大小（图2-9-6）。
18.缝合右心室流出道	递心脏镊、持针器夹持4-0聚丙烯线，用人工血管扩大修补右心室流出道（图2-9-7）。
19.缝合右心室	递心脏镊、持针器夹持4-0聚丙烯线，用修剪的心包片扩大修补右心室（图2-9-8）。
20.缝合右心房	递心脏镊、持针器夹持5-0聚丙烯线连续缝合右心房切口。
21.恢复心跳	巡回护士将床头降低，嘱麻醉医生膨肺，松开主动脉阻断钳，开放升主动脉，恢复冠状动脉血液供应，心脏恢复搏动，如不能自动恢复搏动，使用电除颤技术。
22.拔管	常规拔管，见本章第一节"小儿体外循环的建立与撤除"。
23.检查心脏切口	递心脏镊、温盐水冲洗吻合口，检查吻合口有无漏血，如有漏血用5-0聚丙烯线缝合止血。

续表2

手术步骤	手术配合
24.缝合心包，放置引流	清点手术物品，递心脏镊、持针器夹持4-0涤纶线连续缝合心包，递橡胶引流管放置心包、纵隔引流，递8×20三角针0号慕思线固定引流管。
25.固定胸骨	钢丝固定胸骨，递心脏镊、电刀止血，清点手术物品后关胸。
26.缝合皮肤切口	再次清点手术物品，递2-0圆针可吸收线缝合皮下组织，递4-0角针可吸收线行皮内缝合，敷料覆盖切口，胶布固定。

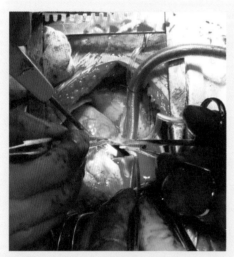

图2-9-1 切开右心房

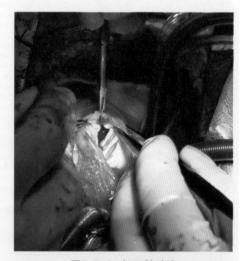

图2-9-2 切开肺动脉

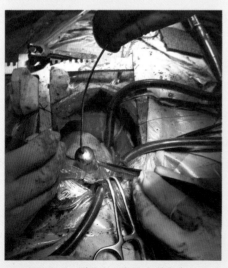

图2-9-3 测量左心室流出道大小

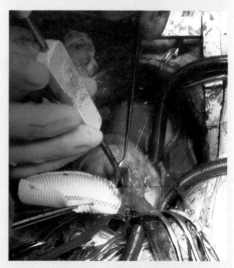

图2-9-4 修补室间隔缺损

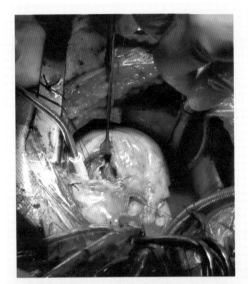

图2-9-5　切开右心室

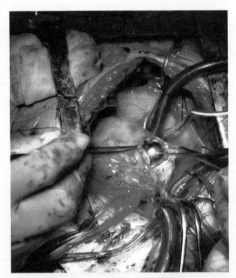

图2-9-6　探查右心室流出道

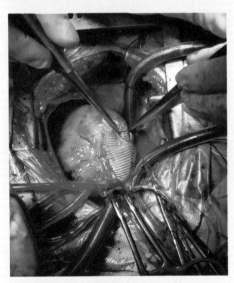

图2-9-7　缝合右心室流出道

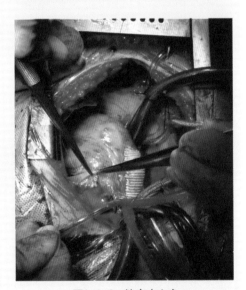

图2-9-8　缝合右心室

【注意事项】

1.备大小合适的人工血管。

2.准备各种型号的流出道探子。

3.游离血管时将电刀功率减小。

三尖瓣下移畸形是一种较少见的先天性心脏畸形，又称埃布斯坦（Ebstein）畸形。大多数病例合并房间隔缺损或卵圆孔未闭，少数合并室间隔缺损和动脉导管未闭。主要是后瓣及隔瓣位置下移，下移的瓣叶常有发育异常或者缺口。而前瓣附着正常，尚有部分功能，产生不同的三尖瓣关闭不全或狭窄。

【用物准备】

1.基本用物：小儿体外循环器械包、体外循环脸盆包、换瓣器械包、血管穿刺包、胸骨锯、胸部布类包、手术衣包。

2.一次性用物：10、11号刀片，0、1号慕丝线，8×20圆针，8×20角针，切口膜，抽吸管，孔被，电刀笔，手套，灯柄套。

3.特殊用物：阻断带、2-0涤纶线、4-0聚丙烯线、阻闭配管、2-0圆针可吸收线、4-0角针可吸收线、带针钢丝。

【手术体位】

仰卧位。

【手术切口】

胸骨正中切口。

【手术步骤及配合】

手术步骤	手术配合
1.消毒、铺单	皮肤消毒剂消毒皮肤，协助手术医生铺无菌单，胸骨正中切口。
2.暴露心脏	递10号刀片切开胸骨正中皮肤，递心脏镊、电刀游离胸骨上组织，递胸骨锯锯开胸骨后，递骨蜡、电刀止血，递胸骨牵开器撑开胸骨，递持针器夹持8×20圆针、0号慕丝线悬吊心包，暴露心脏。巡回护士遵医嘱静脉注射肝素3mg/kg，告知手术团队成员并记录好肝素用量和使用时间。

手术步骤	手术配合
3.建立体外循环	常规插管，建立体外循环，同本章第一节"小儿体外循环的建立与撤除"。
4.阻断主动脉	递心脏镊、升主动脉钳阻断升主动脉，灌注心肌停搏液使心脏停搏，心脏表面放置无菌冰，保护心脏（图2-10-1）。
5.剪开右心房	递心脏镊、剪刀剪开右心房，递心脏镊、持针器夹持4-0聚丙烯线在右心房壁缝牵引线，递蚊式钳夹线尾，静脉拉钩暴露三尖瓣（图2-10-2）。
6.探查三尖瓣	递心脏镊、电刀充分游离切除三尖瓣与室壁之间的异常组织。用生理盐水冲洗三尖瓣，检查三尖瓣瓣膜的闭合情况（图2-10-3）。
7.处理三尖瓣	递心脏镊、11号刀片切开三尖瓣下移后瓣的根部。剪刀剪开三尖瓣下移的前瓣以及附着在心室壁上的多余纤维条索，保留前交界的1/3前瓣（图2-10-4）。
8.折叠房化右心室	递心脏镊、持针器夹持4-0聚丙烯线连续缝合折叠房化的右心室，以消除房化右心室（图2-10-5）。
9.三尖瓣成形	递心脏镊、持针器夹持5-0聚丙烯线连续缝合切开的三尖瓣前瓣和后瓣，使瓣膜复位到瓣环位置，使瓣叶覆盖整个瓣口位置（图2-10-6）。
10.恢复心跳	巡回护士将床头降低，嘱麻醉医生膨肺，松开主动脉阻断钳，开放升主动脉，恢复冠状动脉血液供应，心脏恢复搏动。如不能自动恢复搏动，使用电除颤技术。
11.关闭右心房切口	递心脏镊、持针器夹持4-0聚丙烯线连续缝合右心房切口。
12.停体外循环	患者生命体征平稳，停体外循环，巡回护士遵医嘱注射鱼精蛋白中和肝素。
13.拔管	同本章第一节"小儿体外循环的建立与撤除"。
14.检查心脏切口	递心脏镊、温盐水冲洗吻合口，检查吻合口有无漏血，如有漏血用5-0聚丙烯线缝合止血。
15.缝合心包，放置引流	清点手术物品，递心脏镊、持针器夹持4-0涤纶线连续缝合心包，递橡胶引流管放置心包、纵隔引流，递持针器夹持8×20角针、0号慕丝线固定引流管。
16.闭合胸骨	钢丝闭合胸骨，递心脏镊、电刀止血，清点手术物品后关胸。
17.缝合皮肤切口	再次清点手术物品，递2-0圆针可吸收线缝合皮下组织，递4-0角针可吸收线行皮内缝合，敷料覆盖切口，胶布固定。

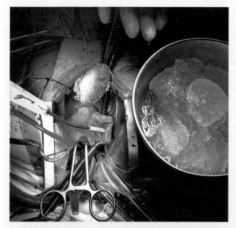

图2-10-1　阻断主动脉

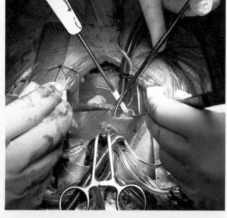

图2-10-2　剪开右心房

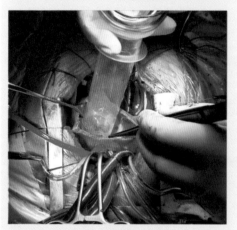

图2-10-3　探查三尖瓣

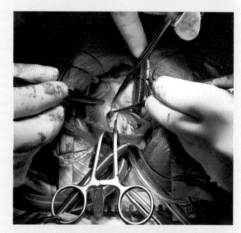

图2-10-4　处理三尖瓣

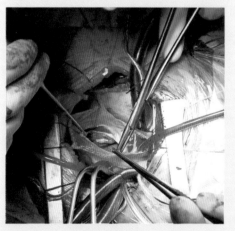

图2-10-5　折叠房化右心室

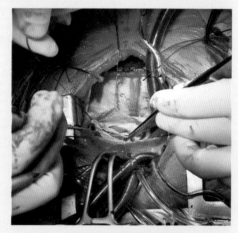

图2-10-6　三尖瓣成形

1.备好无菌冰泥术中使用。

2.术中使用体内除颤电极板要到手术结束后才能撤下。

第十一节 全腔静脉肺动脉连接术

全腔静脉肺动脉连接术（Fontan手术）一般用于治疗三尖瓣闭锁、室间隔完整的肺动脉闭锁、左心室发育不良综合征等功能性单心室类疾病。手术目标是将静脉血流由下腔静脉和上腔静脉直接导入肺动脉，使血流不通过形态学上的右心室，即将体循环、肺循环与仍具功能的单一心室以串联方式连接起来。

对于不能行一期Fontan手术的患者，常在一期手术行双向Glenn手术，即将上腔静脉离断，远心端与右肺动脉端侧吻合。二期行Fontan手术，主要是将下腔静脉血流完全引流入肺动脉，一般有两种方法：第一种方法是采用右心房内隧道的方式，第二种方法是采用外管道的方式。本节介绍的病例为一期双向Glenn手术后行二期Fontan手术的患者，采用外管道的手术方式。

【用物准备】

1.基本用物：小儿体外循环器械包、体外循环脸盆包、婴幼儿特殊器械、血管穿刺包、摇摆锯、胸部布类包、手术衣包。

2.一次性用物：10、11号刀片，8×20圆针，8×20角针，切口膜，抽吸管，孔被，电刀，手套，灯柄套，电刀清洁片，显影纱布，2-0、0、1号慕丝线，导尿包，灌洗器，橡胶引流管。

3.特殊用物：骨蜡，4-0、5-0聚丙烯线，4-0涤纶线、4-0带针慕丝线、阻闭配管，2-0圆针可吸收线，4-0角针可吸收线，带针钢丝。

【手术体位】

仰卧位。

【手术切口】

胸骨正中切口。

【手术步骤及配合】

手术步骤	手术配合
1.消毒、铺单	皮肤消毒剂消毒皮肤，协助手术医生铺无菌单。
2.暴露心脏	递10号刀片切开胸骨正中皮肤，递心脏镊、电刀游离胸骨上组织。递摇摆锯锯开胸骨，递骨蜡止血，检查取下钢丝的完整性，防止异物遗留。递胸骨牵开器牵开胸骨，递心脏镊、电刀止血并游离粘连的心包，递心脏镊、持针器夹持8×20圆针、0号慕丝线悬吊心包，暴露心脏。
3.游离上、下腔静脉	递心脏镊、电刀游离出上腔静脉与肺动脉吻合处，递弯钳带3-0慕丝线结扎小分支血管。递心脏镊、电刀游离出下腔静脉，递弯钳带3-0慕丝线结扎小分支血管。递心脏镊、弯钳带1号慕丝线牵引下腔静脉。
4.游离主动脉	递心脏镊、电刀游离主动脉周围组织，递弯钳带3-0慕丝线结扎小分支血管。
5.建立体外循环	递心脏镊、持针器夹持4-0聚丙烯线分别缝合主动脉，上、下腔静脉，右肺上静脉，灌注针荷包。递心脏镊、11号刀片将主动脉内插管插入主动脉内，递弯钳带1号慕丝线结扎。递心脏镊、11号刀片将下腔静脉内插管插入下腔静脉内，递弯钳带1号慕丝线结扎。递心脏镊、11号刀片将上腔静脉内插管插入上腔静脉内，递弯钳带1号慕丝线结扎。递心脏镊、11号刀片将右心房内插管插入右心房内，递弯钳带1号慕丝线结扎。递心脏镊将灌注针插入主动脉内，递弯钳带1号慕丝线结扎。松开插管上的管道钳建立体外循环（图2-11-1）。
6.阻断主动脉	递心脏镊、升主动脉钳阻断升主动脉，主动脉根部灌注针内灌注心肌停搏液使心脏停搏，心脏表面放置无菌冰，保护心脏。
7.离断下腔静脉	递心脏镊、C型钳钳夹下腔静脉。递心脏镊、剪刀从C型钳远端剪断下腔静脉（图2-11-2）。
8.缝闭下腔静脉近心端	递心脏镊、持针器夹持4-0聚丙烯线连续缝闭下腔静脉近心端，松开C型钳（图2-11-3）。
9.检查吻合口	递心脏镊、生理盐水冲洗检查吻合口有无漏血，如有漏血用5-0聚丙烯线缝合止血。

手术步骤	手术配合
10.悬吊远端下腔静脉	递心脏镊、持针器夹持2根4-0聚丙烯线单针悬吊远端下腔静脉,递蚊式钳钳夹线尾。
11.人工血管吻合	选择大小合适的人工血管,递剪刀修剪至合适长度。递心脏镊、持针器夹持5-0聚丙烯线将人工血管与下腔静脉吻合(图2-11-4)。

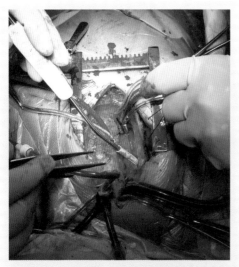

图2-11-1 建立体外循环

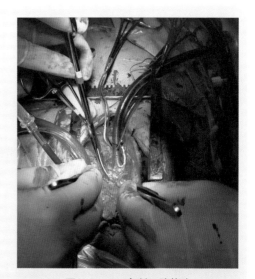

图2-11-2 离断下腔静脉

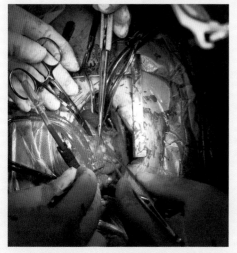

图2-11-3 缝闭下腔静脉近心端

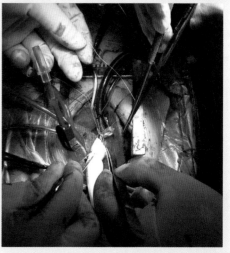

图2-11-4 人工血管吻合

第二章 小儿心脏手术配合

手术步骤	手术配合
12.检查吻合口	递心脏镊、生理盐水冲洗检查吻合口有无漏血，如有漏血用5-0聚丙烯线缝合止血。
13.剪开肺动脉	递心脏镊、剪刀将人工血管修剪至合适长度及形状。递心脏镊、2把小阻断钳分别阻断肺动脉两侧。递心脏镊、剪刀将肺动脉剪开至合适大小（图2-11-5）。
14.吻合肺动脉	递心脏镊、持针器夹持5-0聚丙烯线将人工血管另一端与肺动脉吻合（图2-11-6）。
15.恢复心跳	吻合好后松开两端小阻断钳，同时排气，松开主动脉阻断钳，恢复心跳。
16.右心房打孔	递心脏镊、C型钳钳夹部分右心房。递心脏镊、11号刀片在右心房打孔（图2-11-7）。
17.吻合右心房及人工血管侧孔	递心脏镊、2个阻断钳分别阻断人工血管上下段，递11号刀片、打孔器在对应位置的人工血管上打孔。递心脏镊、持针器夹持5-0聚丙烯线吻合右房及人工血管侧孔（图2-11-8）。
18.停体外循环	吻合后松开人工血管两端的阻断钳。病情平稳，停体外循环，巡回护士遵医嘱注射鱼精蛋白中和肝素。
19.拔管	常规方法拔管，同本章第一节"小儿体外循环的建立与撤除"。
20.检查心脏切口	递心脏镊、温盐水冲洗吻合口，检查吻合口有无漏血，如有漏血用5-0聚丙烯线缝合止血。
21.缝合心包、放置引流	清点手术物品，递心脏镊、持针器夹持4-0涤纶线连续缝合心包，递橡胶引流管放置心包、纵隔引流，递持针器夹持8×20角针、0号慕丝线固定引流管。
22.闭合胸骨	钢丝闭合胸骨，递心脏镊、电刀止血，清点手术物品后关胸。
23.缝合皮肤切口	再次清点手术物品，递2-0圆针可吸收线缝合皮下组织，递4-0角针可吸收线行皮内缝合，敷料覆盖切口，胶布固定。

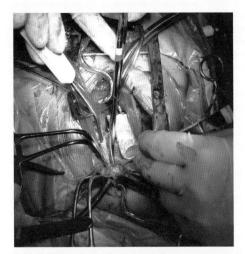

图2-11-5　剪开肺动脉

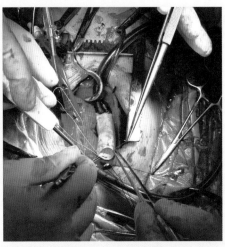

图2-11-6　吻合肺动脉

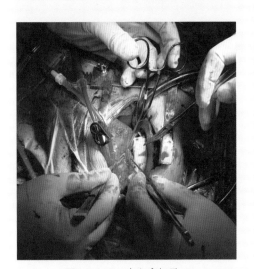

图2-11-7　右心房打孔

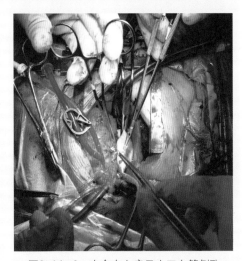

图2-11-8　吻合右心房及人工血管侧孔

【注意事项】

1.严格控制输液量。

2.术中持续测量肺动脉压。

3.提前准备好人工血管。

主肺动脉窗又称主肺动脉间隔缺损或主肺动脉漏，是少见的先天性心脏病，是由于胚胎期动脉干分隔为主动脉和肺动脉的过程不完全而遗留的圆形或卵圆形大缺损。主肺动脉窗是升主动脉和肺动脉之间存在直接相通且两组半月瓣发育正常的心脏畸形。

【用物准备】

1.基本用物：小儿体外循环器械包、体外循环脸盆包、血管穿刺包、婴幼儿特殊器械包、胸骨锯、胸部布类包、手术衣包。

2.一次性用物：10、11号刀片，8×20圆针，8×20角针，切口膜，抽吸器管，孔被，电刀笔，手套，灯柄套，电刀清洁片，显影纱布，2-0、0、1号慕丝线，导尿包，灌洗器，橡胶引流管。

3.特殊用物：骨蜡，4-0、5-0聚丙烯线，4-0涤纶线，涤纶补片，阻闭配管，2-0圆针可吸收线，4-0角针可吸收线，带针钢丝。

【手术体位】

仰卧位。

【手术切口】

胸骨正中切口。

【手术步骤及配合】

手术步骤	手术配合
1.消毒、铺单	皮肤消毒剂消毒皮肤，协助手术医生铺无菌单。
2.探查心脏	递10号刀片沿胸骨正中切开皮肤。递胸骨锯锯开胸骨，骨蜡止血。递心脏镊、电刀打开心包，递心脏镊、持针器夹持递8×20圆针、0号慕丝线悬吊心包，暴露心脏并探查主肺动脉窗的位置，巡回护士遵医嘱静脉注射肝素3mg/kg，告知手术团队成员并记录好肝素用量和使用时间。

手术步骤	手术配合
3.切除胸腺	递心脏镊、电刀游离并切除胸腺，递弯钳带2-0慕丝线结扎（图2-12-1）。
4.游离主动脉及左右肺动脉	递心脏镊、电刀游离主动脉，用细阻断带过带蚊式钳牵拉；游离左右肺动脉，递弯钳带1号慕丝线过带蚊式钳牵拉。
5.建立体外循环	常规插管，建立体外循环，同本章第一节"小儿体外循环的建立与撤除"。
6.阻断主动脉	递心脏镊、升主动脉阻断钳阻断升主动脉，灌注心肌停搏液使心脏停搏（图2-12-2）。
7.切开肺动脉	递心脏镊、持针器夹持5-0聚丙烯线单针或4-0涤纶线单针悬吊肺动脉，蚊式钳钳夹线尾。递心脏镊、11号刀片切开肺动脉，剪刀剪开肺动脉壁，心脏拉钩拉开肺动脉，探查主肺动脉窗（图2-12-3）。
8.修补主肺动脉窗	选择大小合适的涤纶补片，递心脏镊、持针器夹持5-0聚丙烯线连续缝合补片修补主肺动脉窗（图2-12-4）。
9.缝合肺动脉	递心脏镊、持针器夹持5-0聚丙烯线连续缝合肺动脉切口（图2-12-5）。
10.闭合卵圆孔	递心脏镊拔出左心插管，将固定线打结，闭合卵圆孔。
11.恢复心跳	巡回护士床头摇低，嘱麻醉医生膨肺，排除心腔及升主动脉内气体。开放升主动脉，恢复冠状动脉血液供应，心脏恢复搏动。如不能自动恢复搏动，使用电除颤技术。
12.关闭右心房切口	递心脏镊、持针器夹持5-0聚丙烯线连续缝合右心房切口（图2-12-6）。
13.停体外循环	患者生命体征平稳，停体外循环，巡回护士遵医嘱注射鱼精蛋白中和肝素。
14.拔管	同本章第一节"小儿体外循环的建立与撤除"。
15.检查心脏切口	递心脏镊、温盐水冲洗吻合口，检查吻合口有无漏血，如有漏血用5-0聚丙烯线缝合止血。
16.缝合心包，放置引流	清点手术物品，递心脏镊、持针器夹持4-0涤纶线连续缝合心包，递橡胶引流管放置心包、纵隔引流，递持针器夹持8×20角针、0号慕丝线固定引流管。
17.闭合胸骨	钢丝闭合胸骨，递心脏镊、电刀止血，清点手术物品后关胸。
18.缝合皮肤切口	再次清点手术物品，递2-0圆针可吸收线缝合皮下组织，递4-0角针可吸收线行皮内缝合，敷料覆盖切口，胶布固定。

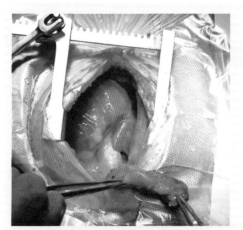

图2-12-1　切除胸腺

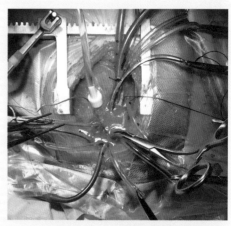

图2-12-2　阻断主动脉

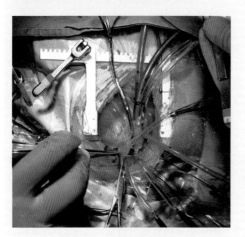

图2-12-3　切开肺动脉

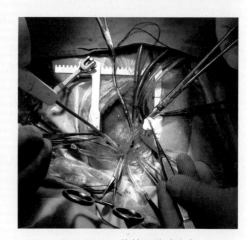

图2-12-4　修补主肺动脉窗

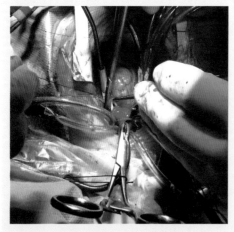

图2-12-5　缝合肺动脉

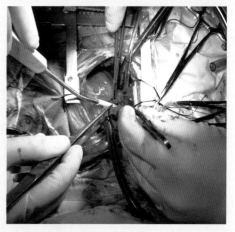

图2-12-6　关闭右心房切口

全彩心胸外科手术护理

【注意事项】

    1.根据心脏超声检查结果准备好涤纶补片。

    2.术中严格控制液体输入，避免液体负荷过度导致左心衰竭。

第十三节 升主动脉-右肺动脉吻合术

    升主动脉—右肺动脉吻合术（Waterston手术）是体-肺动脉分流术的一种，将右肺动脉与升主动脉吻合，增加肺循环血流量，改善缺血缺氧，减轻症状，促进肺动脉发育，延长患者寿命，是一种姑息性手术，为后期根治手术做准备。此手术适用于右心室双出口合并肺动脉发育不良、室间隔完整的肺动脉闭锁、房间隔完整型完全型大动脉转位伴肺动脉狭窄、左心室发育不全综合征等。

【用物准备】

    1.基本用物：小儿体外循环器械包、体外循环脸盆包、婴幼儿特殊器械、血管穿刺包、胸骨锯、胸部布类包、手术衣包。

    2.一次性用物：10、11、15号刀片，0号慕丝线，8×20圆针，8×20角针，显影纱布，切口膜，抽吸管，孔被，电刀笔，电刀清洁片，灌洗器，橡胶引流管，手套，灯柄套。

    3.特殊用物：骨蜡，4-0涤纶线，6-0聚丙烯线，人工血管，阻闭配管，2-0圆针可吸收线，4-0角针可吸收线，带针钢丝。

【手术体位】

    仰卧位。

【手术切口】

    胸骨正中切口。

【手术步骤及配合】

手术步骤	手术配合
1.消毒铺巾	皮肤消毒剂消毒皮肤,协助手术医生铺无菌单。
2.切开皮肤、锯开胸骨	递20号刀片切开胸骨正中皮肤,递心脏镊、电刀游离胸骨上组织,递胸骨锯锯开胸骨后,递心脏镊、电刀、骨蜡止血,递胸骨牵开器撑开胸骨。
3.暴露心脏	递持针器夹持8×20圆针、0号慕丝线悬吊心包,暴露心脏。巡回护士遵医嘱静脉注射肝素3mg/kg,告知手术团队成员并记录好肝素用量和使用时间。
4.游离左肺动脉	递心脏镊、电刀切开心包后,游离左肺动脉周围组织。递直角钳,弯钳钳夹1号慕丝线,牵拉左肺动脉,递蚊式钳钳夹线尾(图2-13-1)。
5.游离右肺动脉	递心脏镊、电刀游离右肺动脉,递弯钳钳夹1号慕丝线过带,递蚊式钳钳夹线尾。
6.游离主动脉后壁	递心脏镊、电刀游离主动脉后壁。递解剖钳、弯钳钳夹阻断带,牵拉主动脉,递弯钳钳夹阻断带。
7.切开左肺动脉侧壁	递心脏镊、小侧壁钳钳夹左肺动脉侧壁。递心脏镊、11号刀片切开钳夹处左肺动脉(图2-13-2)。
8.左肺动脉与人工血管吻合	选择大小合适的人工血管。递心脏镊、持针器夹持6-0聚丙烯线吻合人工血管与左肺动脉侧壁(图2-13-3)。
9.修剪人工血管	松开小侧壁钳,将人工血管内气体排出,递弯钳夹闭人工血管,递心脏镊、剪刀修剪人工血管至吻合的合适长度。
10.钳夹、切开主动脉侧壁	递心脏镊、侧壁钳钳夹主动脉侧壁。递心脏镊、11号刀片切开钳夹的主动脉侧壁,递组织剪修剪主动脉切口,大小与人工血管吻合口一致(图2-13-4)。
11.吻合主动脉侧壁与人工血管	递心脏镊、笔式持针器夹持6-0聚丙烯线连续缝合主动脉侧壁与人工血管(图2-13-5)。
12.结扎主-肺动脉侧支	吻合完后松开夹主动脉的侧壁钳。递心脏镊、钛夹钳钳夹或慕丝线结扎主肺动脉侧支(图2-13-6)。
13.止血	递心脏镊、温盐水冲洗吻合口,检查吻合口有无漏血,如有漏血用6-0聚丙烯线缝合止血。
14.缝合心包、放置引流	清点手术物品,递心脏镊、持针器夹持4-0涤纶线连续缝合心包,递橡胶引流管放置心包、纵隔引流,递8×20角针、0号慕丝线固定引流管。

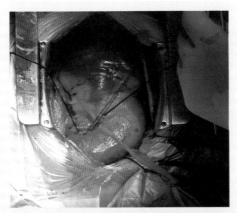

图2-13-1　游离左肺动脉

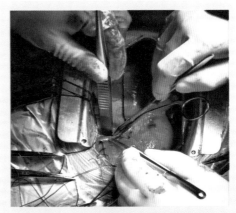

图2-13-2　切开左肺动脉侧壁

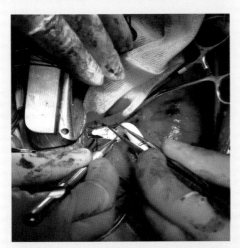

图2-13-3　左肺动脉与人工血管吻合

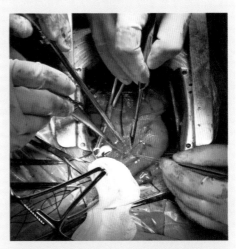

图2-13-4　钳夹、切开主动脉侧壁

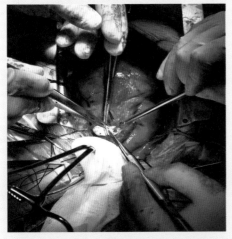

图2-13-5　吻合主动脉侧壁与人工血管

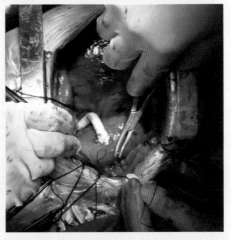

图2-13-6　结扎主-肺动脉侧支

手术步骤	手术配合
15.闭合胸骨	钢丝闭合胸骨，递心脏镊、电刀止血，清点手术物品后关胸。
16.缝合皮肤切口	再次清点手术物品，递2-0圆针可吸收线缝合皮下组织，递4-0角针、可吸收线行皮内缝合，敷料覆盖切口，胶布固定。

【注意事项】

1.术中控制液体输入量，密切关注血压变化。

2.准备合适大小的人工血管。

3.防止患儿坠床。

第十四节 完全性大动脉转位矫治手术

大动脉转位的手术治疗分为姑息性手术和根治性手术两类。完全性大动脉转位矫治手术（Rastelli手术）适用于大动脉转位伴室间隔缺损，合并左心室流出道狭窄或肺动脉发育不全的患者。大动脉转位患者左心室与肺动脉相连承担肺循环，右心室与主动脉相连承担体循环，出生后两周内实施大动脉调转手术，有较大室间隔缺损的患者一般在4岁后行Rastelli手术。

【用物准备】

1.基本用物：小儿体外循环器械包、体外循环脸盆包、血管穿刺包、婴幼儿特殊器械包、小儿流出道探子包、摇摆锯、胸部布类包、手术衣包。

2.一次性用物：10、11号刀片，8×20圆针，8×20角针，切口膜，抽吸器管，孔被，电刀，手套，灯柄套，电刀清洁片，显影纱布，2-0、0、1号慕丝线，导尿包，灌洗器，橡胶引流管。

3.特殊用物：骨蜡，4-0、5-0聚丙烯线，4-0涤纶线，涤纶补片，阻闭配管，带肺动脉瓣生物管道，2-0圆针可吸收线，4-0角针可吸收线，带针钢丝。

【手术体位】

仰卧位。

【手术切口】

胸骨正中切口。

【手术步骤及配合】

手术步骤	手术配合
1.消毒、铺单	皮肤消毒剂消毒皮肤，协助手术医生铺无菌单。
2.切开皮肤	递10号刀片沿胸骨正中切开皮肤，递电刀游离胸骨上组织。
3.暴露心脏	递摇摆锯锯开胸骨，取出钢丝，骨蜡、电刀止血，递胸骨牵开器撑开胸骨（图2-14-1）。
4.游离心包	切除胸腺递心脏镊、电刀游离粘连的心包。递心脏镊、电刀游离出胸腺，钳夹胸腺并剪下胸腺，递弯钳带0号慕丝线结扎。
5.缝合插管荷包，插管	递心脏镊、持针器夹持8×20圆针带0号慕丝线悬吊心包，递蚊式钳钳夹线尾，递心脏镊、电刀分别游离出上、下腔静脉，递弯钳钳夹0号慕丝线牵拉上、下腔静脉。巡回护士遵医嘱静脉注射肝素3mg/kg，告知手术团队成员并记录好肝素用量和使用时间。常规缝合插管荷包，插管（图2-14-2）。
6.阻断升主动脉	递心脏镊、电刀游离主动脉，递弯钳钳夹细阻断带牵拉主动脉。阻断上、下腔静脉后，递心脏镊、阻断钳阻断升主动脉，开放灌注管，灌入心肌停搏液，心脏表面放无菌冰泥，减少心肌缺血缺氧，保护心脏（图2-14-3）。
7.探查右心室	递心脏镊，剪刀剪开右心室表面，递持针器夹持4-0聚丙烯线悬吊右心室切口，递心脏拉钩拉开右心室，探查室间隔缺损（图2-14-4）。
8.修补室间隔缺损	选择大小合适的涤纶片，修剪至合适的大小。递心脏镊、持针器夹持5-0聚丙烯线，双针带垫连续缝合涤纶补片修补室间隔缺损（图2-14-5）。
9.选择生物管道	递心脏镊、流出道探子测量右心室流出道，选择合适大小的带肺动脉瓣的生物管道。用生理盐水清洗生物管道3遍，每遍2分钟。

手术步骤	手术配合
10.修剪肺动脉吻合口	递心脏镊、电刀游离肺动脉，递剪刀剪开肺动脉，修剪肺动脉至吻合大小（图2-14-6）。
11.修剪生物管道	递剪刀修剪生物管道至合适长度，注意管道方向。
12.暴露吻合口	递6号气囊导尿管插入肺动脉，递5mL注射器打水，使气囊充盈，阻断肺动脉血流，确保吻合口暴露清楚。
13.吻合肺动脉与生物管道	递心脏镊、持针器夹持5-0聚丙烯线，连续缝合肺动脉与生物管道（图2-14-7）。
14.修剪生物管道	递心脏镊、剪刀修剪另一端生物管道。
15.吻合右心室与生物管道	递心脏镊、持针器夹持5-0聚丙烯线，连续缝合生物管道与右心室切口，检查吻合口有无漏血，排气，开放升主动脉（图2-14-8）。
16.离断分流管道	递心脏镊、蚊式钳钳夹TB分流管道，递剪刀剪断分流管道，递持针器夹持4-0聚丙烯线，缝闭分流管道两端。
17.恢复心跳	巡回护士将床摇头低位，嘱麻醉医生膨肺，松开主动脉阻断钳，开放升主动脉，恢复冠状动脉血液供应，心脏恢复搏动，如不能自动恢复搏动，使用电除颤技术。
18.停体外循环	病情平稳，停体外循环，巡回护士遵医嘱注射鱼精蛋白中和肝素。
19.拔管	常规方法拔管，同本章第一节"小儿体外循环的建立与撤除"。
20.检查心脏切口	递心脏镊、温盐水冲洗吻合口，检查吻合口有无漏血，如有漏血用5-0聚丙烯线缝合止血。
21.缝合心包，放置引流	清点手术物品，递心脏镊、持针器夹持4-0涤纶线连续缝合心包，递橡胶引流管放置心包、纵隔引流，递持针器夹持8×20角针、0号慕丝线固定引流管。
22.闭合胸骨	钢丝闭合胸骨，递心脏镊、电刀止血，清点手术物品后关胸。
23.缝合皮肤切口	再次清点手术物品，递2-0圆针可吸收线缝合皮下组织，递4-0角针可吸收线行皮内缝合，敷料覆盖切口，胶布固定。

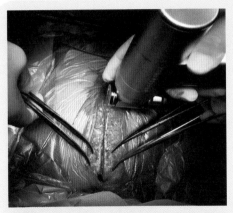

图2-14-1　暴露心脏

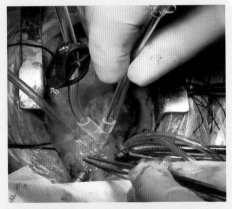

图2-14-2　缝合插管荷包，插管

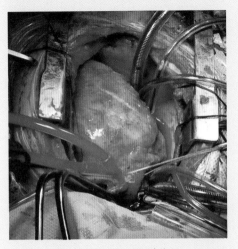

图2-14-3　断升主动脉

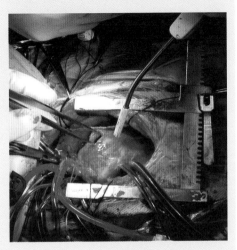

图2-14-4　探查右心室

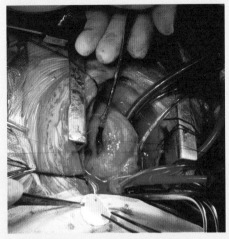

图2-14-5　修补室间隔缺损

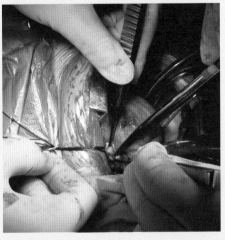

图2-14-6　修剪肺动脉吻合口

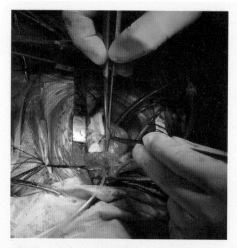
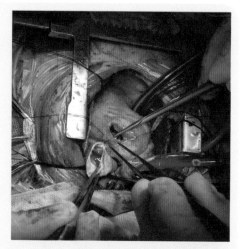

图2-14-7　吻合肺动脉与生物管道　　　　　图2-14-8　吻合右心室与生物管道

【注意事项】

　　1.根据心脏超声结果备好涤纶补片。

　　2.提前准备好摇摆锯，将电池充满电。

　　3.准备大量生理盐水清洗生物管道。

第十五节　食管超声引导下房间隔缺损封堵术

　　房间隔缺损是左右心房之间存在的异常通道，心房内血液左向右分流，产生血流动力学紊乱。为了减轻对患者的创伤，可以行食管超声下房间隔缺损封堵术。临床上较常见为房间隔继发孔缺损，分为中央型缺损、下腔型缺损、上腔型缺损、混合型缺损。

【用物准备】

　　1.基本用物：封堵器械包、胸骨锯、胸部布类包、手术衣包。

　　2.一次性用物：10、11号刀片，8×20圆针，8×20角针，切口膜，抽吸管，孔被，电刀笔，手套，灯柄套，电刀清洁片，显影纱布，2-0、0、1号慕丝线，导尿包，灌洗器，橡胶引流管。

3.特殊用物：骨蜡，4-0、2-0聚丙烯线，阻闭配管，2-0圆针可吸收线，4-0角针可吸收线。

【手术体位】

仰卧位。

【手术切口】

胸骨下段正中小切口或右侧第4肋间小切口。

【手术步骤及配合】

手术步骤	手术配合
1.消毒、铺单，暴露心脏	皮肤消毒剂消毒皮肤，协助手术医生铺无菌单。递10号刀片切开右侧腋中线第4肋间皮肤，电刀逐层切开，递肋骨牵开器撑开，递持针器夹持8×20圆针、0号慕丝线悬吊心包，暴露心脏。巡回护士遵医嘱静脉注射肝素1mg/kg，告知手术团队成员并记录好肝素用量和使用时间。
2.缝插管荷包	选择在合适的右心房位置，递心脏镊、持针器夹持4-0聚丙烯线缝插管荷包，递过线钩套管固定，蚊式钳钳夹线尾。
3.插入引导钢丝	递心脏镊，将引导钢丝从插管荷包插入右心房（图2-15-1）。
4.钢丝送入左心房	在食管超声引导下，递心脏镊将钢丝经房间隔送入左心房（图2-15-2）。
5.鞘管送入左心房	在食管超声引导下，递心脏镊将鞘管顺着钢丝插入左心房。
6.选择房间隔封堵器	选择合适大小的房间隔封堵器，将封堵器泡于肝素水中备用。
7.准备封堵器	递心脏镊、持针器夹持2-0聚丙烯线缝合固定封堵器，将封堵器放入输送装置内（图2-15-3）。
8.放置封堵器	在食管超声引导下，将带有封堵器的输送装置顺着鞘管插入房间隔进入左心房。
9.打开封堵器左心房面	退回鞘管，将输送装置内的封堵器往前送，打开封堵器的左心房面。

手术步骤	手术配合
10.打开封堵器右心房面	向外牵拉封堵器，使封堵器的左心房面紧靠房间隔，缓慢退出输送装置，使封堵器的右心房面打开。
11.调整封堵器	在食管超声引导下，牵拉缝合在封堵器上的聚丙烯缝线，调整封堵器至合适位置（图2-15-4）。
12.拔出输送装置	递心脏镊、剪刀剪断聚丙烯缝线，将输送装置拔出。
13.缝闭心脏穿刺口	将右心房荷包线打结，缝闭心脏穿刺口，查看有无出血，巡回护士遵医嘱注射鱼精蛋白中和肝素。
14.缝合心包，放置引流	清点手术物品，递心脏镊、持针器夹持4-0涤纶线连续缝合心包，递引流管放置心包引流，递8×20角针、0号慕丝线固定引流管。
15.关闭肋间切口	递心脏镊、电刀止血，清点手术物品后，递持针器夹持8×20圆针、0号慕丝线缝合关胸。
16.缝合皮肤切口	再次清点手术物品，递2-0圆针可吸收线缝合皮下组织，递4-0角针可吸收线行皮内缝合，敷料覆盖切口，胶布固定。

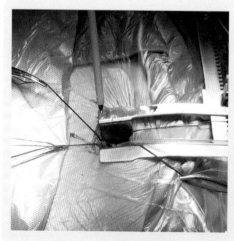

图2-15-1　插入引导钢丝

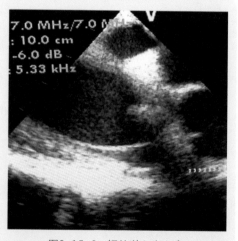

图2-15-2　钢丝送入左心房

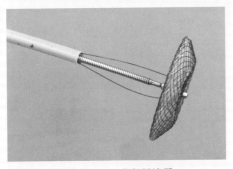
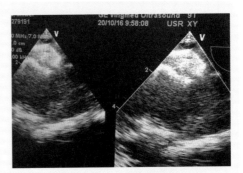

图2-15-3　准备封堵器　　　　　　　图2-15-4　调整封堵器

【注意事项】

1.准备好大小合适的封堵器。

2.肝素化用量为1mg/kg,注意肝素使用的时间。

3.封堵器浸泡肝素生理盐水后使用。

第十六节　食管超声引导下室间隔缺损封堵术

室间隔缺损是左右心室之间存在的异常通道,心室内左向右分流,产生血流动力学紊乱。先天性室间隔缺损可发生于室间隔的任何部位,根据胚胎发育情况,可将室间隔缺损分为膜周部缺损、漏斗部缺损和肌部缺损。为了减轻对患者的创伤,可行食管超声下室间隔缺损封堵术。

【用物准备】

1.基本用物:封堵器械包、胸骨锯、胸部布类包、手术衣包。

2.一次性用物:10、11号刀片,8×20圆针,8×20角针,切口膜,抽吸管,孔被,电刀笔,手套,灯柄套,电刀清洁片,显影纱布,2-0、0、1号慕丝线,导尿包,灌洗器,橡胶引流管。

3.特殊用物:骨蜡,4-0、3-0聚丙烯线,16号穿刺针,阻闭配管,2-0圆针可吸收线,4-0角针可吸收线,带针钢丝。

【手术体位】

仰卧位。

【手术切口】

胸骨下段正中小切口。

【手术步骤及配合】

手术步骤	手术配合
1.消毒、铺单	皮肤消毒剂消毒皮肤，协助手术医生铺无菌单。
2.暴露心脏	递10号刀片切开胸骨正中下段皮肤，递电刀逐层切开胸骨上组织，递胸骨锯锯开胸骨下段后，骨蜡、电刀止血，递胸骨牵开器撑开胸骨，递持针器夹持8×20圆针、0号慕丝线悬吊心包，暴露心脏。巡回护士遵医嘱静脉注射肝素1mg/kg，告知手术团队成员并记录好肝素用量和使用时间。
3.缝插管荷包	选择在合适的右心室位置，递心脏镊、持针器夹持4-0聚丙烯线缝插管荷包，递过线钩套管固定，蚊式钳钳夹线尾。
4.插入穿刺针	递心脏镊将穿刺针从插管荷包插入右心室，拔出针芯（图2-16-1）。
5.插入引导钢丝	递心脏镊将引导钢丝从穿刺针内插入右心室。
6.钢丝送入左心室	在食管超声引导下，将钢丝经室间隔缺损送入左心室。
7.鞘管插入左心室	在食管超声引导下，将鞘管顺着钢丝插入左心室（图2-16-2）。
8.选择室间隔封堵器	选择合适大小的室间隔封堵器，将封堵器泡于肝素水中备用。
9.准备封堵器	递心脏镊、持针器夹持3-0聚丙烯线缝合固定封堵器，将封堵器放入输送装置内备用（图2-16-3）。
10.输送装置放入左心室	在食管超声引导下，将带有封堵器的输送装置顺着鞘管插入室间隔进入左心室。
11.打开封堵器的左心室面	退回鞘管，将输送装置内的封堵器往前送，打开封堵器的左心室面。
12.打开封堵器的右心室面	向外牵拉封堵器，使封堵器左心室面紧靠室间隔，缓慢退出输送装置，使封堵器的右心室面打开。

手术步骤	手术配合
13.调整封堵器	在食管超声引导下，牵拉聚丙烯缝线，调整封堵器至合适位置（图2-16-4）。
14.拔出输送装置	递心脏镊、剪刀剪断聚丙烯缝线，将输送装置拔出。
15.缝闭心脏穿刺口	将右心室荷包线打结，缝闭心脏穿刺口，查看有无出血，巡回护士遵医嘱注射鱼精蛋白中和肝素。
16.缝合心包，放置引流	清点手术物品，递心脏镊、持针器夹持4-0涤纶线连续缝合心包，递橡胶引流管放置心包引流，递持针器夹持8×20角针、0号慕丝线固定引流管。
17.闭合胸骨	钢丝缝闭胸骨，递心脏镊、电刀止血，清点手术物品后关胸。
18.缝合皮肤切口	再次清点手术物品，递2-0圆针可吸收线缝合皮下组织，递4-0角针可吸收线，带针钢丝行皮内缝合，敷料覆盖切口，胶布固定。

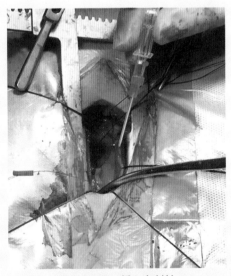

图2-16-1 插入穿刺针

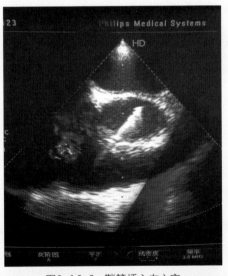

图2-16-2 鞘管插入左心室

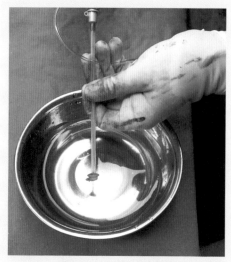

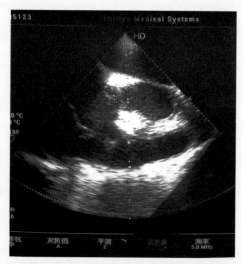

图2-16-3　准备封堵器　　　　　　　　　　图2-16-4　调整封堵器

【注意事项】

　　1.准备好大小合适的封堵器。

　　2.肝素化用量为1mg/kg，注意肝素使用的时间。

　　3.准备带针钢丝。

　　4.备好开放手术用物，以备出现特殊情况。

　　5.封堵器浸泡肝素生理盐水后使用。

PART
THREE

第三章

成人心脏大血管
手术配合

体外循环又称心肺转流，是使用人工心肺机代替心脏和肺的工作，进行血液循环和气体交换。将人体的静脉血通过上、下腔静脉的管道引出体外，经过人工心肺机将氧合后的血液通过动脉管道泵入人体的动脉系统，维持重要器官的血流灌注。

一 成人体外循环的建立

患者取仰卧位，胸骨正中切口，皮肤消毒，铺单。锯开胸骨，观察心包无粘连，悬吊心包暴露心脏，根据患者体重静脉注射肝素3mg/kg。

（一）缝插管荷包

手术步骤	手术配合
1.缝主动脉插管荷包	递心脏镊、持针器夹持2-0涤纶线单针，正针和反针缝合主动脉插管荷包两层，递蚊式钳套管套线（图3-1-1、图3-1-2）。
2.缝灌注针荷包	递心脏镊、持针器夹持2-0涤纶线双针带垫片，反针缝合灌注荷包，递蚊式钳套管套线（图3-1-3）。
3.套上腔静脉阻断带	递心脏镊、直角钳游离上腔静脉，递弯钳钳夹阻断带行上腔静脉过带（图3-1-4）。
4.套下腔静脉阻断带	递心脏镊、大解剖钳游离下腔静脉，递弯钳钳夹阻断带，行下腔静脉过带（图3-1-5）。
5.缝上腔静脉和下腔静脉插管荷包	递心脏镊、持针器夹持2-0涤纶线双针带垫片，反针缝合上腔静脉插管荷包和下腔静脉插管荷包，递蚊式钳套管套线（图3-1-6、图3-1-7）。
6.缝右上肺静脉插管荷包	递心脏镊、持针器夹持2-0涤纶线双针带垫片，反针缝合右上肺静脉荷包，递蚊式钳套管套线（图3-1-8）。

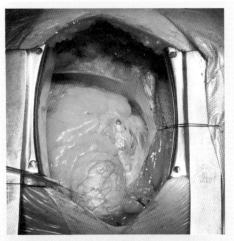

图3-1-1　缝主动脉插管荷包（正针）

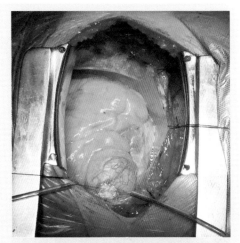

图3-1-2　缝主动脉插管荷包（反针）

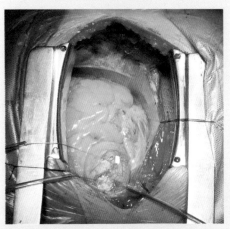

图3-1-3　缝灌注针荷包

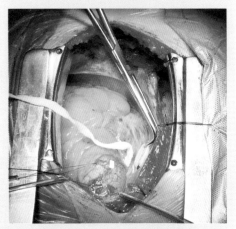

图3-1-4　套上腔静脉阻断带

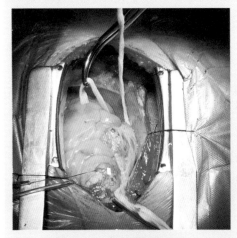

图3-1-5　套下腔静脉阻断带

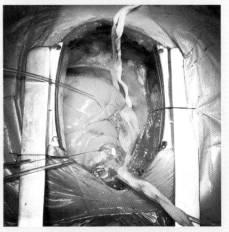

图3-1-6　缝上腔静脉插管荷包

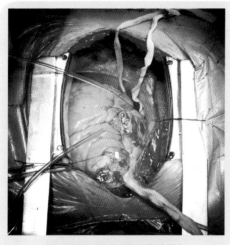 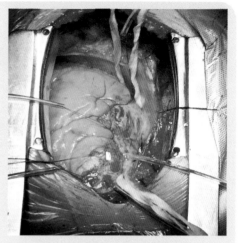

图3-1-7 缝下腔静脉插管荷包　　　　　　　　图3-1-8 缝右上肺静脉插管荷包

（二）插管，建立体外循环

检测ACT >280秒，手术医生进行动静脉插管。

手术步骤	手术配合
1.插主动脉管	递组织剪分离主动脉插管处外膜，递心脏镊、11号刀片在主动脉插管荷包内切开，递主动脉插管插入主动脉，收紧荷包线，递1号慕丝线结扎管道，递线剪剪线，排尽管道内气体再连接管道（图3-1-9）。
2.插上腔静脉管	递心脏镊、11号刀片在上腔静脉插管荷包内切开，递弯钳扩大切口，递上腔静脉插管插入上腔静脉，收紧荷包线，递1号慕丝线结扎管道，递线剪剪线，连接管道（图3-1-10）。
3.插下腔静脉管	递心脏镊、11号刀片在下腔静脉插管荷包内切开，递弯钳扩大切口，递下腔静脉插管插入下腔静脉，收紧荷包线，递1号慕丝线结扎管道，递线剪剪线，连接管道（图3-1-11）。
4.插主动脉灌注针	递心脏镊、灌注针插入灌注荷包内，收紧荷包线，递1号慕丝线结扎管道，递线剪剪线，连接灌注管道（图3-1-12）。
5.插左心房管	递心脏镊、11号刀片在右上肺静脉插管荷包内切开，递弯钳扩大切口，递左心吸引管经右上肺静脉插入左心房，收紧荷包线，连接管道（图3-1-13）。

（三）开始体外循环

检测ACT>480秒，再次确认管道连接正确，开始体外循环。

全彩心胸外科手术护理

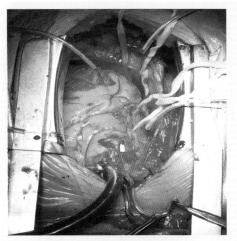

图3-1-9 插主动脉管

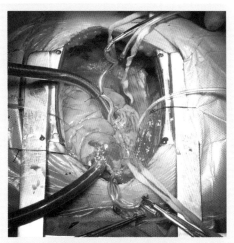

图3-1-10 插上腔静脉管

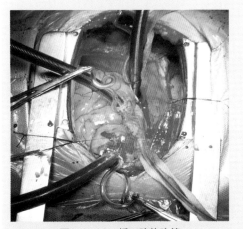

图3-1-11 插下腔静脉管

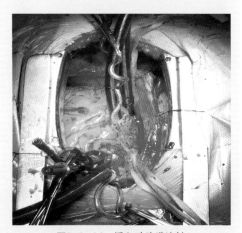

图3-1-12 插主动脉灌注针

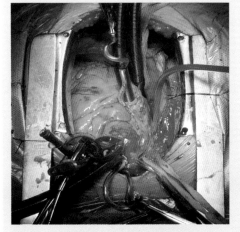

图3-1-13 插左心房管

心脏内操作完成后，将患者的头部降低，松开升主动脉阻断钳，心脏恢复血液供应，如果心脏不能自动恢复跳动，行电除颤技术。待生命体征平稳，血气及各项电解质指标正常，体温复温到36℃～37℃，可以停止体外循环。按照鱼精蛋白与肝素中和量为1∶1～1.5∶1的比例，静脉滴注鱼精蛋白，注意观察患者注射鱼精蛋白后的反应，生命体征平稳可行体外循环管道拔除。

手术步骤	手术配合
1.拔主动脉灌注管	递心脏镊、11号刀片切断结扎线，拔除灌注管，荷包线打结。
2.拔左心吸引管	递心脏镊、11号刀片切断结扎线，拔除左心吸引管，荷包线打结。
3.拔下腔静脉内插管	递心脏镊、11号刀片切断结扎线，拔除下腔静脉插管，荷包线打结。
4.拔上腔静脉内插管	递心脏镊、11号刀片切断结扎线，拔除上腔静脉插管，荷包线打结。
5.拔主动脉内插管	递心脏镊、11号刀片切断结扎线，拔除主动脉插管，荷包线打结。
6.检查与止血	检查插管处有无出血，彻底止血。

第二节 心包剥脱术

心包包裹整个心脏，在心包和心脏之间的少量空间称为心包腔，内有少量液体。当心包增厚、钙化并压迫心脏影响心脏舒张功能时，则会出现缩窄性心包炎。心包剥脱术主要治疗慢性缩窄性心包炎。慢性缩窄性心包炎是慢性炎症侵及心包壁层和脏层，使心包增厚粘连，压迫心房和心室，造成心脏舒张充盈功能损害的疾病，一经诊断，需尽早行心包剥脱术。

【用物准备】

1.基本用物：成人体外循环器械包、体外循环脸盆包、血管穿刺包、胸骨锯、胸部布类包、手术衣包。

2.一次性用物：20、11、15号刀片，0、1号慕丝线，10×24圆针，9×24角针，切口膜，抽吸管，孔被，电刀笔，电刀清洁片，灌洗器，橡胶引流管，手套，灯柄套、带针钢丝。

3.特殊用物：骨蜡、4-0聚丙烯线、1-0圆针可吸收线、3-0角针可吸收线。

【手术体位】

仰卧位。

【手术切口】

胸骨正中切口。

【手术步骤及配合】

手术步骤	手术配合
1.消毒、铺单	皮肤消毒剂消毒皮肤，协助手术医生铺无菌单。
2.暴露心脏	递20号刀片切开胸骨正中皮肤，递心脏镊、电刀游离胸骨上组织，递胸骨锯锯开胸骨后，递心脏镊、电刀、骨蜡止血，递胸骨牵开器撑开胸骨。
3.松解心包壁层	递心脏镊、电刀松解胸骨后前纵隔的粘连，暴露心脏前面的心包壁层（图3-2-1）。
4.松解心尖部的心包	递心脏镊、电刀松解冠状动脉前降支左侧心包，松解左心室心尖部无血管区的心包，递心脏镊、15号刀片做"十"字形切口，递心脏镊、电刀向左心室扩大心包切口，切除增厚心包，用15号刀片或者弯剪刀锐性切开比钝性分离好（图3-2-2）。
5.游离膈面心包	递心脏镊、电刀钝性分离膈面心包的粘连组织（图3-2-3）。
6.游离心底大血管根部心包	递心脏镊、电刀游离心底大血管根部心包，进一步解除右心室面的缩窄（图3-2-4）。
7.游离右心房室沟的心包	递心脏镊、电刀游离右心房室沟处的心包（图3-2-5）。
8.游离上腔静脉入口处心包	递心脏镊、电刀游离上腔静脉入口处心包，向上腔静脉扩展，将压迫在上腔静脉表面的心包切开，解除上腔静脉回血障碍（图3-2-6）。

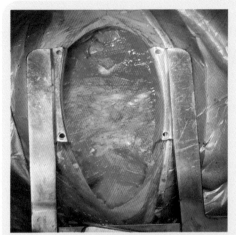

图3-2-1 松解心包壁层

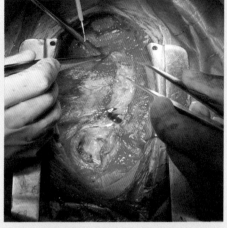

图3-2-2 松解心尖部的心包

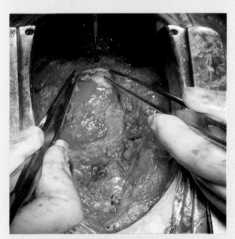

图3-2-3 游离膈面心包

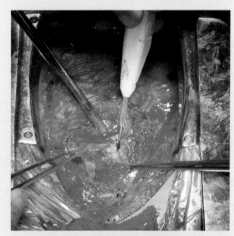

图3-2-4 游离心底大血管根部心包

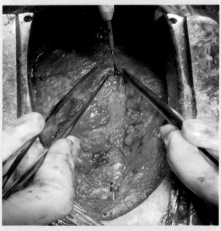

图3-2-5 游离右心房室沟的心包

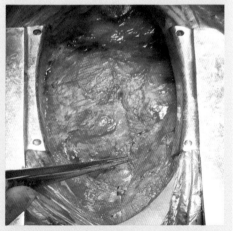

图3-2-6 游离上腔静脉入口处心包

手术步骤	手术配合
9.游离下腔静脉入口右心房处心包	递心脏镊、电刀游离下腔静脉入口右心房处心包，将下腔静脉穿过膈肌处的粘连纤维环切断，使下腔静脉回流通畅，在松解上、下腔静脉的缩窄环之前给予利尿药，以免发生充血性心力衰竭（图3-2-7）。
10.检查心脏切口	递心脏镊、温盐水冲洗心脏表面，检查有无漏血，如有漏血用5-0聚丙烯线缝合止血（图3-2-8）。
11.闭合胸骨	钢丝闭合胸骨，递心脏镊、电刀止血，递引流管放置心包、纵隔引流，递9×24角针、0号慕丝线固定引流管，清点手术物品后关胸。
12.缝合皮肤切口	再次清点手术物品，递1-0圆针可吸收线缝合皮下组织，递3-0角针可吸收线行皮内缝合，敷料覆盖切口，胶布固定。

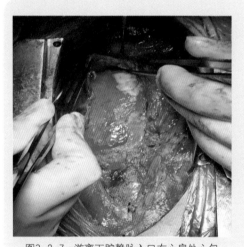
图3-2-7　游离下腔静脉入口右心房处心包

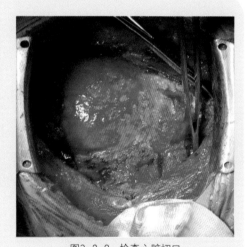
图3-2-8　检查心脏切口

【注意事项】

1.严格控制患者输液量，以防止心力衰竭发生。

2.备好呋塞米、去乙酰毛花苷注射液、多巴胺。

3.做好建立体外循环的准备。

4.预先准备好止血材料。

双瓣置换是指主动脉瓣和二尖瓣置换。主动脉瓣由三个瓣叶组成，分别是左冠瓣、右冠瓣、无冠瓣。二尖瓣包括瓣叶、瓣环、腱索和乳头肌组织，分为前瓣叶和后瓣叶。联合瓣膜病最常见的是二尖瓣与主动脉瓣的病变，可分为风湿性和非风湿性两类。

【用物准备】

1.基本用物：成人体外循环器械包、体外循环脸盆包、换瓣器械包、血管穿刺包、胸骨锯、胸部布类包、手术衣包。

2.一次性用物：20、11、15号刀片，1、0号慕丝线，10×24圆针，9×24角针，切口膜，抽吸管，孔被，电刀笔，电刀清洁片，灌洗器，橡胶引流管，手套，灯柄套。

3.特殊用物：骨蜡，阻闭配管，阻断带，2-0涤纶线，2-0、3-0、4-0聚丙烯线，1-0圆针可吸收线，3-0角针可吸收线，带针钢丝，测瓣器，无菌冰泥，人工瓣膜。

【手术体位】

仰卧位。

【手术切口】

胸骨正中切口。

【手术步骤及配合】

手术步骤	手术配合
1.消毒、铺单	皮肤消毒剂消毒皮肤，协助手术医生铺无菌单，胸骨正中切口。
2.暴露心脏	递20号刀片切开胸骨正中皮肤，递心脏镊、电刀游离胸骨上组织，递胸骨锯锯开胸骨后，递心脏镊、电刀、骨蜡止血，递胸骨牵开器撑开胸骨，递持针器夹持10×24圆针、1号慕丝线悬吊心包，暴露心脏。巡回护士遵医嘱静脉注射肝素3mg/kg，告知手术团队成员并记录好肝素用量和使用时间（图3-3-1）。

手术步骤	手术配合
3.建立体外循环	常规插管，建立体外循环，见本章第一节"成人体外循环的建立与撤除"。
4.阻断主动脉	递心脏镊、主动脉阻断钳阻断升主动脉，主动脉灌注心肌停搏液使心脏停搏（图3-3-2）。
5.剪开右心房	递心脏镊、剪刀剪开右心房（图3-3-3）。
6.心脏降温	心脏表面覆盖无菌冰泥，心肌保护（图3-3-4）。
7.直接灌注	如为主动脉瓣严重反流的患者，需在心脏室颤后，递心脏镊、持针器夹持2-0涤纶线单针悬吊主动脉壁，递蚊式钳钳夹线尾，递心脏镊、11号刀片横行切开升主动脉起始部，经左右冠状动脉开口直接灌注停搏液，使心脏停搏。
8.探查主动脉瓣	递心脏镊、吸引器头探查主动脉瓣瓣膜情况。
9.剪下主动脉瓣瓣膜	递心脏镊、剪刀剪下病变的主动脉瓣瓣膜（图3-3-5）。
10.测量主动脉瓣瓣环	递合适大小的主动脉瓣测瓣器测量主动脉瓣环大小（图3-3-6）。
11.剪下二尖瓣瓣膜	递心脏镊、11号刀片切开房间隔，递剪刀扩大房间隔切口，递宫颈钳钳夹二尖瓣，递11号刀片挑开二尖瓣前瓣近瓣环处，递长剪刀剪下病变的二尖瓣瓣膜（图3-3-7）。
12.测量二尖瓣瓣环	递合适大小的二尖瓣测瓣器测量二尖瓣环大小（图3-3-8）。
13.缝合二尖瓣瓣膜	递长心脏镊、长持针器夹持2-0聚丙烯线大针带垫双反针，连续缝合二尖瓣瓣膜；如需要间断缝合则递长心脏镊、长持针器夹持2-0涤纶线12～16针双头针缝合。缝合后用试瓣器测试瓣膜功能（图3-3-9）。
14.关闭房间隔	递心脏镊、持针器夹持3-0聚丙烯线关闭房间隔（图3-3-10）。
15.缝合主动脉瓣瓣膜	连续缝合递心脏镊、持针器夹持2-0聚丙烯线小针3根连续缝合，线尾夹小胶管钳；主动脉瓣间断缝合则递心脏镊、持针器夹持2-0涤纶线10～15针双头针缝合，必要时使用小孔巾和线圈（图3-3-11）。
16.缝闭主动脉切口	递心脏镊、持针器夹持2根4-0聚丙烯线缝合，必要时使用外科修补片或毡型补片加固缝合主动脉切口（图3-3-12）。

第三章　成人心脏大血管手术配合

121

手术步骤	手术配合
17.恢复心跳	巡回护士将床头降低，嘱麻醉医生膨肺，手术医生松开主动脉阻断钳，开放升主动脉，恢复冠状动脉血液供应，心脏恢复搏动，如不能自动恢复搏动，使用电除颤技术（图3-3-13）。
18.关闭右心房切口	递心脏镊、持针器夹持4-0聚丙烯线连续缝合右心房切口（图3-3-14）。
19.停体外循环	生命体征平稳，停体外循环，巡回护士遵医嘱注射鱼精蛋白中和肝素。
20.拔管	常规方法拔管，见本章第一节"成人体外循环的建立与撤除"。
21.检查心脏切口	递心脏镊、温盐水冲洗吻合口，检查吻合口有无漏血，如有漏血用4-0聚丙烯线缝合止血。
22.缝合心包、放置引流	清点手术物品，递心脏镊、持针器夹持2-0涤纶线连续缝合心包，递引流管放置心包、纵隔引流，递9×24角针、0号慕丝线固定引流管。
23.闭合胸骨	钢丝闭合胸骨，递心脏镊、电刀止血，清点手术物品后关胸。
24.缝合皮肤切口	再次清点手术物品，递1-0圆针可吸收线缝合皮下组织，递3-0角针可吸收线行皮内缝合，敷料覆盖切口，胶布固定。

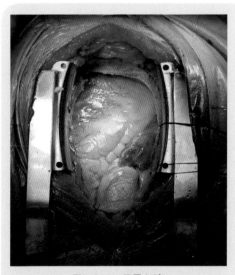

图3-3-1 暴露心脏

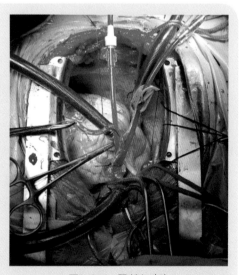

图3-3-2 阻断主动脉

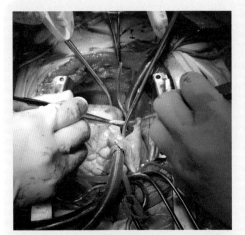

图3-3-3　剪开右心房

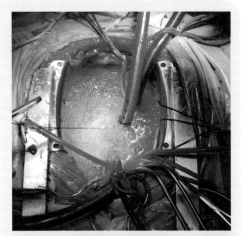

图3-3-4　心脏降温

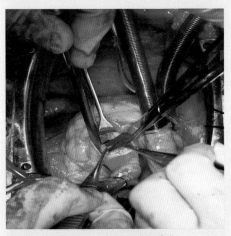

图3-3-5　剪下主动脉瓣膜

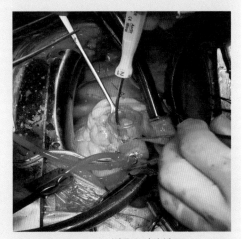

图3-3-6　测量主动脉瓣环

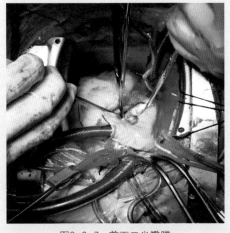

图3-3-7　剪下二尖瓣膜

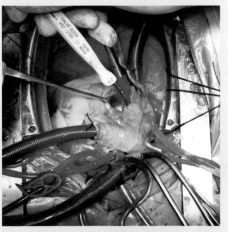

图3-3-8　测量二尖瓣环

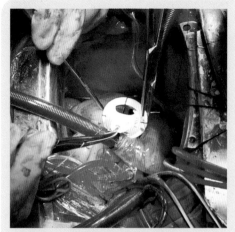

图3-3-9　缝合二尖瓣膜

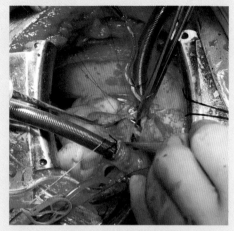

图3-3-10　关闭房间隔

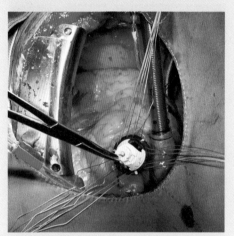

图3-3-11　缝合主动脉瓣膜

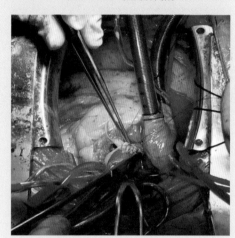

图3-3-12　缝闭主动脉切口

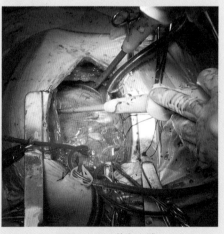

图3-3-13　恢复心跳

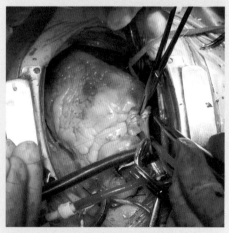

图3-3-14　关闭右心房切口

【注意事项】

1.若换生物瓣膜，需备好大量生理盐水按要求清洗瓣膜。

2.缝合二尖瓣膜时将床摇至左倾位。

3.间断缝合瓣膜时备好线圈。

4.人工瓣膜打开时应双人核查瓣膜的品类、大小、使用日期等。

第四节　二尖瓣成形术

　　二尖瓣成形术是治疗二尖瓣狭窄和二尖瓣关闭不全的有效手段。继发性二尖瓣病变是最常见的心脏瓣膜病，分为风湿性和非风湿性心脏瓣膜病。二尖瓣又称左心房室瓣，位于左心房与左心室之间，是由二尖瓣环、瓣叶、腱索和乳头肌组成，称为二尖瓣装置。二尖瓣瓣下结构通常是指腱索和乳头肌。

【用物准备】

　　1.基本用物：成人体外循环器械包、体外循环脸盆包、换瓣器械包、血管穿刺包、胸骨锯、线圈包、胸部布类包、手术衣包。

　　2.一次性用物：20、11、15号刀片，1、0号慕丝线，10×24圆针，9×24角针，切口膜，抽吸管，孔被，电刀笔，电刀清洁片，灌洗器，橡胶引流管，手套，灯柄套。

　　3.特殊用物：骨蜡，阻闭配管，阻断带，GORE-TEX CV-4、CV-5缝线，2-0涤纶线，2-0、3-0、4-0聚丙烯线，1-0圆针可吸收线，3-0角针可吸收线，二尖瓣测环器，无菌冰泥，带针钢丝。

【手术体位】

　　仰卧位。

【手术切口】

　　胸骨正中切口。

【手术步骤及配合】

手术步骤	手术配合
1.消毒、铺单	皮肤消毒剂消毒皮肤，协助手术医生铺无菌单。
2.暴露心脏	递20号刀片切开胸骨正中皮肤，递心脏镊、电刀游离胸骨上组织，递胸骨锯锯开胸骨后，递心脏镊、电刀、骨蜡止血，递胸骨牵开器撑开胸骨，递持针器夹持10×24圆针、1号慕丝线悬吊心包，暴露心脏。巡回护士遵医嘱静脉注射肝素3mg/kg，告知手术团队成员并记录好肝素用量和使用时间。
3.建立体外循环	常规插管，建立体外循环，见本章第一节"成人体外循环的建立与撤除"。
4.阻断主动脉	递心脏镊、升主动脉阻断钳阻断升主动脉，主动脉灌注心肌停搏液使心脏停搏。
5.剪开右心房	递心脏镊、剪刀剪开右心房，递心脏拉钩暴露右心房（图3-4-1）。
6.探查二尖瓣	递心脏镊、11号刀片或剪刀打开房间隔，静脉拉钩拉开房间隔暴露二尖瓣，探查二尖瓣病变情况，递心脏镊、灌洗器或50mL注射器连接导尿管，冲洗瓣口，检查二尖瓣反流情况。
7.修补二尖瓣叶	二尖瓣成形方法较多，可能同时综合运用多种成形方法。楔形切除：递组织剪楔形剪除部分瓣叶，一般为后瓣，递心脏镊、持针器夹持4-0聚丙烯线缝合瓣裂或楔形切除的瓣叶。人工腱索：递心脏镊、持针器夹持GORE-TEX cv-5或cv-4缝线做二尖瓣人工腱索。瓣环环缩：递心脏镊、持针器夹持2-0不带垫涤纶线间断环缩瓣环（图3-4-2）。成形术手术方式变化较多，需与手术医生密切交流。
8.检查二尖瓣闭合情况	递心脏镊、灌洗器或50mL注射器连接导尿管，经瓣口送入左心室，冲洗生理盐水检查二尖瓣反流情况，必要时缝合二尖瓣成形环。
9.缝合二尖瓣环	递心脏镊、二尖瓣测环器测量二尖瓣环大小，选择合适的二尖瓣环，递心脏镊、持针器夹持2-0涤纶线10~15针双头针，间断缝合二尖瓣成形环（图3-4-3）。
10.检查成形效果	递心脏镊、灌洗器或50mL注射器连接导尿管，经瓣口送入左心室，冲洗生理盐水进行检查，如瓣叶对合良好，不产生反流，表示效果满意（图3-4-4）。
11.关闭房间隔	递心脏镊、持针器夹持3-0聚丙烯线连续缝合房间隔。
12.恢复心跳	巡回护士将床头降低，嘱麻醉医生膨肺，手术医生松开主动脉阻断钳，开放升主动脉，恢复冠状动脉血液供应，心脏恢复搏动，如不能自动恢复搏动，使用电除颤技术。

手术步骤	手术配合
13.关闭右心房	递心脏镊、持针器夹持4-0聚丙烯线连续缝合右心房切口。
14.停体外循环	生命体征平稳，停体外循环，巡回护士遵医嘱注射鱼精蛋白中和肝素。
15.拔管	常规方法拔管，见本章第一节"成人体外循环的建立与撤除"。
16.检查心脏切口	递心脏镊、温盐水冲洗吻合口，检查吻合口有无漏血，如有漏血用4-0聚丙烯线缝合止血。
17.缝合心包、放置引流	清点手术物品，递心脏镊、2-0涤纶线连续缝合心包，递引流管放置心包、纵隔引流，递9×24角针、0号慕丝线固定引流管。
18.闭合胸骨	钢丝闭合胸骨，递心脏镊、电刀止血，清点手术物品后关胸。
19.缝合皮肤切口	再次清点手术物品，递1-0圆针可吸收线缝合皮下组织，递3-0角针可吸收线行皮内缝合，敷料覆盖切口，胶布固定。

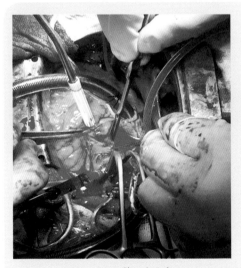

图3-4-1 剪开右心房

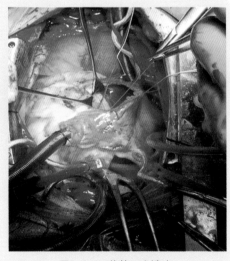

图3-4-2 修补二尖瓣叶

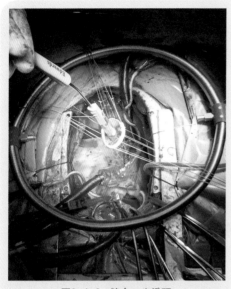

图3-4-3　缝合二尖瓣环

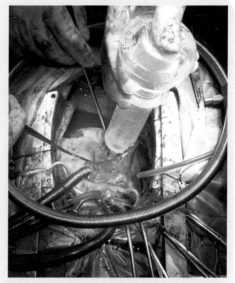

图3-4-4　检查成形效果

【注意事项】

1.备好50mL注射器与12号普通导尿管，用于检测瓣膜功能。

2.准备好大量生理盐水。

3.准备好二尖瓣测环器。

4.二尖瓣成形时，将床摇至左倾位。

第五节　三尖瓣成形术

　　三尖瓣又称右心房室瓣，位于右心房与右心室之间，由隔叶、前叶和后叶组成，三尖瓣瓣下结构由腱索和乳头肌组成。临床上最多见功能性三尖瓣关闭不全，可出现风湿性瓣膜病、肺栓塞、特发性肺动脉高压等，可引起肺动脉高压、右心衰竭的各种疾病。功能性三尖瓣关闭不全一般表现为三尖瓣环扩张，瓣叶对合不良。此外，外伤性三尖瓣关闭不全、感染性心内膜炎等引起的三尖瓣关闭不全，均可行三尖瓣成形术。

【用物准备】

1.基本用物：成人体外循环器械包、体外循环脸盆包、换瓣器械包、血管穿刺包、胸骨锯、线圈包、胸部布类包、手术衣包。

2.一次性用物：20、11、15号刀片，1、0号慕丝线，10×24圆针，9×24角针，切口膜，抽吸管，孔被，电刀笔，电刀清洁片，灌洗器，橡胶引流管，手套，灯柄套。

3.特殊用物：骨蜡，阻闭配管，阻断带，2-0涤纶线，2-0、3-0、4-0聚丙烯线，1-0圆针可吸收线，3-0角针可吸收线，二尖瓣测环器，无菌冰泥，带针钢丝。

【手术体位】

仰卧位。

【手术切口】

胸骨正中切口。

【手术步骤及配合】

手术步骤	手术配合
1.消毒、铺单	皮肤消毒剂消毒皮肤，协助手术医生铺无菌单。
2.暴露心脏	递20号刀片切开胸骨正中皮肤，递心脏镊、电刀游离胸骨上组织，递胸骨锯锯开胸骨后，递心脏镊、电刀、骨蜡止血，递胸骨牵开器牵开胸骨，递持针器夹持10×24圆针、1号慕丝线悬吊心包，暴露心脏。巡回护士遵医嘱静脉注射肝素3mg/kg，告知手术团队成员并记录好肝素用量和使用时间。
3.缝合插管荷包	常规缝合主动脉、灌注管、上腔静脉、下腔静脉插管荷包，上、下腔静脉过阻断带。
4.插管	常规插入主动脉、灌注管、上腔静脉、下腔静脉管道并固定。
5.建立体外循环	常规插管，建立体外循环，排除灌注管内的空气，连接灌注插管。
6.阻断主动脉	递心脏镊、主动脉阻断钳阻断升主动脉，主动脉灌注心肌停搏液使心脏停搏。
7.剪开右心房	递心脏镊、剪刀剪开右心房，心脏拉钩暴露右心房。

手术步骤	手术配合
8.探查三尖瓣	递心脏镊、持针器夹持2-0涤纶线单针，3-4针悬吊右心房，暴露并探查三尖瓣，三尖瓣狭窄一般由交界融合所致，同时伴有轻度腱索增厚和融合，瓣叶有时发生纤维化和增厚，但其柔韧性较好，可行交界切开和瓣膜成形术（图3-5-1）。
9.测量三尖瓣环	递三尖瓣测环器测量三尖瓣环的大小，选择合适大小的三尖瓣人工瓣环（图3-5-2）。
10.置成形缝线	递心脏镊、持针器夹持2-0涤纶线双头针间断缝合人工瓣环8～10针。
11.缝合三尖瓣成形环	将置好的缝线缝合在三尖瓣成形环上（图3-5-3）。
12.检查成形效果	递灌洗器或50mL注射管连接导尿管打水，检查成形效果。
13.关闭右心房	递心脏镊、持针器夹持4-0聚丙烯线连续缝合右心房切口（图3-5-4）。
14.其他成形方法	
（1）瓣叶加宽	对于前瓣或隔瓣挛缩较严重的三尖瓣，可采用自体心包加宽三尖瓣前瓣或隔瓣，增加对合面，递11号刀片在瓣叶根部沿瓣环切开，取合适大小长条形心包片用5-0聚丙烯线连续缝合在瓣叶切开处。
（2）切开瓣膜交界	递心脏镊、11号刀片向瓣环方向切开隔瓣和前瓣之间融合的交界，勿损伤瓣环和前瓣的腱索，同样切开后瓣和隔瓣之间的融合交界。
（3）三尖瓣DeVega成形	递心脏镊、持针器夹持3-0聚丙烯线双头针连续缝合前后瓣叶的瓣环，环缩三尖瓣环至合适大小，一般两个手指宽为宜，递灌洗器冲洗生理盐水检查反流程度。
（4）三尖瓣缝缩成形	递心脏镊、持针器夹持2-0涤纶线双头针在前后瓣交界处前瓣侧瓣环进针，从隔后瓣交界的隔瓣侧瓣环出针，间断缝合1～2针，使三尖瓣环成形至合适大小，检查反流程度。
瓣叶成形方法较多，如有瓣裂可用5-0聚丙烯线修补，或用5-0聚丙烯线做双孔成形等。	
15.恢复心跳	巡回护士将床头降低，嘱麻醉医生膨肺，手术医生松开主动脉阻断钳，开放升主动脉，恢复冠状动脉血液供应，心脏恢复搏动。如不能自动恢复搏动，使用电除颤技术。
16.停体外循环	病情平稳，停体外循环，巡回护士遵医嘱注射鱼精蛋白中和肝素。
17.拔管	常规方法拔管，见本章第一节"成人体外循环的建立与撤除"。

手术步骤	手术配合
18.检查心脏切口	递心脏镊、温盐水冲洗吻合口，检查吻合口有无漏血，如有漏血用4-0聚丙烯线缝合止血。
19.缝合心包，放置引流	清点手术物品，递心脏镊、2-0涤纶线连续缝合心包，递引流管放置心包、纵隔引流，递9×24角针、0号慕丝线固定引流管。
20.闭合胸骨	钢丝闭合胸骨，递心脏镊、电刀止血，清点手术物品后关胸。
21.缝合皮肤切口	再次清点手术物品，递1-0圆针可吸收线缝合皮下组织，递3-0角针可吸收线行皮内缝合，敷料覆盖切口，胶布固定。

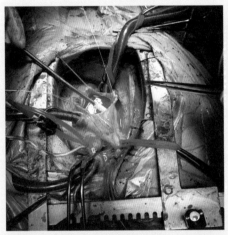

图3-5-1　探查三尖瓣

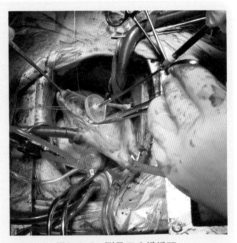

图3-5-2　测量三尖瓣瓣环

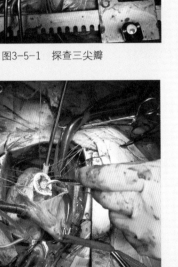

图3-5-3　缝合三尖瓣成形环

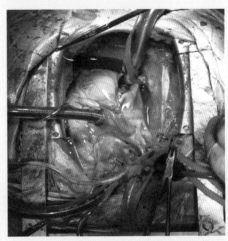

图3-5-4　关闭右心房

【注意事项】

1.备好50mL注射器与12号普通导尿管。

2.准备好大量生理盐水。

3.备好特殊测环器。

第六节 三尖瓣下移畸形矫治术

三尖瓣下移畸形是一种较少见的先天性心脏畸形，又称埃布斯坦（Ebstein）畸形。大多数病例合并房间隔缺损或卵圆孔未闭，少数合并室间隔缺损和动脉导管未闭。三尖瓣下移畸形患者X线胸部平片呈典型的烧瓶样阴影，右侧为增大的右心房，左侧为增大的右心室流出道，二者之间的下半为房化的右心室流出部，左上为下移的三尖瓣环。主要是后瓣及隔瓣位置下移，下移的瓣叶常有发育异常或者缺口，而前瓣附着正常，尚有部分功能，产生不同的三尖瓣关闭不全或狭窄。

【用物准备】

1.基本用物：成人体外循环器械包、体外循环脸盆包、换瓣器械包、血管穿刺包、胸骨锯、胸部布类包、手术衣包。

2.一次性用物：20、11号刀片，0、1号慕丝线，10×20圆针，9×24角针，切口膜，抽吸管，孔被，电刀笔，灌洗器，橡胶引流管，手套，灯柄套。

3.特殊用物：阻闭配管、阻断带、2-0涤纶线、4-0聚丙烯线、1-0圆针可吸收线、3-0角针可吸收线、无菌冰泥、带针钢丝。

【手术体位】

仰卧位。

【手术切口】

胸骨正中切口。

全彩心胸外科手术护理

【手术步骤及配合】

手术步骤	手术配合
1.消毒、铺单	皮肤消毒剂消毒皮肤,协助手术医生铺无菌单。
2.暴露心脏	递20号刀片切开胸骨正中皮肤,递心脏镊、电刀游离胸骨上组织,递胸骨锯锯开胸骨后,递心脏镊、电刀、骨蜡止血,递胸骨牵开器撑开胸骨,递持针器夹持10×24圆针、1号慕丝线悬吊心包,暴露心脏。巡回护士遵医嘱静脉注射肝素3mg/kg,告知手术团队成员并记录好肝素用量和使用时间。
3.建立体外循环	常规插管,建立体外循环,见本章第一节"成人体外循环的建立与撤除"。
4.阻断主动脉	递心脏镊、主动脉阻断钳阻断升主动脉,主动脉灌注心肌停搏液使心脏停搏,心包腔内放冰盐水或无菌冰泥,保持心脏局部低温。
5.剪开右心房	递心脏镊、剪刀剪开右心房,心脏拉钩暴露右心房。
6.探查三尖瓣	递心脏镊、剪刀充分游离切除三尖瓣与室壁之间的异常组织(图3-6-1)。
7.折叠房化右心室	递心脏镊、持针器夹持3-0聚丙烯线折叠缝合右心室,以消除房化右心室(图3-6-2)。
8.修复三尖瓣	视三尖瓣瓣膜的具体情况进行瓣膜修复,选择合适大小的三尖瓣人工瓣环,递心脏镊、持针器夹持2-0涤纶线双头针间断缝合人工瓣环8～10针,病变严重者更换三尖瓣瓣膜(图3-6-3)。
9.恢复心跳	巡回护士将床头降低,嘱麻醉医生膨肺,手术医生松开主动脉阻断钳,开放升主动脉,恢复冠状动脉血液供应,心脏恢复搏动。如不能自动恢复搏动,使用电除颤技术。
10.关闭右心房	递心脏镊、持针器夹持4-0聚丙烯线连续缝合右心房切口(图3-6-4)。
11.停体外循环	生命体征平稳,停体外循环,巡回护士遵医嘱注射鱼精蛋白中和肝素。
12.拔管	常规方法拔管,见本章第一节"成人体外循环的建立与撤除"。
13.检查心脏切口	递心脏镊、温盐水冲洗吻合口,检查吻合口有无漏血,如有漏血用4-0聚丙烯线缝合止血。
14.缝合心包,放置引流	清点手术物品,递心脏镊、2-0涤纶线连续缝合心包,递引流管放置心包、纵隔引流,递9×24角针、0号慕丝线固定引流管。
15.闭合胸骨	钢丝闭合胸骨,递心脏镊、电刀止血,清点手术物品后关胸。
16.缝合皮肤切口	再次清点手术物品,递1-0圆针可吸收线缝合皮下组织,递3-0角针可吸收线行皮内缝合,敷料覆盖切口,胶布固定。

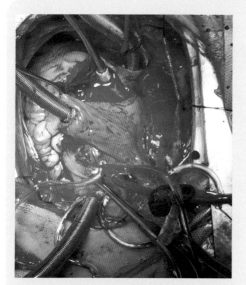

图3-6-1 探查三尖瓣

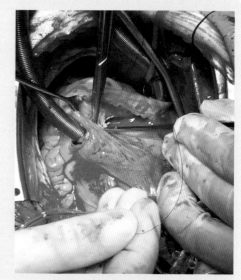

图3-6-2 折叠房化右心室

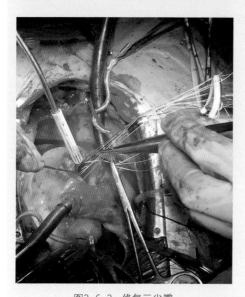

图3-6-3 修复三尖瓣

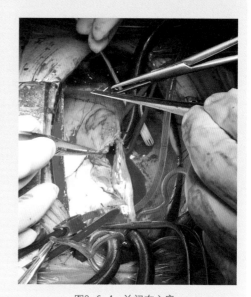

图3-6-4 关闭右心房

【注意事项】

1.严格控制液体输入量，预防右心衰竭。

2.术中严格无菌操作，预防感染。

3.按需要准备测量三尖瓣瓣环大小的器械。

肺动脉瓣狭窄是肺动脉瓣叶交界相互融合，纤维嵴线向肺动脉壁放射，瓣叶增厚、缩短和僵硬，瓣口狭窄，并向上突入于肺动脉内呈鱼嘴状，有部分病变因肺动脉瓣发育不全形成单纯肺动脉瓣狭窄。肺动脉瓣为3个半月形瓣叶，位于肺动脉与右心室流出道交界的3个弧形缘上，形成袋状，游离缘向上呈弧形向肺动脉开放，3个瓣叶分别为前叶、右叶及左叶。

【用物准备】

1.基本用物：成人体外循环器械包、体外循环脸盆包、流出道探子包、血管穿刺包、胸骨锯、胸部布类包、手术衣包。

2.一次性用物：20、11、15号刀片，1、0号慕丝线，10×24圆针，9×24角针，切口膜，抽吸管，孔被，电刀笔，电刀清洁片，灌洗器，橡胶引流管，手套，灯柄套。

3.特殊用物：骨蜡，阻闭配管，阻断带，2-0涤纶线，2-0、3-0慕丝线，4-0聚丙烯线，1-0圆针可吸收线，3-0角针可吸收线，无菌冰泥、带针钢丝。

【手术体位】

仰卧位。

【手术切口】

胸骨正中切口。

【手术步骤及配合】

手术步骤	手术配合
1.消毒、铺单	皮肤消毒剂消毒皮肤，协助手术医生铺无菌单。
2.暴露心脏	递20号刀片切开胸骨正中皮肤，递心脏镊、电刀游离胸骨上组织，递胸骨锯锯开胸骨后，递心脏镊、电刀、骨蜡止血，递胸骨牵开器撑开胸骨，递持针器夹持10×24圆针、1号慕丝线悬吊心包，暴露心脏。巡回护士遵医嘱静脉注射肝素3mg/kg，告知手术团队成员并记录好肝素用量和使用时间。

手术步骤	手术配合
3.建立体外循环	常规插管，建立体外循环，见本章第一节"成人体外循环的建立与撤除"。
4.阻断主动脉	递心脏镊、主动脉阻断钳阻断升主动脉，主动脉灌注心肌停搏液使心脏停搏，心包腔内放冰盐水或无菌冰泥，保持心脏局部低温，递心脏镊、持针器夹持2-0涤纶线单针在肺动脉前壁、肺动脉瓣瓣环上方缝左、右两根牵引线，递蚊式钳钳夹线尾（图3-7-1）。
5.探查肺动脉瓣	递心脏镊、11号刀片在瓣环上方5cm做约2cm的纵切口，递心脏拉钩拉开肺动脉，探查肺动脉瓣瓣膜病变情况，测量瓣口大小（图3-7-2）。
6.切开瓣叶	递心脏镊、15号刀片沿融合的瓣叶交界嵴切开狭窄的肺动脉瓣瓣叶（图3-7-3）。
7.测量肺动脉瓣	递心脏镊、大小合适的流出道探子探查肺动脉瓣及右心室流出道大小（图3-7-4）。
8.缝合肺动脉	递心脏镊、持针器夹持4-0聚丙烯线连续缝合肺动脉切口（图3-7-5）。
9.恢复心跳	巡回护士将床头降低，嘱麻醉医生膨肺，手术医生松开主动脉阻断钳，开放升主动脉，恢复冠状动脉血液供应，心脏恢复搏动。如不能自动恢复搏动，使用电除颤技术（图3-7-6）。
10.停体外循环	生命体征平稳，停体外循环，巡回护士遵医嘱注射鱼精蛋白中和肝素。
11.拔管	常规方法拔管，见本章第一节"成人体外循环的建立与撤除"。

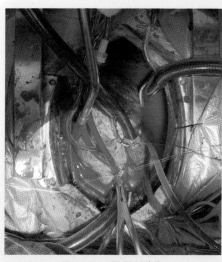

图3-7-1 阻断主动脉

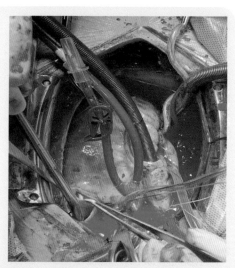

图3-7-2 探查肺动脉瓣

手术步骤	手术配合
12.检查心脏切口	递心脏镊、温盐水冲洗吻合口，检查吻合口有无漏血，如有漏血用4-0聚丙烯线缝合止血。
13.缝合心包，放置引流	清点手术物品，递心脏镊、2-0涤纶线连续缝合心包，递引流管放置心包、纵隔引流，递9×24角针、0号慕丝线固定引流管。
14.闭合胸骨	钢丝闭合胸骨，递心脏镊、电刀止血，清点手术物品后关胸。
15.缝合皮肤切口	再次清点手术物品，递1-0圆针可吸收线缝合皮下组织，递3-0角针可吸收线行皮内缝合，敷料覆盖切口，胶布固定。

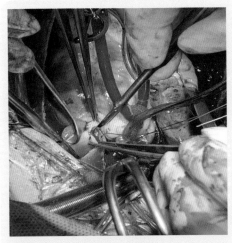

图3-7-3 切开瓣叶

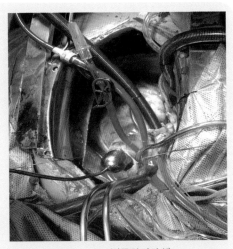

图3-7-4 测量肺动脉瓣

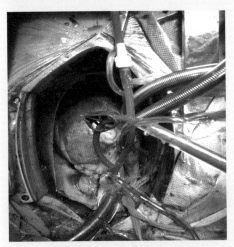

图3-7-5 缝合肺动脉

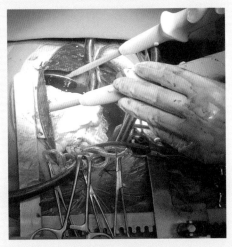

图3-7-6 恢复心跳

【注意事项】

1.备成人流出道探子器械包。

2.准备15号刀片切开瓣叶。

第八节 非体外循环下冠状动脉旁路移植术

冠心病是在冠状动脉粥样硬化的基础上造成冠状动脉管腔狭窄或阻塞，导致冠状动脉供血不足、心肌缺血或心肌梗死的一种心脏病。冠状动脉旁路移植术又称冠状动脉搭桥术，是将自体动脉或静脉移植到冠状动脉主要分支狭窄的远端，恢复病变冠状动脉的血流。冠状动脉粥样硬化好发于三支主要分支的近端，分别为左冠状动脉前降支、左冠状动脉回旋支与右冠状动脉。除以上三支主干外，左冠状动脉前降支发出的对角支、左冠状动脉回旋支发出的钝缘支以及右冠状动脉发出的后降支、左心室后支均为常用的搭桥部位。

【用物准备】

1.基本用物：成人体外循环器械包、体外循环脸盆包、取静脉包、冠状动脉搭桥特殊器械包、血管穿刺包、胸骨锯、胸部布类包、肢体布类包、手术衣包。

2.一次性用物：10、11、15、20号刀片，1、0、4-0慕丝线，10×24圆针，9×24角针，切口膜，抽吸管，孔被，电刀笔，电刀清洁片，灌洗器，橡胶引流管，20mL注射器，1mL注射器，24 G穿刺针，手套，灯柄套。

3.特殊用物：冠状动脉刀，骨蜡，阻闭配管，2-0涤纶线，4-0、6-0、7-0、8-0聚丙烯线，1-0圆针可吸收线，3-0角针可吸收线，心脏固定器，分流栓，吹雾器，带针钢丝，钛夹。

【手术体位】

仰卧位。

【手术切口】

胸骨正中切口，取大隐静脉、桡动脉切口。

【手术步骤及配合】

手术步骤	手术配合
1.消毒、铺单	皮肤消毒剂消毒切口皮肤，协助手术医生铺单。
2.胸骨正中切口	递20号刀片切开胸骨正中皮肤，递心脏镊、电刀游离胸骨上组织，递胸骨锯锯开胸骨后，递心脏镊、电刀、骨蜡止血。
3.取自体血管	递乳内牵开器牵开胸骨，递心脏镊、电刀游离并剪下乳内动脉远端（剪下乳内动脉之前，巡回护士遵医嘱静脉注射肝素1mg/kg并记录好肝素用量和使用时间），递肝素加罂粟碱水纱布包裹乳内动脉备用。按需要取大隐静脉或桡动脉备用（图3-8-1）。
4.暴露心脏	递胸骨牵开器撑开胸骨，递心脏镊、电刀打开心包。递心脏镊、持针器夹持10×24圆针1号慕丝线悬吊心包，递弯钳钳夹线尾，暴露心脏。探查升主动脉有无扩张及粥样硬化，探查冠状动脉。
5.连接心脏固定器与连接吹雾器	递心脏固定器连接吸引器，递吹雾器连接二氧化碳和生理盐水。
6.切开冠状动脉	递心脏固定器固定心脏，递心脏镊、15号刀片切除冠状动脉上的组织，递冠状动脉刀切开冠状动脉（图3-8-2）。
7.修剪冠状动脉	递前向剪、回头剪修剪冠状动脉吻合口大小，递冠状动脉探子测试冠状动脉通畅度，递心脏镊将合适大小的分流栓放入冠状动脉内。
8.冠状动脉吻合	递心脏镊、笔式持针器夹持7-0聚丙烯线端侧吻合乳内动脉与冠状动脉，吻合完毕将分流栓取出（一般为前降支，图3-8-3）。
9.固定乳内动脉	递心脏镊、笔式持针器夹持6-0聚丙烯线单针将乳内动脉吻合口两侧多余软组织固定于心脏表面（图3-8-4）。
10.近心端冠状动脉吻合	递心脏镊、冠状动脉刀切开需要搭桥的冠状动脉，递心脏镊、笔式持针器夹持7-0聚丙烯线端侧吻合大隐静脉与冠状动脉，同法移植所有大隐静脉。大隐静脉远端行侧侧吻合后，可与其他冠状动脉行侧侧吻合，即"序贯桥"（图3-8-5）。
11.主动脉打孔	递心脏镊、侧壁钳钳夹主动脉侧壁，递11号刀片切开主动脉，递合适大小的打孔器打孔，依据需要吻合的数量打孔数个（图3-8-6）。
12.远心端冠状动脉吻合	递心脏镊、笔式持针器夹持6-0聚丙烯线连续缝合大隐静脉与主动脉根部打孔处（图3-8-7）。
13.桥血管排气	递血管夹钳夹静脉桥血管，松开侧壁钳，用1mL注射器针头或6-0聚丙烯线缝针多处穿刺桥血管排气（图3-8-8）。

手术步骤	手术配合
14.检查吻合口	患者生命体征平稳，巡回护士遵医嘱注射鱼精蛋白中和肝素。递心脏镊、温盐水冲洗吻合口，检查每个吻合口有无漏血，如有漏血用7-0聚丙烯线缝合止血。
15.缝合心包，放置引流	清点手术物品、递心脏镊、2-0涤纶线连续缝合心包，递引流管放置心包、纵隔引流，递9×24角针、0号慕丝线固定引流管。
16.闭合胸骨	钢丝闭合胸骨，递心脏镊、电刀止血，清点手术物品后关胸。
17.缝合皮肤切口	再次清点手术物品，递1-0圆针可吸收线缝合皮下组织，递3-0角针可吸收线行皮内缝合，敷料覆盖切口，胶布固定。

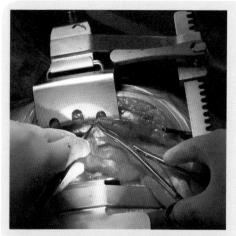

图3-8-1　取自体血管

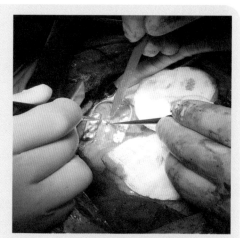

图3-8-2　切开冠状动脉

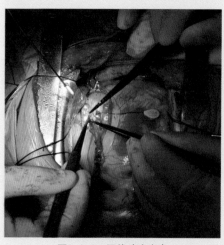

图3-8-3　冠状动脉吻合

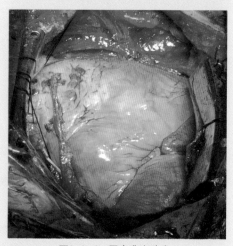

图3-8-4　固定乳内动脉

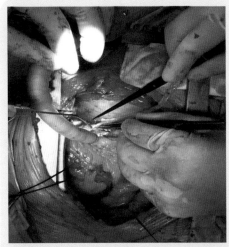

图3-8-5 近心端冠状动脉吻合

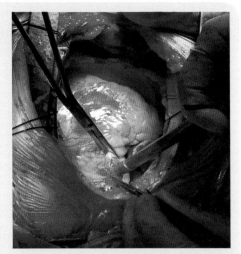

图3-8-6 主动脉打孔

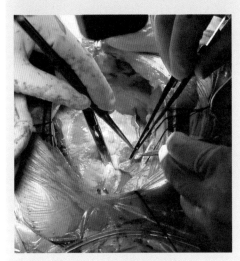

图3-8-7 远心端冠状动脉吻合

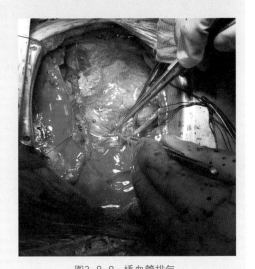

图3-8-8 桥血管排气

【注意事项】

1.准备2台电刀,负极板分别贴于上臂和臀部。

2.手术台上配制好肝素、罂粟碱水备用。

3.取大隐静脉与桡动脉时备弹力绷带。

4.保护好取下的自体血管。

5.取血管器械与开胸器械不能混放,预防感染。

6.吻合血管时告知医生缝线型号，以免损伤冠状动脉。

7.术中使用温盐水。

8.台上使用分流栓一定要记录数目。

第九节 | 体外循环下冠状动脉旁路移植术

冠状动脉旁路移植术是治疗冠心病的有效手段。冠心病是在冠状动脉粥样硬化的基础上造成冠状动脉管腔狭窄或阻塞，导致冠状动脉供血不足，心肌缺血或心肌梗死的一种心脏病。冠状动脉旁路移植术是将自体动脉或静脉移植到冠状动脉主要分支狭窄的远端，恢复病变冠状动脉的血流。心脏不能耐受不停搏搭桥的，需要行体外循环下冠状动脉旁路移植术。

【用物准备】

1.基本用物：成人体外循环器械包、体外循环脸盆包、取静脉包、冠状动脉搭桥特殊器械包、血管穿刺包、胸骨锯、胸部布类包、肢体布类包、手术衣包。

2.一次性用物：10、11、15、20号刀片，1、0、4-0慕丝线，10×24圆针，9×24角针，切口膜，抽吸管，孔被，电刀笔，电刀清洁片，灌洗器，橡胶引流管，20mL注射器，1mL注射器，24 G穿刺针，手套，灯柄套。

3.特殊用物：冠状动脉刀，骨蜡，阻闭配管，2-0涤纶线，4-0、6-0、7-0、8-0聚丙烯线，1-0圆针可吸收线，3-0角针可吸收线，带针钢丝，钛夹。

【手术体位】

仰卧位。

【手术切口】

胸骨正中切口或取大隐静脉、桡动脉切口。

【手术步骤及配合】

手术步骤	手术配合
1.消毒、铺单	皮肤消毒剂消毒切口皮肤,协助手术医生铺无菌单。
2.胸骨正中切口	递20号刀片切开胸骨正中皮肤,递心脏镊、电刀游离胸骨上组织,递胸骨锯锯开胸骨后,递心脏镊、电刀、骨蜡止血。
3.取自体血管	递乳内牵开器牵开胸骨,递心脏镊、电刀游离并剪下乳内动脉远端,剪下乳内动脉之前,巡回护士遵医嘱静脉注射肝素3mg/kg并记录好肝素用量和使用时间。递肝素加罂粟碱水纱布包裹乳内动脉备用。按需要取大隐静脉或桡动脉备用(图3-9-1)。
4.暴露心脏	递胸骨牵开器撑开胸骨。递心脏镊、电刀打开心包,递心脏镊、持针器夹持10×24圆针1号慕丝线悬吊心包,递弯钳钳夹线尾,暴露心脏。探查升主动脉有无扩张及粥样硬化,探查冠状动脉。
5.建立体外循环	插房腔管,建立体外循环,见本章第一节"成人体外循环的建立与撤除"。
6.阻断主动脉	递心脏镊、主动脉阻断钳阻断升主动脉,主动脉根部灌注心肌停搏液使心脏停搏,心包腔内放冰盐水或无菌冰泥,保持心脏局部低温,递1~2块湿盐水垫放在心脏后方抬高心脏,暴露需吻合的冠状动脉。
7.切开冠状动脉	递心脏镊、15号刀片切除冠状动脉上的组织,递冠状动脉刀切开冠状动脉(图3-9-2)。
8.修剪冠状动脉	递前向剪、回头剪修剪冠状动脉吻合口大小,递冠状动脉探子测试冠状动脉通畅度(图3-9-3)。
9.冠状动脉吻合	递心脏镊、笔式持针器夹持7-0聚丙烯线端侧吻合乳内动脉与冠状动脉(一般为前降支,图3-9-4)。
10.固定乳内动脉	递心脏镊、笔式持针器夹持6-0聚丙烯线单针将乳内动脉吻合口两侧多余软组织固定于心脏表面(图3-9-5)。
11.近心端冠状动脉吻合	递心脏镊、冠状动脉刀切开需要搭桥的冠状动脉,递心脏镊、笔式持针器夹持7-0聚丙烯线端侧吻合大隐静脉与冠状动脉,同法移植所有大隐静脉。大隐静脉远端行端侧吻合后,可与其他冠状动脉行侧侧吻合,即"序贯桥"(图3-9-6)。
12.恢复心跳	巡回护士将床头降低,嘱麻醉医生膨肺,手术医生松开主动脉阻断钳,开放升主动脉,恢复冠状动脉血液供应,心脏恢复搏动。如不能自动恢复搏动,使用电除颤技术(图3-9-7)。

手术步骤	手术配合
13.主动脉打孔	递心脏镊、侧壁钳钳夹住主动脉侧壁，递11号刀片切开主动脉，递合适大小的打孔器打孔，依据需要吻合的数量打孔数个（图3-9-8）。
14.远心端冠状动脉吻合	递心脏镊、笔式持针器夹持6-0聚丙烯线连续缝合大隐静脉与主动脉根部打孔处（图3-9-9）。
15.桥血管排气	递血管夹钳夹静脉桥血管，松开侧壁钳，用1mL注射器针头或6-0聚丙烯线缝针多处穿刺桥血管排气（图3-9-10）。
16.检查吻合口	递心脏镊、温盐水冲洗吻合口，仔细检查每个吻合口有无漏血，如有漏血用7-0聚丙烯线缝合止血。
17.停体外循环	生命体征平稳，停体外循环，巡回护士遵医嘱注射鱼精蛋白中和肝素。
18.拔管	常规方法拔管，见本章第一节"成人体外循环的建立与撤除"。
19.检查心脏切口	递心脏镊、温盐水冲洗吻合口，检查吻合口有无漏血，如有漏血用4-0聚丙烯线缝合止血。
20.缝合心包，放置引流	清点手术物品，递心脏镊、2-0涤纶线连续缝合心包，递引流管放置心包、纵隔引流，递9×24角针、0号慕丝线固定引流管。
21.闭合胸骨	钢丝闭合胸骨，递心脏镊、电刀止血，清点手术物品后关胸。
22.缝合皮肤切口	再次清点手术物品，递1-0圆针可吸收线缝合皮下组织，递3-0角针可吸收线行皮内缝合，敷料覆盖切口，胶布固定。

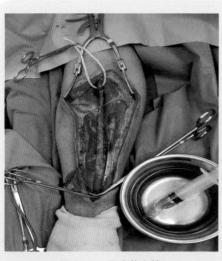

图3-9-1 取自体血管

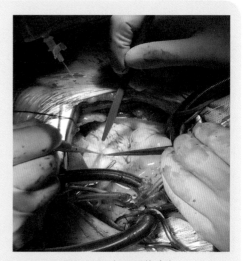

图3-9-2 切开冠状动脉

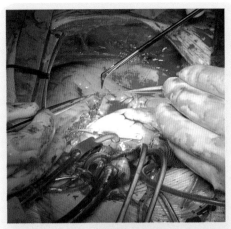

图3-9-3　修剪冠状动脉

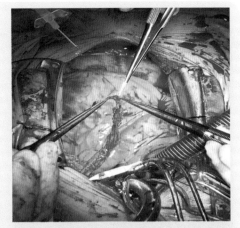

图3-9-4　冠状动脉吻合

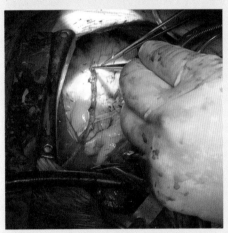

图3-9-5　固定乳内动脉

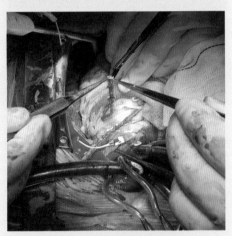

图3-9-6　近心端冠状动脉吻合

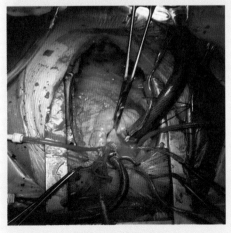

图3-9-7　恢复心跳

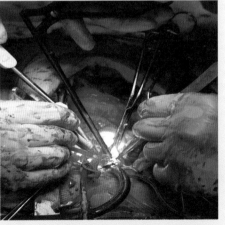

图3-9-8　主动脉打孔

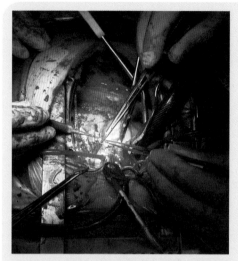
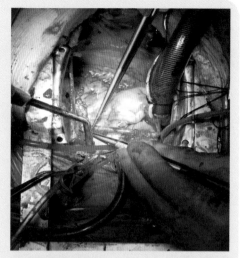

图3-9-9　远心端冠状动脉吻合　　　　　　　　图3-9-10　桥血管排气

【注意事项】

1.手术台上配制好肝素、罂粟碱水备用。

2.取大隐静脉与桡动脉时备弹力绷带。

3.保护好取下的自体血管。

4.提前配好硝酸甘油的微量泵。

第十节　冠状动脉瘘修补术

大多数冠状动脉瘘起源于右冠状动脉及分支，其次为左冠状动脉瘘，双侧瘘较少。冠状动脉瘘右心室最多，其次为右心房、肺动脉、左心房、左心室。先天性冠状动脉瘘是指冠状动脉及其分支与任一心腔或冠状静脉窦及其静脉分支或近心大血管，如肺动脉、肺静脉、上腔静脉之间存在的异常交通。

【用物准备】

1.基本用物：成人体外循环器械包、体外循环脸盆包、血管穿刺包、胸骨锯、胸部布类包、手术衣包。

2.一次性用物：11、15、20号刀片，1、0号慕丝线，10×24圆针，9×24角针，切口膜，抽吸管，孔被，电刀笔，电刀清洁片，灌洗器，橡胶引流管，手套，灯柄套。

3.特殊用物：骨蜡，阻闭配管，阻断带，2-0涤纶线，3-0、4-0聚丙烯线，1-0圆针可吸收线，3-0角针可吸收线，带针钢丝。

【手术体位】

仰卧位。

【手术切口】

胸骨正中切口。

【手术步骤及配合】

手术步骤	手术配合
1.消毒、铺单	皮肤消毒剂消毒皮肤，协助手术医生铺无菌单，胸骨正中切口。
2.暴露心脏	递20号刀片切开胸骨正中皮肤，递心脏镊、电刀游离胸骨上组织，递胸骨锯锯开胸骨后，递心脏镊、电刀、骨蜡止血，递胸骨牵开器撑开胸骨，递持针器夹持10×24圆针、1号慕丝线悬吊心包，巡回护士遵医嘱静脉注射肝素3mg/kg，告知手术团队成员并记录好肝素用量和使用时间（图3-10-1）。
3.建立体外循环	常规插管，建立体外循环，见本章第一节"成人体外循环的建立与撤除"（图3-10-2）。
4.切开肺动脉	递心脏镊、剪刀剪开肺动脉，心脏拉钩拉开肺动脉（图3-10-3）。
5.探查瘘口	递心脏镊、持针器夹持2-0涤纶线单针悬吊肺动脉，递蚊式钳钳夹线尾，探查瘘口冠状动脉的情况（图3-10-4）。
6.缝合冠状动脉瘘	如冠状动脉无明显扩张者，递心脏镊、持针器夹持2-0涤纶线直接在肺动脉内缝闭冠状动脉瘘内口，瘘口较大的选择大小合适的补片修补内口（图3-10-5）。
7.缝合肺动脉	递心脏镊、持针器夹持4-0聚丙烯线连续缝合肺动脉切口（图3-10-6）。
8.停体外循环	生命体征平稳，停体外循环，巡回护士遵医嘱注射鱼精蛋白中和肝素。
9.拔管	常规方法拔管，见本章第一节"成人体外循环的建立与撤除"。

手术步骤	手术配合
10.检查心脏切口	递心脏镊、温盐水冲洗吻合口，检查吻合口有无漏血，如有漏血用4-0聚丙烯线缝合止血。
11.缝合心包，放置引流	清点手术物品，递心脏镊、2-0涤纶线连续缝合心包，递引流管放置心包、纵隔引流，递9×24角针、0号慕丝线固定引流管。
12.闭合胸骨	钢丝闭合胸骨，递心脏镊、电刀止血，清点手术物品后关胸。
13.缝合皮肤切口	再次清点手术物品，递1-0圆针可吸收线缝合皮下组织，递3-0角针可吸收线行皮内缝合，敷料覆盖切口，胶布固定。

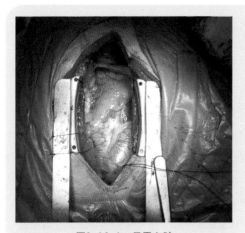

图3-10-1 暴露心脏

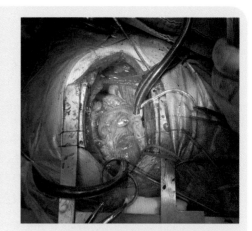

图3-10-2 建立体外循环

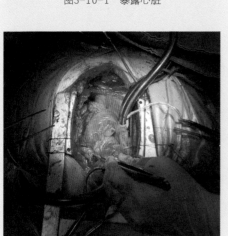

图3-10-3 切开肺动脉

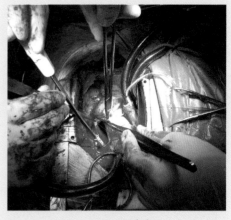

图3-10-4 探查瘘口

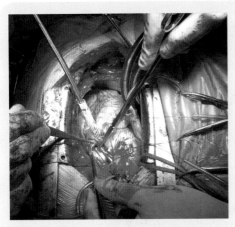
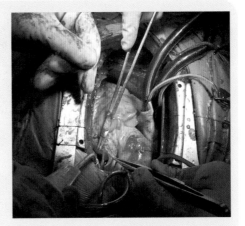

图3-10-5　缝合冠状动脉瘘　　　　　　　　图3-10-6　缝合肺动脉

【注意事项】

1.根据手术需要备修补材料。

2.及时清理手术台上的细屑，防止进入心脏血管引起栓塞。

第十一节 | 再次二尖瓣置换术

二尖瓣置换术后，可能因各种原因需再次行二尖瓣置换术，如瓣周漏、感染性心内膜炎、瓣膜血栓、瓣叶活动障碍、生物瓣衰败等。再次手术的患者，纵隔及心包腔明显粘连，开胸及建立体外的过程较困难，耗时较长。二尖瓣人工瓣因再次换瓣的原因不同而表现各异，如瓣周漏可探及人工瓣环外间隙，心内膜炎可见赘生物等。

【用物准备】

1.基本用物：成人体外循环器械包、体外循环脸盆包、换瓣器械包、血管穿刺包、摇摆锯、胸部布类包、手术衣包。

2.一次性用物：11、15、20号刀片，1、0号慕丝线，10×24圆针，9×24角针，显影纱布，切口膜，抽吸管，孔被，电刀，电刀清洁片，灌洗器，橡胶引流管，手套，灯柄套。

3.特殊用物：骨蜡，阻闭配管，阻断带，2-0涤纶线，2-0、3-0、4-0聚丙烯线，1-0圆针可吸收线，3-0角针可吸收线，无菌冰泥，人工瓣膜，带针钢丝。

【手术体位】

仰卧位。

【手术切口】

胸骨正中切口。

【手术步骤及配合】

手术步骤	手术配合
1.消毒、铺单	皮肤消毒剂消毒皮肤，协助手术医生铺无菌单。
2.暴露心脏	递20号刀片切开胸骨正中皮肤，递心脏镊、电刀游离胸骨上组织，递摇摆锯锯开胸骨，递骨蜡止血，注意取下钢丝的完整性，防止异物遗留（图3-11-1）。
3.缝合插管荷包	递牵开器撑开胸骨，递心脏镊、电刀止血，游离粘连的心包，递心脏镊、圆针1号慕丝线悬吊心包，暴露心脏，常规缝合插管荷包，巡回护士遵医嘱注射肝素3mg/kg，告知手术团队成员并记录好肝素用量和使用时间。
4.建立体外循环	常规插管，建立体外循环，见本章第一节"成人体外循环的建立与撤除"（图3-11-2）。
5.暴露二尖瓣	递心脏镊、升主动脉钳阻断升主动脉，主动脉根部灌注针内灌注心肌停搏液使心脏停搏，心脏表面放冰盐水或无菌冰泥，保持心脏局部低温，递心脏镊、11号刀片切开右心房、房间隔，递心脏拉钩拉开房间隔，暴露二尖瓣。
6.剪下二尖瓣	递心脏镊、11号刀片或剪刀剪下损坏的人工瓣膜，清除瓣膜周边的坏死组织，递生理盐水将心腔冲洗干净（图3-11-3）。
7.置瓣膜缝线	递心脏镊、大小合适的测瓣器测量二尖瓣瓣环大小，准备好相应大小的人工瓣膜。递心脏镊、持针器夹持2-0涤纶线双头针10~15对间断缝合瓣环（图3-11-4）。

续表

手术步骤	手术配合
8.缝合瓣膜	递心脏镊、持针器，将置好的缝线依次缝合在准备好的人工瓣膜上，缝合完毕后递试瓣器测试瓣膜闭合功能（图3-11-5）。
9.缝合房间隔	递心脏镊、持针器夹持3-0聚丙烯线连续褥式缝合房间隔（图3-11-6）。
10.恢复心跳	巡回护士将床摇头低位，嘱麻醉医生膨肺，手术医生松开主动脉阻断钳，开放升主动脉，恢复冠状动脉血液供应，心脏恢复搏动。如不能自动恢复搏动，使用电除颤技术。
11.缝合右心房	递心脏镊、持针器夹持4-0聚丙烯线连续褥式缝合右心房。
12.停体外循环	病情平稳，停体外循环，巡回护士遵医嘱注射鱼精蛋白中和肝素。
13.拔管	常规方法拔管，见本章第一节"成人体外循环的建立与撤除"。
14.检查心脏切口	递心脏镊、温盐水冲洗吻合口，检查吻合口有无漏血，如有漏血用4-0聚丙烯线缝合止血。
15.缝合心包，放置引流	清点手术物品，递心脏镊、2-0涤纶线连续缝合心包，递橡胶引流管放置心包、纵隔引流，递9×24角针、0号慕丝线固定引流管。
16.闭合胸骨	钢丝闭合胸骨，递心脏镊、电刀止血，清点手术物品后关胸。
17.缝合皮肤切口	再次清点手术物品，递1-0圆针可吸收线缝合皮下组织，递3-0角针可吸收线行皮内缝合，敷料覆盖切口，胶布固定。

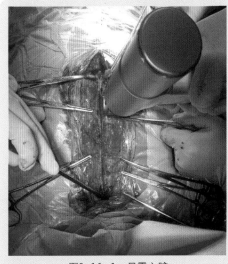 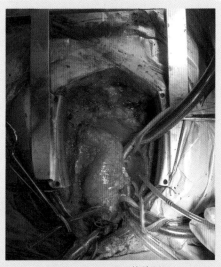

图3-11-1　暴露心脏　　　　　　　　图3-11-2　建立体外循环

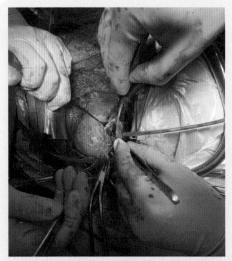

图3-11-3 剪下二尖瓣

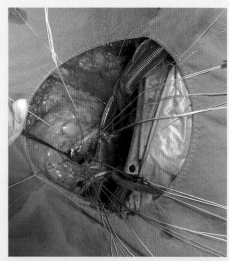

图3-11-4 置瓣膜缝线

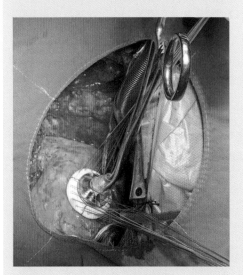

图3-11-5 缝合瓣膜

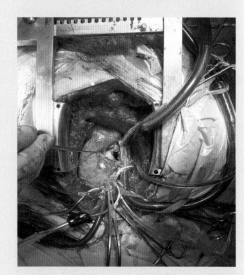

图3-11-6 缝合房间隔

【注意事项】

    1.备好摇摆锯及电量充足的电池。

    5.注意抗生素与鱼精蛋白使用不同静脉通路输注，避免发生药物反应。

    3.注意肝素化的时间。

    4.如使用生物瓣膜须按要求清洗瓣膜。

    5.做好心脏破裂的应急预案。

心脏肿瘤中最常见的是心房黏液瘤，黏液瘤可发生在任何心腔，最常发生在左心房，其次是右心房。多数为单发，少数多发，黏液瘤多呈息肉状，也有呈菊花状、葡萄状、分叶状等，瘤体质软，易破碎脱落，导致动脉栓塞，应尽早行黏液瘤摘除术。

【用物准备】

1.基本用物：成人体外循环器械包、体外循环脸盆包、血管穿刺包、胸骨锯、胸部布类包、手术衣包。

2.一次性用物：11、15、20号刀片，1、0号慕丝线，10×24圆针，9×24角针，显影纱布，切口膜，抽吸管，孔被，电刀笔，电刀清洁片，灌洗器，橡胶引流管，手套，灯柄套。

3.特殊用物：骨蜡，阻闭配管，2-0涤纶线，3-0、4-0聚丙烯线，1-0圆针可吸收线，3-0角针可吸收线，带针钢丝。

【手术体位】

仰卧位。

【手术切口】

胸骨正中切口。

【手术步骤及配合】

手术步骤	手术配合
1.消毒、铺单	皮肤消毒剂消毒皮肤，协助手术医生铺无菌单。
2.暴露心脏	递20号刀片切开胸骨正中皮肤，递心脏镊、电刀游离胸骨上组织。递胸骨锯锯开胸骨后，递心脏镊、电刀、骨蜡止血。递胸骨牵开器撑开胸骨，递持针器夹持10×24圆针、1号慕丝线悬吊心包，暴露心脏。巡回护士遵医嘱静脉注射肝素3mg/kg，告知手术团队成员并记录好肝素用量和使用时间。

手术步骤	手术配合
3.建立体外循环	常规插管，建立体外循环，见本章第一节"成人体外循环的建立与撤除"。
4.阻断主动脉	递心脏镊、主动脉钳阻断升主动脉，主动脉根部灌注心肌停搏液使心脏停搏。
5.剪开右心房	递心脏镊、剪刀剪开右心房，递心脏拉钩暴露右心房。
6.探查黏液瘤	递心脏镊、右心吸引头探查黏液瘤位置，卵圆窝附近局部组织有不同程度纤维增生改变，略有凸起，即为瘤蒂附着在房间隔左面的位置（图3-12-1）。
7.切除左心房黏液瘤	递心脏镊、持针器夹持2-0涤纶线单针在房间隔凸起处缝一牵引线，递蚊式钳钳夹线尾。递心脏镊、11号刀片切开房间隔一小切口，递剪刀沿瘤蒂周围剪下附着在房间隔上的黏液瘤瘤蒂，房间隔切口足够大时，轻提牵引线，轻柔地将瘤体提出，可用勺子伸进左心房托住瘤体，协助瘤体提出，注意尽量保证瘤体的完整性（图3-12-2）。
8.冲洗心脏	递心脏镊、生理盐水反复冲洗心脏，清理并检查左心房、左心室，确保无瘤体碎屑遗留（图3-12-3）。
9.缝合房间隔	递心脏镊、持针器夹持3-0聚丙烯线连续缝合房间隔，缺损大的需要用涤纶片或自体心包片修补房间隔（图3-12-4）。
10.恢复心跳	巡回护士将床头降低，嘱麻醉医生膨肺，手术医生松开主动脉阻断钳，开放升主动脉，恢复冠状动脉血液供应，心脏恢复搏动。如不能自动恢复搏动，使用电除颤技术。
11.缝合右心房	递心脏镊、持针器夹持4-0聚丙烯线连续缝合右心房切口。
12.停体外循环	生命体征平稳，停体外循环，巡回护士遵医嘱注射鱼精蛋白中和肝素。
13.拔管	常规方法拔管，见本章第一节"成人体外循环的建立与撤除"。
14.检查心脏切口	递心脏镊、温盐水冲洗吻合口，检查吻合口有无漏血，如有漏血用4-0聚丙烯线缝合止血。
15.缝合心包，放置引流	清点手术物品，递心脏镊、2-0涤纶线连续缝合心包，递引流管放置心包、纵隔引流，递9×24角针、0号慕丝线固定引流管。
16.闭合胸骨	钢丝闭合胸骨，递心脏镊、电刀止血，清点手术物品后关胸。
17.缝合皮肤切口	再次清点手术物品，递1-0圆针可吸收线缝合皮下组织，递3-0角针可吸收线行皮内缝合，敷料覆盖切口，胶布固定。

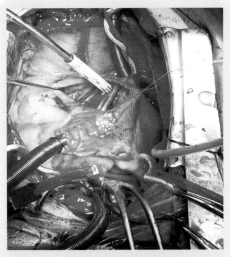
图3-12-1 探查黏液瘤

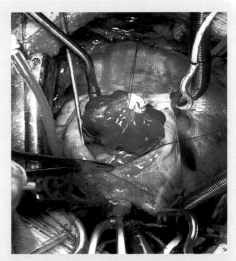
图3-12-2 切除左心房黏液瘤

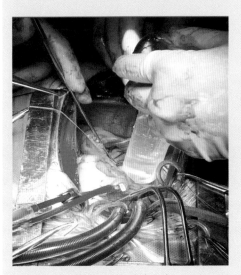
图3-12-3 冲洗心脏

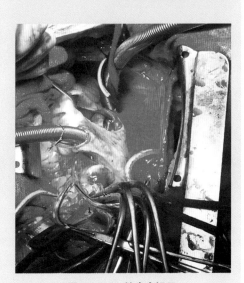
图3-12-4 缝合房间隔

【注意事项】

1.尽量减少改变体位，以防肿瘤脱落堵塞瓣膜口。

2.准备好细长勺子取肿瘤。

3.注意保持肿瘤的完整性。

4.准备大量生理盐水冲洗心脏，防止微栓进入血管。

5.妥善保管好切下的标本。

心脏损伤部位以右心室最为常见，其次为左心室、右心房、左心房。心脏损伤是由强力、高速、锐利的异物穿透胸壁进入心脏所致，少数因胸骨或肋骨骨折断端移位穿刺心脏引起，其他原因有介入性心脏治疗失误、心包穿刺及食管异物等均可造成心脏损伤。

【用物准备】

1.基本用物：成人体外循环器械包、体外循环脸盆包、血管穿刺包、胸骨锯、胸部布类包、手术衣包。

2.一次性用物：11、15、20号刀片，1、0号慕丝线，10×24圆针，9×24角针，显影纱布，切口膜，抽吸管，孔被，电刀笔，电刀清洁片，灌洗器，橡胶引流管，手套，灯柄套。

3.特殊用物：骨蜡，阻闭配管，2-0涤纶线，3-0、4-0聚丙烯线，1-0圆针可吸收线，3-0角针可吸收线，带针钢丝。

【手术体位】

仰卧位。

【手术切口】

胸骨正中切口。

【手术步骤及配合】

手术步骤	手术配合
1.消毒、铺单	皮肤消毒剂消毒皮肤，协助手术医生铺无菌单。
2.暴露心脏	递20号刀片切开胸骨正中皮肤，递心脏镊、电刀游离胸骨上组织，递胸骨锯锯开胸骨后，递心脏镊、电刀、骨蜡止血，递胸骨牵开器牵开胸骨，递持针器夹持10×24圆针、1号慕丝线悬吊心包，暴露心脏。
3.心脏探查	递心脏镊、温盐水冲洗心包腔、心脏表面，检查寻找心脏破口（图3-13-1）。

手术步骤	手术配合
4.缝合心脏破裂口	心脏破裂口位于心室且较小时,手术医生用手指压住破裂口,递心脏镊、持针器夹持4-0聚丙烯线穿过裂口全层心肌作褥式缝合;心脏破口位于心房时,递心脏镊、小儿沙氏钳钳夹破裂口心脏组织,递心脏镊、持针器夹持4-0聚丙烯线带垫片全层心肌连续缝合;心脏破口位于心室后壁或室壁破口面积较大时,巡回护士遵医嘱静脉注射肝素3mg/kg,并告知手术团队成员,尽快建立体外循环,心脏停搏下缝合心脏破裂口(图3-13-2)。
5.检查、冲洗伤口	递心脏镊、温盐水冲洗检查缝合伤口,查看伤口有无漏血、渗血,如有漏血、渗血则递心脏镊、持针器夹持4-0聚丙烯线缝合止血。
6.彻底清洗心包腔	递心脏镊、温盐水冲洗心包腔,必要时心包开窗引流,以防再次心脏压塞。
7.放置引流	清点手术物品,递心脏镊、2-0涤纶线连续缝合心包,递橡胶引流管放置心包、纵隔引流,递9×24角针、0号慕丝线固定引流管。
8.闭合胸骨	钢丝闭合胸骨,递心脏镊、电刀止血,清点手术物品后关胸。
9.缝合皮肤切口	再次清点手术物品,递1-0圆针可吸收线缝合皮下组织,递3-0角针可吸收线行皮内缝合,敷料覆盖切口,胶布固定关胸。

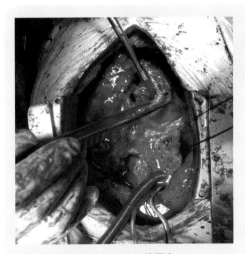

图3-13-1 心脏探查

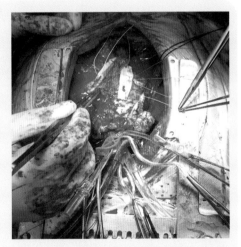

图3-13-2 缝合心脏破裂口

【注意事项】

1.手术紧急,要求手术人员提前准备好手术用物。

2.备好各种抢救药品。

心脏位于胸腔前下部的中纵隔内，周围裹以心包，心脏的后面主要是左心房后壁构成，后依食管、气管分支和进入两肺的左、右支气管，前面有坚固的胸骨，在钝性损伤时对心脏有保护作用。心脏异物多为盲管性火器伤所致，也有少数刃器或异物沿周围静脉被血流带到心脏者，异物可位于心包腔或心腔内，也可嵌入心肌和大血管上。

【用物准备】

1.基本用物：成人体外循环器械包、体外循环脸盆包、血管穿刺包、胸骨锯、胸部布类包、手术衣包。

2.一次性用物：11、15、20号刀片，1、0号慕丝线，10×24圆针，9×24角针，显影纱布，切口膜，抽吸管，孔被，电刀笔，电刀清洁片，灌洗器，橡胶引流管，手套，灯柄套。

3.特殊用物：骨蜡，阻闭配管，2-0涤纶线，3-0、4-0聚丙烯线，1-0圆针可吸收线，3-0角针可吸收线，带针钢丝。

【手术体位】

仰卧位。

【手术切口】

胸壁异物处切口。

【手术步骤及配合】

手术步骤	手术配合
1.消毒、铺单	皮肤消毒剂消毒皮肤，协助手术医生铺无菌单。

手术步骤	手术配合
2.暴露心脏	递20号刀片切开胸前异物处皮肤，递心脏镊、电刀游离皮下、肌肉组织，递胸骨牵开器撑开切口，递持针器夹持10×24圆针、1号慕丝线悬吊心包，暴露心脏。
3.探查异物	递心脏镊、电刀止血，探查心脏表面，寻找异物（图3-14-1）。
4.拔出异物	异物嵌入心壁或部分进入心腔且异物较小时，直接用心脏镊拔出；异物较大时递心脏镊、持针器夹持2-0涤纶线带垫围绕异物缝合荷包，做好预防出血的准备（图3-14-2）。
5.检查异物嵌入处	取出异物后收紧荷包缝线并打结，递心脏镊、温盐水冲洗检查异物嵌入处有无出血，如有，递心脏镊、持针器夹持4-0聚丙烯线缝合止血（图3-14-3）。
6.彻底止血	递心脏镊、温盐水冲洗检查心脏每个部位，确保没有其他伤口。
7.异物处理	如果异物进入心脏者，应在体外循环下将异物取出。
8.缝合心包，放置引流	清点手术物品，递心脏镊、2-0涤纶线连续缝合心包，递引流管，根据情况放置心包、纵隔或胸腔引流管（图3-14-4）。
9.根据情况闭合胸骨或关闭胸腔	递心脏镊、电刀止血，清点手术物品后关胸。
10.缝合皮肤切口	再次清点手术物品，递1-0圆针可吸收线缝合皮下组织，递3-0角针可吸收线行皮内缝合，敷料覆盖切口，胶布固定。

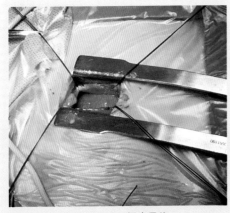

图3-14-1 探查异物

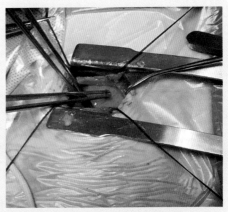

图3-14-2 拔出异物

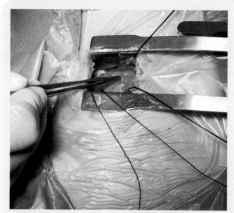
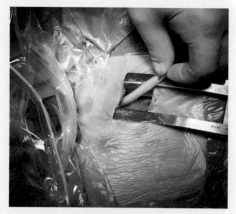

图3-14-3　检查异物嵌入处　　　　　　　　　　图3-14-4　放置引流

【注意事项】

1.尽量减少体位改变，防止异物移动。

2.取出的异物要妥善保存。

3.备好抢救设备及药品。

左心室室壁瘤一般继发于左前降支或右冠状动脉阻塞的透壁性心肌梗死之后，多见于前壁梗死，后壁梗死相对少见。大部分左室室壁瘤是冠心病和心肌梗死的结果，随着梗死的心肌出现坏死、变薄、收缩能力丧失，在愈合过程中被纤维瘢痕组织替代，可能随时导致心脏破裂，外科手术切除室壁瘤是最有效的治疗措施。

【用物准备】

1.基本用物：成人体外循环器械包、体外循环脸盆包、血管穿刺包、胸骨锯、胸部布类包、手术衣包。

2.一次性用物：11、15、20号刀片，1、0号慕丝线，10×24圆针，9×24角针，显影纱布，切口膜，抽吸管，孔被，电刀笔，电刀清洁片，灌洗器，橡胶引流管，手套，灯柄套。

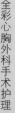

3.特殊用物：骨蜡，阻闭配管，2-0涤纶线，3-0、4-0聚丙烯线，1-0圆针可吸收线，3-0角针可吸收线，心脏修补毡片，带针钢丝。

【手术体位】

仰卧位。

【手术切口】

胸骨正中切口。

【手术步骤及配合】

手术步骤	手术配合
1.消毒、铺单	皮肤消毒剂消毒皮肤，协助手术医生铺无菌单。
2.暴露心脏	递20号刀片切开胸骨正中皮肤，递心脏镊、电刀游离胸骨上组织。递胸骨锯锯开胸骨后，递心脏镊、电刀、骨蜡止血。递胸骨牵开器撑开胸骨，递持针器夹持10×24圆针、1号慕丝线悬吊心包，暴露心脏。巡回护士遵医嘱静脉注射肝素3mg/kg，告知手术团队成员并记录好肝素用量和使用时间。
3.建立体外循环	常规插管，建立体外循环，见本章第一节"成人体外循环的建立与撤除"（图3-15-1）。
4.阻断主动脉	递心脏镊、主动脉钳阻断升主动脉，主动脉根部灌注心肌停搏液使心脏停搏。
5.切除室壁瘤	探查心脏，确认室壁瘤的位置。递心脏镊、11号刀片切开室壁瘤边缘，递心脏剪沿室壁瘤的边缘剪除室壁瘤，彻底清除周边的异常坏死组织（图3-15-2）。
6.缝合修补左心室	修剪毡片至心室切口合适大小，将毡片固定在心室切口左、右边缘，递心脏镊、持针器夹持4~5对2-0涤纶线，间断缝合左心室切口（图3-15-3）。
7.加固左心室切口	递心脏镊、持针器夹持带毡片的3-0聚丙烯线连续褥式缝合，加固切口（图3-15-4）。
8.拉紧缝线	递带胶管的直角钳，将聚丙烯线逐层拉紧后打结，防止左心室渗血。
9.恢复心跳	巡回护士将床头降低，嘱麻醉医生膨肺，手术医生松开主动脉阻断钳，开放升主动脉，恢复冠状动脉血液供应，心脏恢复搏动。如不能自动恢复搏动，使用电除颤技术。
10.停体外循环	生命体征平稳，停体外循环，巡回护士遵医嘱注射鱼精蛋白中和肝素。

手术步骤	手术配合
11.拔管	常规方法拔管，见本章第一节"成人体外循环的建立与撤除"。
12.检查心脏切口	递心脏镊、温盐水冲洗吻合口，检查吻合口有无漏血，如有漏血用4-0聚丙烯线缝合止血。
13.缝合心包，放置引流	清点手术物品，递心脏镊、2-0涤纶线连续缝合心包，递引流管放置心包、纵隔引流，递9×24角针、0号慕丝线固定引流管。
14.闭合胸骨	钢丝闭合胸骨，递心脏镊、电刀止血，清点手术物品后关胸。
15.缝合皮肤切口	再次清点手术物品，递1-0圆针可吸收线缝合皮下组织，递3-0角针可吸收线行皮内缝合，敷料覆盖切口，胶布固定。

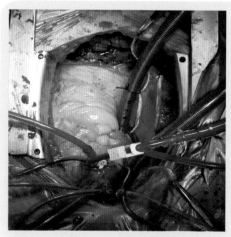

图3-15-1　建立体外循环

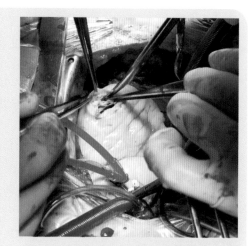

图3-15-2　切除室壁瘤

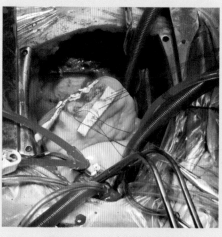

图3-15-3　缝合修补左心室

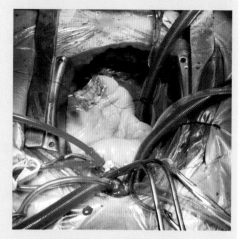

图3-15-4　加固左心室切口

【注意事项】

1.备好急救药品，预防术前突发状况。

2.安抚患者紧张情绪，做好心理护理，预防心绞痛的发生。

3.备好左心室修补材料。

4.术中做好心肌保护的各项措施。

5.持续观察尿量及尿液颜色变化。

第十六节 主动脉窦瘤破裂修补术

主动脉窦是由主动脉瓣叶、瓣环和瓣叶相对应的主动脉壁组成，三者形成向上开口的袋状腔，向外呈壶腹样膨出。主动脉窦共有3个，分别是右冠状动脉窦、左冠状动脉窦、无冠状动脉窦。由于主动脉窦壁的局部先天性薄弱，在主动脉压力作用下，逐渐向外凸出形成薄壁囊袋，最终破入邻近心腔或心脏外，导致主动脉窦瘤破裂。

【用物准备】

1.基本用物：成人体外循环器械包、体外循环脸盆包、血管穿刺包、胸骨锯、胸部布类包、手术衣包。

2.一次性用物：11、15、20号刀片，1、0号慕丝线，10×24圆针，9×24角针，显影纱布，切口膜，抽吸管，孔被，电刀笔，电刀清洁片，灌洗器，橡胶引流管，手套，灯柄套。

3.特殊用物：骨蜡，阻闭配管，2-0涤纶线，3-0、4-0聚丙烯线，1-0圆针可吸收线，3-0角针可吸收线，无菌冰泥，带针钢丝。

【手术体位】

仰卧位。

【手术切口】

胸骨正中切口。

【手术步骤及配合】

手术步骤	手术配合
1.消毒、铺单	皮肤消毒剂消毒皮肤，协助手术医生铺无菌单。
2.暴露心脏	递20号刀片切开胸骨正中皮肤，递心脏镊、电刀游离胸骨上组织，递胸骨锯锯开胸骨后，递心脏镊、电刀、骨蜡止血，递胸骨牵开器撑开胸骨。递持针器夹持10×24圆针、1号慕丝线悬吊心包，暴露心脏。巡回护士遵医嘱静脉注射肝素3mg/kg，告知手术团队成员并记录好肝素用量和使用时间。
3.建立体外循环	常规插管，建立体外循环，见本章第一节"成人体外循环的建立与撤除"。
4.路径选择	
（1）经右心室路径	
①探查主动脉窦瘤	递心脏镊、11号刀片纵行切开右心室流出道前壁，可见囊状瘤体，有动脉血从破口喷出（图3-16-1）。
②阻断主动脉	递心脏镊、主动脉阻断钳阻断升主动脉，主动脉内灌注心肌停搏液使心脏停搏。
③切除主动脉窦瘤	递心脏镊、剪刀纵行剪开瘤体，探查后将瘤体切除。
④缝合主动脉窦瘤	窦瘤颈部细小者，递心脏镊、持针器夹持2-0带垫涤纶线行间断"8"字缝合。
⑤补片缝合主动脉窦瘤	需要补片修补的窦瘤，递心脏镊、持针器夹持2-0涤纶线间断缝合或4-0聚丙烯线连续缝合补片（图3-16-2）。
（2）经右心房路径	
①切开右心房	主动脉窦瘤破入右心房时，递心脏镊、11号刀片切开右心房侧壁。
②剪除瘤体	瘤体一般在三尖瓣前瓣和隔瓣交界处的稍后方，递心脏拉钩暴露瘤颈部，递剪刀剪除瘤体（图3-16-3）。
③直接缝合主动脉窦瘤破口	递心脏镊、持针器夹持2-0带垫涤纶线水平褥式缝合主动脉窦瘤破口。
④补片缝合主动脉窦瘤破口	不能直接缝合的主动脉窦瘤破口，选择大小合适的涤纶片修补。递心脏镊、持针器夹持4-0聚丙烯线连续缝合主动脉窦瘤破口（图3-16-4）。
（3）经主动脉根部路径	
①切口选择	主动脉窦瘤破入左心室，选择升主动脉根部切口。
②阻断升主动脉	递心脏镊、升主动脉钳阻断升主动脉，递心脏镊、11号刀片横行切开主动脉根部前壁，递灌注管直接经左、右冠状动脉开口灌注低温心肌停搏液。

手术步骤	手术配合
③剪除瘤体	心包腔内放置无菌冰泥降温，递心脏镊探查瘤颈，递小神经拉钩将瘤体勾至主动脉内，递剪刀剪除瘤体（图3-16-5）。
④直接缝合主动脉窦瘤破口	递心脏镊、持针器夹持2-0带垫涤纶线水平褥式缝合主动脉窦瘤破口。
⑤补片缝合主动脉窦瘤破口	不能直接缝合的主动脉窦瘤破口，选择大小合适的涤纶片补片，递心脏镊、持针器夹持4-0聚丙烯线连续缝合主动脉窦瘤破口（图3-16-6）。
5.恢复心跳	巡回护士将床头摇低，嘱麻醉医生膨肺，松开主动脉阻断钳，开放升主动脉，恢复冠状动脉血液供应，心脏恢复搏动。如不能自动恢复搏动，使用电除颤技术。递心脏镊、持针器夹持4-0聚丙烯线关闭心脏切口。
6.停体外循环	生命体征平稳，停体外循环，巡回护士遵医嘱注射鱼精蛋白中和肝素。
7.拔管	常规方法拔管，见本章第一节"成人体外循环的建立与撤除。
8.检查心脏切口	递心脏镊、温盐水冲洗吻合口，检查吻合口有无漏血，如有漏血用4-0聚丙烯线缝合止血。
9.缝合心包，放置引流	清点手术物品，递心脏镊、2-0涤纶线连续缝合心包，递引流管放置心包、纵隔引流，递9×24角针、0号慕丝线固定引流管。
10.闭合胸骨	钢丝闭合胸骨，递心脏镊、电刀止血，清点手术物品后关胸。
11.缝合皮肤切口	再次清点手术物品，递1-0圆针可吸收线缝合皮下组织，递3-0角针可吸收线行皮内缝合，敷料覆盖切口，胶布固定。

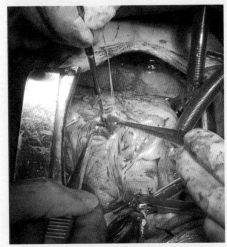

图3-16-1 探查主动脉窦瘤

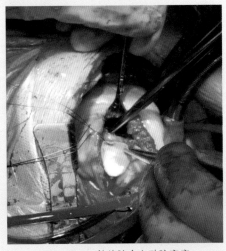

图3-16-2 补片缝合主动脉窦瘤

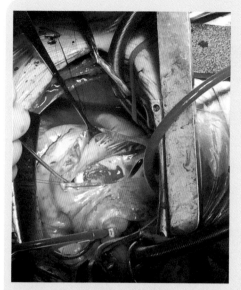

图3-16-3 剪除瘤体

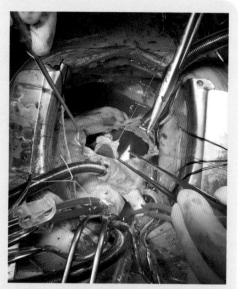

图3-16-4 补片缝合主动脉窦瘤破口

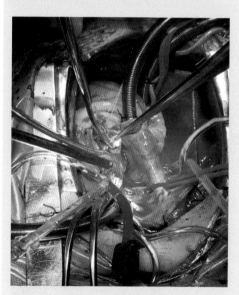

图3-16-5 剪除瘤体

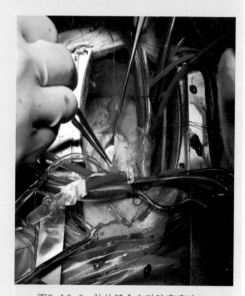

图3-16-6 补片缝合主动脉窦瘤破口

【注意事项】

1.备好各种修补材料。

2.及时收回切下的瘤体，妥善保存。

3.及时擦干净器械上残留的组织，防止带入心脏引起栓塞。

第十七节 主动脉根部置换术

主动脉根部包括主动脉瓣叶、瓣环、瓣间三角和主动脉窦。主动脉根部置换术（Bentall手术）是用带瓣膜涤纶血管置换全部的主动脉窦部、主动脉瓣与部分升主动脉，同时行冠状动脉移植。

【用物准备】

1.基本用物：成人体外循环器械包、体外循环脸盆包、换瓣器械包、精细特殊器械、血管穿刺包、胸骨锯、胸部布类包、手术衣包。

2.一次性用物：11、15号、20号刀片，1、0号慕丝线，10×24圆针，9×24角针，显影纱布，切口膜，抽吸管，孔被，电刀笔，电刀清洁片，灌洗器，橡胶引流管，手套，灯柄套。

3.特殊用物：骨蜡，阻闭配管，2-0涤纶线，2-0聚丙烯线，3-0、4-0、5-0聚丙烯线，1-0圆针可吸收线，3-0角针可吸收线，无菌冰泥，带瓣膜人工血管，人工血管烧灼器，带针钢丝。

【手术体位】

仰卧位。

【手术切口】

胸骨正中切口。

【手术步骤及配合】

手术步骤	手术配合
1.消毒、铺单	皮肤消毒剂消毒皮肤，协助手术医生铺无菌单。
2.暴露心脏	递20号刀片切开胸骨正中皮肤，递心脏镊、电刀游离胸骨上组织，递胸骨锯锯开胸骨后，递心脏镊、电刀、骨蜡止血，递胸骨牵开器撑开胸骨，递持针器夹持10×24圆针、1号慕丝线悬吊心包，暴露心脏。巡回护士遵医嘱静脉注射肝素3mg/kg，告知手术团队成员并记录好肝素用量和使用时间。

手术步骤	手术配合
3.建立体外循环	插房腔管，建立体外循环，见本章第一节"成人体外循环的建立与撤除"。
4.阻断升主动脉	递升主动脉阻断钳阻断升主动脉，递心脏镊、剪刀剪开主动脉瘤壁，递盐水垫，心脏表面放入无菌冰泥保护心脏。
5.直接灌注	递心脏镊、左灌注管插入左冠状动脉直接灌注，递心脏镊、持针器夹持2-0涤纶线单针固定，递心脏镊、右灌注管插入右冠状动脉，行心脏灌注停搏液至心脏停搏。
6.剪下主动脉瓣膜	递心脏镊、剪刀剪下病变主动脉瓣膜，递大小合适的主动脉瓣测瓣器测量主动脉瓣瓣膜大小（图3-17-1）。
7.缝合带主动脉瓣的人工血管	选择合适的带主动脉瓣膜的人工血管，递心脏镊、持针器夹持2-0涤纶线10~20根间断缝合带主动脉瓣的人工血管（图3-17-2）。
8.人工血管左侧打孔	递心脏镊、电烧灼器在人工血管上对应左冠状动脉开口处烧灼大小合适的吻合口（图3-17-3）。
9.吻合左冠状动脉	递心脏镊、持针器夹持5-0聚丙烯线将人工血管侧壁孔与左冠状动脉开口处吻合（图3-17-4）。
10.人工血管右侧打孔	递心脏镊、电烧灼器在人工血管上对应右冠状动脉开口处烧灼大小合适的吻合口。
11.吻合右冠状动脉	递心脏镊、持针器夹持5-0聚丙烯线不带垫将人工血管侧壁孔与右冠状动脉开口处吻合。
12.吻合主动脉远端	递心脏镊、持针器夹持4-0聚丙烯线带垫将人工血管远端与主动脉远端吻合，备毛毡片固定吻合口（图3-17-5）。
13.恢复心跳	巡回护士将床头摇低，嘱麻醉医生膨肺，手术医生松开主动脉阻断钳，开放升主动脉，恢复冠状动脉血液供应，心脏恢复搏动。如不能自动恢复搏动，使用电除颤技术。
14.包裹人工血管	递心脏镊、持针器夹持4-0聚丙烯线连续缝合瘤壁包裹人工血管（图3-17-6）。
15.停体外循环	患者生命体征平稳，停体外循环，巡回护士遵医嘱注射鱼精蛋白中和肝素。
16.拔管	常规方法拔管，见本章第一节"成人体外循环的建立与撤除"。
17.检查心脏切口	递心脏镊、温盐水冲洗吻合口，检查吻合口有无漏血，如有漏血用4-0聚丙烯线缝合止血。

手术步骤	手术配合
18.缝合心包，放置引流	清点手术物品，递心脏镊、2-0涤纶线连续缝合心包，递引流管放置心包、纵隔引流，递9×24角针、0号慕丝线固定引流管。
19.闭合胸骨	钢丝闭合胸骨，递心脏镊、电刀止血，清点手术物品后关胸。
20.缝合皮肤切口	再次清点手术物品，递1-0圆针可吸收线缝合皮下组织，递3-0角针可吸收线行皮内缝合，敷料覆盖切口，胶布固定。

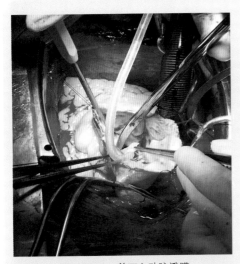

图3-17-1 剪下主动脉瓣膜

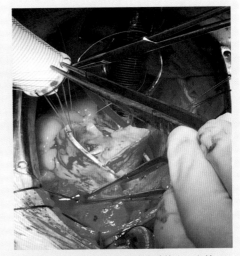

图3-17-2 缝合带主动脉瓣的人工血管

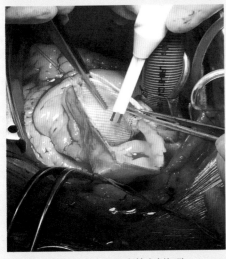

图3-17-3 人工血管左侧打孔

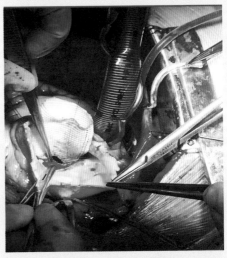

图3-17-4 吻合左冠状动脉

第三章 成人心脏大血管手术配合

169

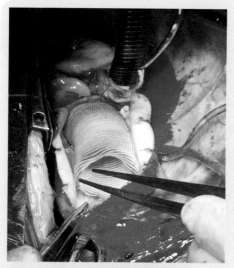

图3-17-5　吻合主动脉远端

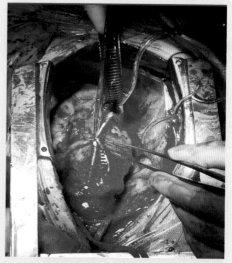

图3-17-6　包裹人工血管

【注意事项】

1.做好心理护理，稳定患者情绪。

2.备好大小合适的带主动脉瓣血管及电烧灼器。

3.保护好开上台的带人工血管的主动脉瓣，不能用手接触瓣膜结构。

4.保存好切下的瓣膜标本。

第十八节　全主动脉弓置换术

主动脉弓是指近端的无名动脉至左锁骨下动脉远端的主动脉段。一般累及主动脉弓部的主动脉瘤或主动脉夹层需要行全主动弓置换术。全主动脉弓置换术需要在全麻深低温停循环加选择性脑灌注下进行手术，用三分支人工血管置换主动脉弓部及分别吻合头臂动脉、左颈总动脉和左锁骨下动脉。

【用物准备】

1.基本用物：成人体外循环器械包、体外循环脸盆包、换瓣器械包、大血管器械包、血管穿刺包、胸骨锯、胸部布类包、手术衣包。

2.一次性用物：11、15、20号刀片，2-0、0、1号慕丝线，10×24圆针，9×24角针，显影纱布，切口膜，抽吸管，孔被，电刀笔，电刀清洁片，灌洗器，橡胶引流管，手套，灯柄套。

3.特殊用物：骨蜡，阻闭配管，阻断带，2-0涤纶线，2-0、3-0、4-0、5-0聚丙烯线，1-0圆针可吸收线，3-0角针可吸收线，无菌冰泥，冰帽，20mL、1mL注射器，24G动脉穿刺针，人工血管，人工血管烧灼器，术中释放支架，橡胶引流管，带针钢丝。

【手术体位】

仰卧位。

【手术切口】

胸骨正中切口。

【手术步骤及配合】

手术步骤	手术配合
1.消毒、铺单	皮肤消毒剂消毒皮肤，协助手术医生铺无菌单。
2.游离腋动脉	递20号刀片切开腋动脉处皮肤，递乳突牵开器牵开，递心脏镊、电刀游离出腋动脉，递弯钳带阻断带或1号慕丝线悬吊腋动脉，递蚊式钳钳夹线尾（图3-18-1）。
3.游离股动脉	递20号刀片切开股动脉处皮肤，递乳突牵开器牵开，递心脏镊、电刀游离出股动脉，递弯钳带阻断带或1号慕丝线悬吊股动脉，递蚊式钳钳夹线尾（图3-18-2）。
4.暴露心脏	递20号刀片切开胸骨正中皮肤，递心脏镊、电刀游离胸骨上组织，递胸骨锯锯开胸骨后，递心脏镊、电刀、骨蜡止血，递胸骨牵开器撑开胸骨，暴露心脏。
5.游离主动脉三个分支	递心脏镊、电刀分别游离出无名动脉、左颈总动脉、左锁骨下动脉，分别过阻断带或1号慕丝线，巡回护士遵医嘱静脉注射肝素3mg/kg，告知手术团队成员并记录好肝素用量和使用时间。为患者戴冰帽。
6.打开心包	递心脏镊、电刀打开心包，递心脏镊、持针器夹持10×24圆针、1号慕丝线悬吊心包，暴露心脏。

续表1

手术步骤	手术配合
7.插股动脉、腋动脉管	选择直管插入股动脉、腋动脉内，剪2根3cm长的28号引流管分别套进两根动脉插管上，前端留2.5cm，分别插入腋动脉股动脉内，连接好体外循环管道（图3-18-3）。
8.缝合房腔管荷包	递心脏镊、持针器夹持3-0聚丙烯线缝合房腔管荷包，递套管、蚊式钳套线。
9.建立体外循环	递心脏镊、持针器夹持2-0涤纶线双反针缝合右上肺静脉荷包。递心脏镊、11号刀片分别插入房腔管、左心管，连接管道，建立体外循环。
10.阻断升主动脉	递主动脉阻断钳阻断升主动脉，递心脏镊、11号刀片切开升主动脉，插入左侧冠状动脉灌注管，递心脏镊、持针器夹持2-0涤纶线单针固定，递心脏镊插入右侧冠状动脉灌注，行心脏灌注直至停搏。
11.准备人工血管	递心脏镊、剪刀将合适大小的四分支人工血管主干剪下一段。
12.主动脉根部吻合	递心脏镊、持针器夹持4-0聚丙烯线将剪下的人工血管与主动脉根部吻合（图3-18-4）。
13.放入象鼻支架	温度降至25℃以下，递管道钳钳夹股动脉插管，递小阻断钳阻断三支分支动脉，将象鼻支架放入降主动脉，再递大弯钳适当撑开象鼻支架（图3-18-5）。
14.吻合人工血管	递心脏镊、持针器夹持3-0聚丙烯线连续"三明治缝合"四分支血管主干远心端与降主动脉及象鼻支架近心端边缘（图3-18-6）。
15.人工血管排气	递心脏镊、1把大弯钳、4把中弯钳钳夹人工血管主干和分支，松开股动脉上管道钳，恢复下肢灌注，将人工血管排气（图3-18-7）。
16.吻合左锁骨下动脉	递心脏镊、持针器夹持5-0聚丙烯线吻合左锁骨下动脉与分支血管（图3-18-8）。
17.吻合左颈总动脉	递心脏镊、持针器夹持5-0聚丙烯线吻合左颈总动脉与分支血管（图3-18-9）。
18.吻合人工血管主干	递心脏镊、持针器夹持4-0聚丙烯线连续缝合吻合两端人工血管主干（图3-18-10）。
19.人工血管再次排气	巡回护士将床头摇低。递心脏镊，松开主动脉阻断钳，递大排气针和1mL注射器针头分别给人工血管主干和分支排气，电击除颤，恢复心脏搏动。
20.吻合无名动脉	递心脏镊、持针器夹持5-0聚丙烯线吻合无名动脉与分支血管（图3-18-11）。
21.包裹人工血管	递心脏镊、持针器夹持4-0聚丙烯线将升主动脉外壁包裹人工血管，递剪刀剪下部分心包，递心脏镊、持针器夹持4-0聚丙烯线将人工血管外瘤壁及自体心包与右心耳吻合做分流（图3-18-12）。

手术步骤	手术配合
22.停止体外循环	患者生命体征平稳，停体外循环，巡回护士遵医嘱注射鱼精蛋白中和肝素。
23.拔管	常规方法拔管，见本章第一节"成人体外循环的建立与撤除"。
24.检查心脏切口	递心脏镊、温盐水冲洗吻合口，检查吻合口有无漏血，如有漏血用4-0聚丙烯线缝合止血。
25.缝合心包，放置引流	清点手术物品，递心脏镊、2-0涤纶线连续缝合心包，递引流管放置心包、纵隔引流，递9×24角针、0号慕丝线固定引流管。
26.闭合胸骨	钢丝闭合胸骨，递心脏镊、电刀止血，清点手术物品后关胸。
27.缝合皮肤切口	再次清点手术物品，递1-0圆针可吸收线缝合皮下组织，递3-0角针可吸收线行皮内缝合，同法缝合股动脉、股动脉切口，敷料覆盖切口，胶布固定。

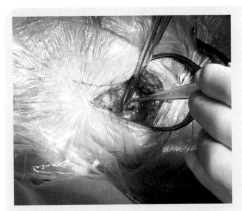

图3-18-1 游离腋动脉

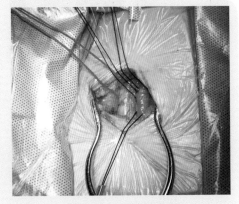

图3-18-2 游离股动脉

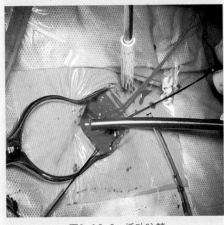

图3-18-3 插动脉管

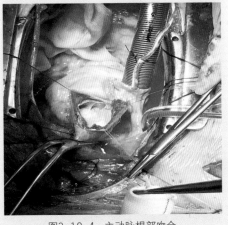

图3-18-4 主动脉根部吻合

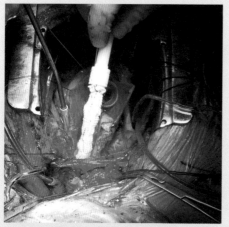

图3-18-5 放入象鼻支架

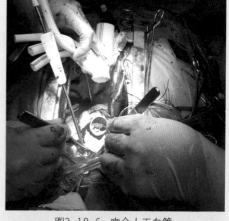

图3-18-6 吻合人工血管

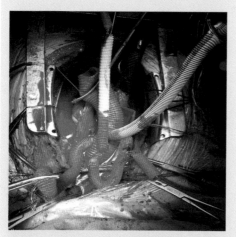

图3-18-7 人工血管排气

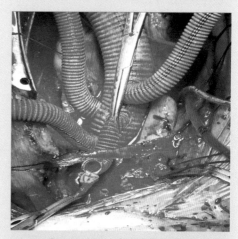

图3-18-8 吻合左锁骨下动脉

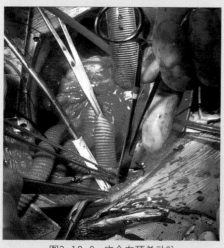

图3-18-9 吻合左颈总动脉

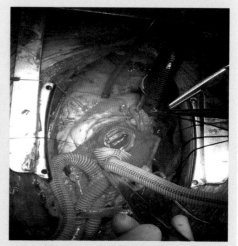

图3-18-10 吻合人工血管主干

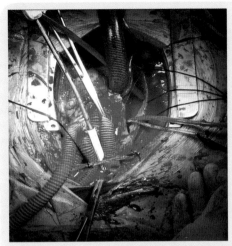
图3-18-11 吻合无名动脉

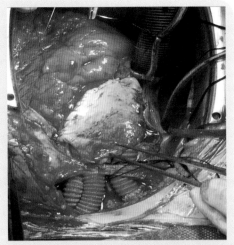
图3-18-12 包裹人工血管

【注意事项】

1.使用过床易过床，以防患者用力导致动脉瘤破裂。

2.根据手术进展调节手术间温度。准备保暖设备，如加温输液系统、暖风机、变温毯等，预防患者低体温。

3.做好心理护理，预防因躁动引起的血压波动。

4.建立上下肢有创动脉压、两套中心静脉通路，下肢选择合适的血管用18G留置针建立静脉通路。

5.注意患者受压部位的皮肤保护，预防压疮。

6.及时戴好冰帽，减少脑组织耗氧。准备无菌冰泥，保护心脏。

7.备好各种抢救药品。

第十九节 胸腹主动脉瘤切除人工血管置换术

　　胸腹部主动脉瘤向上可以扩展至左锁骨下动脉，向下扩展至腹主动脉分叉处，但主要累及膈肌上下小范围的主动脉，以及腹腔动脉、肠系膜上动脉、双侧肾动脉、肠系膜下动脉开口部位及其主干。由先天性或后天性疾病所致的胸腹部主动脉壁正常结构的损害，尤其是承受压力和维持大动脉功能的弹力纤维变性脆弱和受到破坏，胸腹部主动脉在血流压力的作用下逐渐膨胀和扩张，形成胸腹部主动脉瘤。

【用物准备】

1.基本用物：成人体外循环器械包、体外循环脸盆包、换瓣器械包、大血管器械包、动脉瘤特殊器械包、腹腔自动拉钩、血管穿刺包、胸部布类包、手术衣包。

2.一次性用物：11、15、20号刀片，1、0、2-0慕丝线，10×24圆针，9×24角针，显影纱布，切口膜，抽吸管，孔被，电刀笔，电刀清洁片，灌洗器，橡胶引流管，手套，灯柄套。

3.特殊用物：阻闭配管，阻断带，2-0涤纶线，2-0、3-0、4-0、5-0、6-0聚丙烯线，1-0圆针可吸收线，3-0角针可吸收线，20mL、1mL注射器，24 G动脉穿刺针，人工血管，人工血管烧灼器。

【手术体位】

右侧卧位，身体后仰。

【手术切口】

左侧胸腹联合切口。

【手术步骤及配合】

手术步骤	手术配合
1.消毒、铺单	皮肤消毒剂消毒皮肤，协助手术医生铺无菌单（图3-19-1）。
2.游离股动脉	递20号刀片切开股动脉处皮肤，递乳突牵开器牵开，递心脏镊、电刀游离股动脉，递直角钳、弯钳带小阻断带或1号慕丝线过带，牵拉股动脉，递过线钩，胶管套管（图3-19-2）。
3.暴露动脉瘤	根据动脉瘤向近侧扩展的范围，可选择5、6肋骨间隙切口，斜行向下延长过肋缘，并继续向下斜行至上腹部，以暴露上腹部主动脉。如动脉瘤累及范围大，可取上胸部切口，斜向下过肋缘，再向下做腹部旁正中或正中切口，直至耻骨上方，递大肋骨牵开器、腹腔自动拉钩暴露动脉瘤。

续表1

手术步骤	手术配合
4.游离胸腹主动脉	递心脏镊、电刀仔细分离侧腹壁与腹膜间组织，将腹部左半结肠，左肾和肾上腺从后腹壁分离向右牵拉保护（图3-19-3）。
5.股动脉插管	巡回护士遵医嘱静脉注射肝素1.5mg/kg，并告知手术团队成员，记录好肝素用量和使用时间。递心脏镊、小阻断钳阻断股动脉，递11号刀片切开股动脉，置入股动脉插管，递1号慕丝线结扎固定管道（图3-19-4）。
6.左下肺静脉插管	递心脏镊、持针器夹持4-0聚丙烯线缝合左下肺静脉荷包，递过线钩，胶管套管，递心脏镊、11号刀片切开肺静脉，置入左下肺静脉插管，递1号慕丝线结扎固定管道，建立左心转流（图3-19-5）。
7.暴露胸腹部主动脉	递心脏镊、电刀将膈肌辐射状切开至主动脉裂孔，于左腰大肌与内脏腹膜反折处，显露被腹膜后脂肪包绕的胸腹部主动脉左侧壁，暴露从左锁骨下动脉开口处至腹主动脉分叉支全段胸腹部主动脉（图3-19-6）。
8.吻合近端主动脉与人工血管	选择大小合适的人工血管，递心脏镊、两把阻断钳阻断近心端主动脉两端，递心脏镊、剪刀剪断主动脉，递心脏镊、持针器夹持3-0聚丙烯线连续缝合近端主动脉与人工血管，吻合完后将阻断钳夹在人工血管上，检查吻合口有无漏血，如有漏血则递心脏镊、持针器夹持4-0聚丙烯线缝合（图3-19-7）。
9.切开动脉瘤	递心脏镊、阻断带将动脉瘤上下分别套上阻断带，递心脏镊、阻断钳将动脉瘤近、远侧主动脉及通向动脉瘤的各分支均上阻断钳阻断，纵行切开动脉瘤（图3-19-8）。
10.闭合部分肋间动脉	递心脏镊、持针器夹持2-0涤纶线单针缝闭部分肋间动脉（图3-19-9）。
11.吻合部分肋间动脉	递心脏镊、人工血管打孔器将人工血管与肋间动脉相对应处打孔，递心脏镊、持针器夹持4-0聚丙烯线连续缝合打孔处与肋间动脉开口（图3-19-10）。
12.灌注双肾、腹腔干、肠系膜上动脉	连接2根灌注管，分别插入左、右肾动脉，灌注肾灌注液，另2根灌注管插入腹腔干、肠系膜上动脉，持续灌注血液，保护腹腔内脏器（图3-19-11）。
13.吻合右肾动脉	递心脏镊、持针器夹持5-0聚丙烯线连续缝合人工血管的分支与右肾动脉，吻合后在人工血管左肾动脉开窗处上侧壁钳，再将人工血管阻断钳移至肾动脉吻合口下端，及早恢复右肾血液供应（图3-19-12）。
14.吻合左肾动脉	递心脏镊、持针器夹持5-0聚丙烯线连续缝合人工血管的分支与左肾动脉（图3-19-13）。

手术步骤	手术配合
15.吻合肠系膜上动脉	递心脏镊、持针器夹持5-0聚丙烯线连续缝合人工血管的分支与肠系膜上动脉，吻合完成后，将人工血管阻断钳下移，恢复腹腔脏器血运（图3-19-14）。
16.吻合腹腔干动脉	递心脏镊、持针器夹持5-0聚丙烯线连续缝合人工血管的分支与腹腔干动脉（图3-19-15）。
17.人工血管远端与腹主动脉吻合	递心脏镊、持针器夹持4-0聚丙烯线将人工血管远端与腹主动脉吻合，吻合后缓慢开放所有阻断钳，递1mL注射器针头将人工血管彻底排气，停止左心转流（图3-19-16）。
18.彻底止血	递心脏镊、温盐水彻底检查各吻合口有无漏血，递心脏镊、持针器夹持4-0聚丙烯线将剪开的动脉壁外层将人工血管包裹，保护人工血管，拆除左心转流插管，巡回护士遵医嘱注射鱼精蛋白中和肝素。
19.关闭切口	清点手术物品，递心脏镊、持针器夹持2-0涤纶线间断褥式缝合膈肌，放置胸膜腔引流管，递9×24角针、0号慕丝线固定引流管，再次清点手术物品，关闭胸腹部切口。必要时使用钢丝固定。
20.缝合皮肤切口	再次清点手术物品，递1-0圆针可吸收线缝合皮下组织，递3-0角针可吸收线行皮内缝合，同法缝合股动脉切口，敷料覆盖切口，胶布固定。

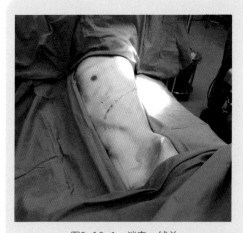

图3-19-1　消毒、铺单

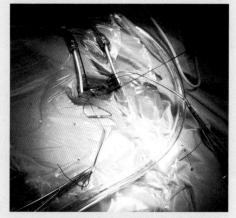

图3-19-2　游离股动脉

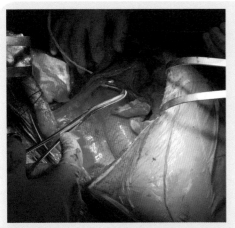

图3-19-3 游离胸腹主动脉

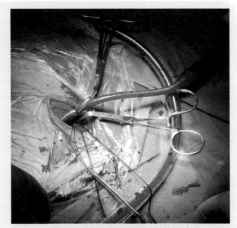

图3-19-4 股动脉插管

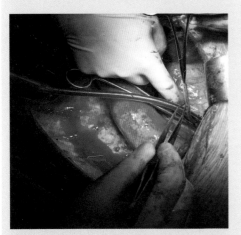

图3-19-5 左下肺静脉插管

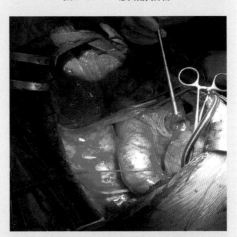

图3-19-6 暴露胸腹部主动脉

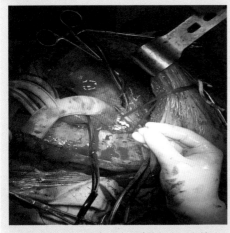

图3-19-7 吻合近端主动脉与人工血管

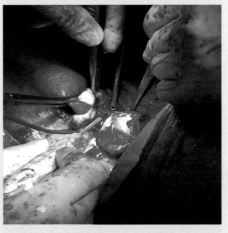

图3-19-8 切开动脉瘤

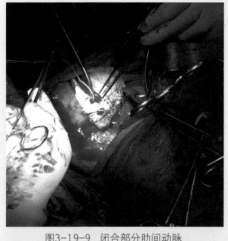

图3-19-9 闭合部分肋间动脉

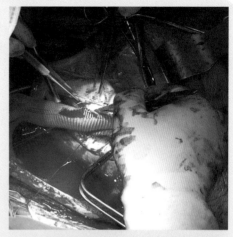

图3-19-10 吻合部分肋间动脉

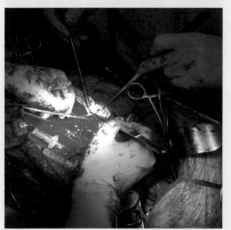

图3-19-11 灌注双肾、腹腔干、肠系膜上动脉

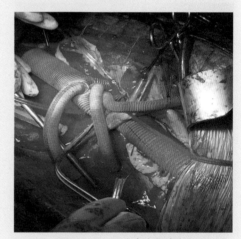

图3-19-12 吻合右肾动脉

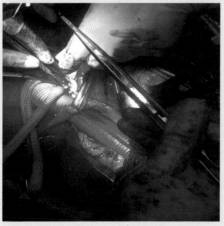

图3-19-13 吻合左肾动脉

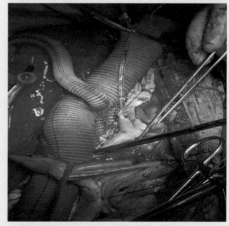

图3-19-14 吻合肠系膜上动脉

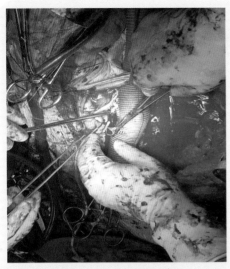
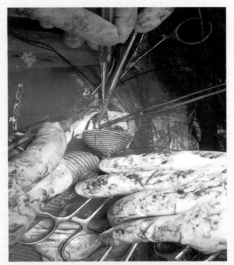

图3-19-15　吻合腹腔干动脉　　　　　图3-19-16　人工血管远端与腹主动脉吻合

【注意事项】

1.做好心理护理，预防因躁动引起的血压波动。

2.建立上下肢有创动脉压、两套中心静脉通路。

3.注意患者受压部位的皮肤保护，预防压疮。

4.注意术中缝针和敷料的管理，及时清点，及时回收递出的缝针和敷料，发现问题及时处理。

第二十节　主动脉夹层杂交手术

主动脉夹层杂交手术适用于夹层累及所有主动脉弓上动脉开口，升主动脉无夹层。对于累及主动脉弓的动脉瘤，常规的外科手术方法创伤大，主动脉弓置换需要在开胸体外循环和深低温停循环下进行，由于累积了主动脉弓的分叉血管，因此单纯的腔内修复术无法实施，对于有些无法耐受常规外科手术方法的高危患者而言，可以采用杂交手术来对该类疾病进行治疗。

【用物准备】

1.基本用物：成人体外循环器械包、体外循环脸盆包、大血管器械包、血管穿刺包、胸骨锯、胸部布类包、手术衣包。

2.一次性用物：11、15、20号刀片，1、0、2-0慕丝线，10×24圆针，9×24角针，显影纱布，切口膜，抽吸管，孔被，电刀笔，电刀清洁片，灌洗器，橡胶引流管，手套，灯柄套。

3.特殊用物：骨蜡，阻闭配管，2-0涤纶线，3-0、4-0、5-0聚丙烯线，1-0圆针可吸收线，3-0角针可吸收线，无菌冰泥，冰帽、阻断带数根、20mL、1mL注射器，24 G动脉穿刺针，人工血管，人工血管烧灼器，带针钢丝。

【手术体位】

仰卧位

【手术切口】

胸骨正中切口。

【手术步骤及配合】

手术步骤	手术配合
1.消毒、铺单	皮肤消毒剂消毒皮肤，协助手术医生铺无菌单。
2.暴露心脏	递20号刀片切开胸骨正中皮肤，递心脏镊、电刀游离胸骨上组织，递胸骨锯锯开胸骨后，递心脏镊、电刀、骨蜡止血，递胸骨牵开器撑开胸骨，递10×24圆针、1号慕丝线悬吊心包，暴露心脏。
3.游离无名静脉	递心脏镊、电刀游离显露无名静脉，递弯钳带小阻断带牵拉无名静脉。
4.游离主动脉分支	递心脏镊、电刀分别游离左颈总动脉、椎动脉、左锁骨下动脉，分别递弯钳带小阻断带牵拉，巡回护士遵医嘱静脉注射肝素1mg/kg，告知手术团队成员并记录好肝素用量和使用时间（图3-20-1）。
5.阻断椎动脉	递心脏镊、2把小阻断钳分别阻断椎动脉的上下端，递剪刀剪断椎动脉。
6.缝闭椎动脉	递心脏镊、持针器夹持5-0聚丙烯线连续缝合椎动脉近心端（图3-20-2）。
7.处理左颈总动脉	递心脏镊、小儿沙式钳或小C形阻断钳钳夹左颈总动脉侧壁。

步骤手术	手术配合
8.椎动脉与左颈总动脉侧壁吻合	递心脏镊、剪刀剪开左颈总动脉侧壁，递持针器夹持6-0聚丙烯线连续缝合椎动脉远端与左颈总动脉侧壁切口（图3-20-3）。
9.侧壁钳夹升主动脉	递心脏镊、侧壁钳钳夹升主动脉侧壁。
10.缝合人工血管与主动脉侧壁	递心脏镊、11号刀片切开升主动脉侧壁，递持针器夹持4-0聚丙烯线连续缝合主动脉侧壁与二分支人工血管（图3-20-4）。
11.阻断左颈总动脉	递心脏镊、2把小阻断钳分别阻断左颈总动脉的两端。
12.剪断左颈总动脉	递心脏镊、剪刀剪断左颈总动脉，递持针器夹持5-0聚丙烯线将左颈总动脉近心端缝闭（图3-20-5）。
13.缝合人工血管与左颈总动脉	递心脏镊、持针器夹持5-0聚丙烯线连续缝合左颈总动脉远端与人工血管一分支（图3-20-6）。
14.人工血管排气	递心脏镊松开左颈总动脉的阻断钳，递1mL注射器针头将人工血管的气体排出。
15.阻断左锁骨下动脉	递心脏镊、2把小阻断钳分别阻断左锁骨下动脉的两端。
16.剪断左锁骨下动脉	递心脏镊、剪刀剪断左锁骨下动脉，递持针器夹持5-0聚丙烯线将左锁骨下动脉近心端缝闭（图3-20-7）。
17.缝合人工血管与左锁骨下动脉	递心脏镊、持针器夹持5-0聚丙烯线连续缝合人工血管分支与左锁骨下动脉的远心端（图3-20-8）。
18.人工血管再次排气	递心脏镊松开左锁骨下动脉的阻断钳，递1mL注射器针头将人工血管的气体排出。
19.检查吻合口	递心脏镊、温生理盐水冲洗检查吻合口有无漏血，彻底止血后用小盐水垫覆盖心脏表面，准备介入手术。
20.准备股动脉穿刺	递穿刺针穿刺股动脉。拔出穿刺针针芯，放入引导钢丝，再退出针芯。
21.置入鞘管	递鞘管置入股动脉，放入硬质导丝并行主动脉造影确认（图3-20-9）。
22.置入覆膜支架	造影确定覆膜支架位置，释放覆膜支架，再次主动脉造影观察支架位置，检查有无渗血发生（图3-20-10）。
23.彻底止血，放引流管	巡回护士遵医嘱注射鱼精蛋白中和肝素，递温盐水冲洗彻底检查各吻合口有无漏血，清点手术物品，递引流管放置心包、纵隔引流管，递9×24角针、0号慕丝线固定引流管。

步骤手术	手术配合
24.闭合胸骨	钢丝闭合胸骨，递心脏镊、电刀止血，清点手术物品后关胸。
25.缝合皮肤切口	再次清点器械敷料，递1-0圆针可吸收线缝合皮下组织，递3-0角针可吸收线行皮内缝合，敷料覆盖切口，胶布固定。

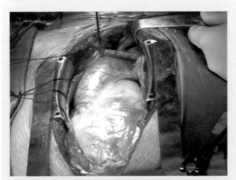

图3-20-1　游离主动脉分支

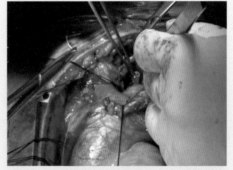

图3-20-2　缝闭椎动脉

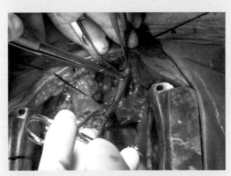

图3-20-3　椎动脉与左颈总动脉侧壁吻合

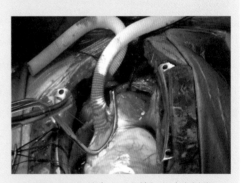

图3-20-4　缝合人工血管与主动脉侧壁

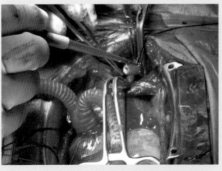

图3-20-5　剪断左颈总动脉

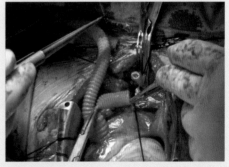

图3-20-6　缝合人工血管与左颈总动脉

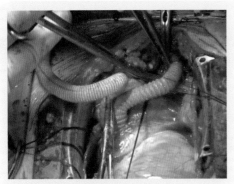

图3-20-7 剪断左锁骨下动脉

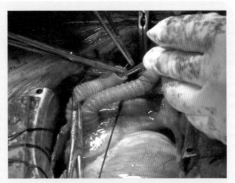

图3-20-8 缝合人工血管与左锁骨下动脉

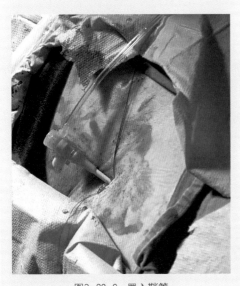

图3-20-9 置入鞘管

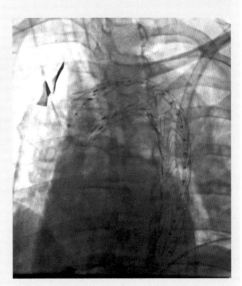

图3-20-10 置入覆膜支架

【注意事项】

1.手术应在杂交手术间进行。

2.参与人员穿戴好防辐射用品,做好个人防护。

3.提前准备好各种人工血管。

4.提前准备好紧急体外循环下开胸用物。

5.提前准备好急救药品。

第二十一节 小切口房间隔缺损修补术

房间隔缺损是一种常见的先天性心脏病，分为原发孔缺损和继发孔缺损。临床常见者为继发孔缺损，根据继发孔缺损所在的部位，将继发孔房间隔缺损分为4种类型：①中央型缺损；②下腔型缺损；③上腔型缺损；④混合型缺损。为了减少患者创伤，各种类型房间隔缺损均可行小切口房间隔缺损修补术。

【用物准备】

1.基本用物：成人体外循环器械包、体外循环脸盆包、小切口器械包、血管穿刺包、胸部布类包、手术衣包。

2.一次性用物：11、20号刀片，1、0号慕丝线，10×24圆针，9×24角针，显影纱布，切口膜，抽吸管，孔被，电刀笔，电刀清洁片，灌洗器，橡胶引流管，手套，灯柄套。

3.特殊用物：阻闭配管，2-0涤纶线，3-0、4-0聚丙烯线，1-0圆针可吸收线，3-0角针可吸收线，头灯。

【手术体位】

仰卧位，右侧胸下垫高30°。

【手术切口】

右侧第4肋间切口、右侧腹股沟切口。

【手术步骤及配合】

手术步骤	手术配合
1.经颈内静脉置上腔静脉引流管	巡回护士遵医嘱静脉注射肝素1mg/kg，告知手术团队成员并记录好肝素用量和使用时间。选择大小合适的插管，插管用肝素盐水浸泡，经颈内静脉置入上腔静脉，连接体外循环管道备用，管道内充满肝素盐水（图3-21-1）。
2.消毒、铺单	皮肤消毒剂消毒右胸、右腹股沟皮肤，协助手术医生铺无菌单。

续表

手术步骤	手术配合
3.游离股动脉、股静脉	递20号刀片切开皮肤，递心脏镊、电刀游离皮下组织，暴露股动、静脉，分别递弯钳带细阻断带或1号慕丝线过带上套管牵拉股动、静脉（图3-21-2）。
4.暴露心脏	右胸第4肋间切口，递20号刀片切开皮肤，递心脏镊、电刀游离皮下组织，游离肋间肌肉，用肋骨牵开器撑开胸腔。
5.上、下腔静脉过带	递心脏镊、剪刀剪开心包，递直角钳分离上腔静脉，递弯钳带阻断带牵拉上腔静脉；递心脏镊、解剖钳分离下腔静脉，递弯钳带阻断带牵拉下腔静脉（图3-21-3）。
6.股静脉内插管	巡回护士遵医嘱静脉注射肝素2mg/kg，告知手术团队成员并记录好肝素用量和使用时间。递心脏镊、11号刀片在股静脉上切一小口，放入引导钢丝，插入股静脉内插管，套管固定，递弯钳带1号慕丝线结扎。
7.股动脉内插管	递心脏镊、小阻断钳阻断股动脉近心端，递剪刀在股动脉上剪一小口，插入股动脉管，套管固定，递弯钳带1号慕丝线结扎，递9×24角针1号慕丝线固定股动脉管于皮肤，防止滑脱（图3-21-4）。
8.开启体外循环	递二氧化碳管道并固定，巡回护士连接二氧化碳管，调节二氧化碳流量1～2 L防止心脏气栓。
9.切开右心房	递心脏镊，将上下腔静脉阻断带收紧，阻断上下腔静脉，递剪刀剪开右心房，递心脏镊、持针器夹持2-0涤纶线悬吊右心房壁，递蚊式钳固定。
10.剪下心包补片	递心脏镊、剪刀清除心包表面脂肪，按房间隔缺损大小剪下心包片备用。如不能取自体心包，可使用人工材料补片（图3-21-5）。
11.修补房间隔缺损	递心脏镊、持针器夹持4-0聚丙烯线，连续缝合心包补片于房间隔缺损处（图3-21-6）。
12.关闭右心房	递心脏镊、持针器夹持4-0聚丙烯线连续缝合右心房切口。
13.停体外循环	生命体征平稳，停体外循环，巡回护士遵医嘱注射鱼精蛋白中和肝素。
14.拔管	常规方法拔管，见本章第一节"成人体外循环的建立与撤除"。
15.检查心脏切口	递心脏镊、灌洗器温盐水冲洗吻合口，检查吻合口有无漏血，如有漏血用4-0聚丙烯线缝合止血。
16. 缝合心包，放置引流	清点手术物品，递心脏镊、2-0涤纶线间连续缝合心包，递橡胶引流管放置心包、右胸引流，递9×24角针、0号慕丝线固定引流管。
17.关胸	递心脏镊、电刀止血，清点手术物品后关胸。
18.缝合皮肤切口	再次清点手术物品，递1-0圆针可吸收线缝合皮下组织，递3-0角针可吸收线行皮内缝合，同法缝合股动脉切口，敷料覆盖切口，胶布固定。

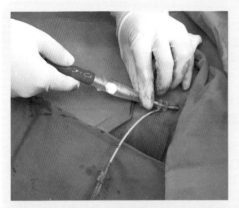

图3-21-1　置上腔静脉引流管

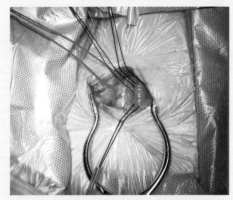

图3-21-2　游离股动脉、股静脉

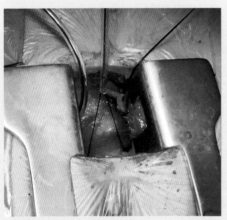

图3-21-3　上、下腔静脉过带

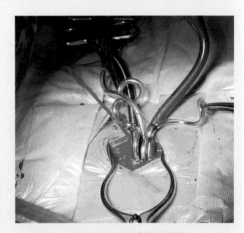

图3-21-4　股动脉内插管

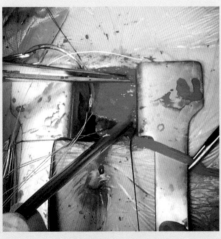

图3-21-5　剪下心包补片

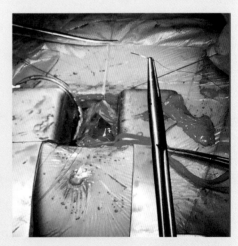

图3-21-6　修补房间隔缺损

【注意事项】

    1.心内操作时，床头摇低，防止气体进入脑血管。

    2.拔除颈内静脉置管后注意压迫时间，防止出血。

    3.小切口器械为精密器械，注意保护。

    4.注意肝素化时间及药量。

第二十二节 | 迷宫手术

    心房颤动是最常见的心律失常之一，心房颤动可造成血流动力学损害、不规则心室率引起的不适症状及栓塞。内科治疗不能获得满意疗效，美国学者COX首创迷宫手术治疗心房颤动效果显著，目前外科射频消融迷宫手术适用于行心脏外科手术合并心房颤动者。根据心房颤动的发生原理，在左心房和右心房设计了一系列的消融径线，将心房异位起搏点包围在其中，使之不能向下传导。

【用物准备】

    1.基本用物：成人体外循环器械包、体外循环脸盆包、胸骨锯、血管穿刺包、胸部布类包、手术衣包、射频消融仪器。

    2.一次性用物：20、11号刀片，1、0号慕丝线，10×24圆针，9×24角针，显影纱布，切口膜，抽吸管，孔被，电刀笔，电刀清洁片，灌洗器，橡胶引流管，手套，灯柄套。

    3.特殊用物：骨蜡，阻闭配管，2-0涤纶线，3-0、4-0聚丙烯线，1-0圆针可吸收线，3-0角针可吸收线，射频消融钳，带针钢丝。

【手术体位】

    仰卧位。

【手术切口】

    胸骨正中切口。

【手术步骤及配合】

手术步骤	手术配合
1.消毒、铺单	皮肤消毒剂消毒皮肤，协助手术医生铺无菌单。
2.暴露心脏	递20号刀片切开胸骨正中皮肤，递心脏镊、电刀游离胸骨上组织，递胸骨锯锯开胸骨后，递心脏镊、电刀、骨蜡止血，递胸骨牵开器撑开胸骨，递持针器夹持10×24圆针、1号慕丝线悬吊心包，暴露心脏。
3.游离上腔静脉	递心脏镊、电刀游离心包反折，游离上腔静脉并套阻断带，与右肺动脉分离。
4.主动脉插管	巡回护士遵医嘱静脉注射肝素3mg/kg，告知手术团队成员并记录好肝素用量和使用时间。缝合主动脉荷包后，递心脏镊、11号刀片行主动脉插管。
5.上腔静脉插管	递心脏镊、持针器夹持2-0涤纶线缝合上腔静脉插管荷包，递心脏镊、11号刀片将上腔静脉直角插管插入上腔静脉内。
6.下腔静脉、灌注插管	递心脏镊、持针器夹持2-0涤纶线分别缝合下腔静脉、灌注插管荷包，递心脏镊、11号刀片将下腔静脉直角插管插入下腔静脉内，递心脏镊将灌注插管插入主动脉，建立体外循环。
7.阻断升主动脉	递心脏镊、主动脉阻断钳阻断升主动脉，主动脉根部灌注心肌停搏液使心脏停搏，心脏表面放入无菌冰泥保护心脏。
8.冠状动脉灌注	递心脏镊、持针器夹持2-0涤纶线缝合主动脉牵引线，递11号刀片切开主动脉，插入冠状动脉直接灌注，保护好心肌（图3-22-1）。
9.打开右心房	递心脏镊、11号刀片纵向切开右心房，递持针器夹持2-0涤纶线3根牵引缝合，递蚊式钳钳夹线尾（图3-22-2）。
10.射频消融	递射频消融双极钳或单极笔，隔离右肺上、下静脉，从房间隔切口的上方开始消融，向下绕过右肺下静脉下方，至房间隔切口下方。环绕左肺上、下静脉进行连续消融，在左、右肺静脉消融环线下端之间另做一条连续性消融连接线。将左心耳也做环形消融线，并与左肺静脉环形消融线连接，再从左肺静脉环形消融线到二尖瓣P2区，做最后一条消融线（图3-22-3）。
11.缝闭左心耳	递心脏镊、持针器夹持4-0聚丙烯线连续缝闭左心耳根部，从心房内往返连续缝合，使左心耳与左心房有效隔离（图3-22-4）。
12.右心房消融	递射频消融双极钳或单极笔从上腔静脉后面到下腔静脉后面最下方做一条连续消融线，自该线中部越过卵圆窝做一条垂直消融线，自该线的下部再做跨过下缘C支到冠状窦再到三尖瓣环的消融线，三尖瓣前叶瓣环上下端各做一条消融线与右心房切口连接。

手术步骤	手术配合
13.恢复心跳	巡回护士将床头摇低，嘱麻醉医生膨肺，松开主动脉阻断钳，开放升主动脉，恢复冠状动脉血液供应，心脏恢复搏动。如不能自动恢复搏动，使用电除颤技术。
14.关闭右心房	递心脏镊、持针器夹持4-0聚丙烯线连续缝合右心房切口，将临时心脏起搏导线缝于右心室表面备用。
15.停体外循环	患者生命体征平稳，停体外循环，巡回护士遵医嘱注射鱼精蛋白中和肝素。
16.拔管	常规方法拔管，见本章第一节"成人体外循环的建立与撤除"。
17.检查心脏切口	递心脏镊、温盐水冲洗吻合口，检查吻合口有无漏血，如有漏血用4-0聚丙烯线缝合止血。
18.缝合心包，放置引流	清点手术物品，递心脏镊、2-0涤纶线连续缝合心包，递引流管放置心包、纵隔引流，递9×24角针、0号慕丝线固定引流管。
19.关胸	递心脏镊、电刀止血，清点手术物品后关胸。
20.缝合皮肤切口	再次清点手术物品，递1-0圆针可吸收线缝合皮下组织，递3-0角针可吸收线行皮内缝合，敷料覆盖切口，胶布固定。

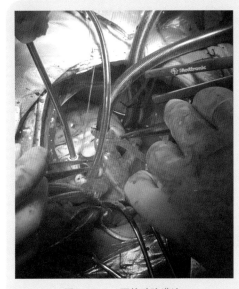

图3-22-1 冠状动脉灌注

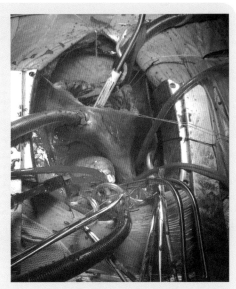

图3-22-2 打开右心房

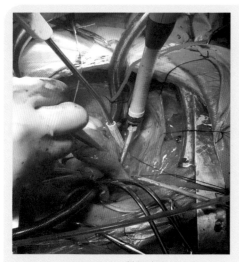 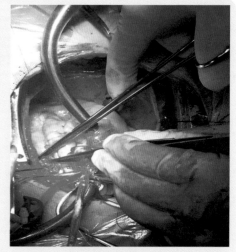

图3-22-3　射频消融　　　　　　　　　　图3-22-4　缝闭左心耳

【注意事项】

　　1.准备射频消融仪器。

　　2.提前准备14号橡胶导尿管。

　　3.提前准备临时心脏起搏导线。

第二十三节　肺动脉内膜剥脱术

　　肺动脉分为肺动脉主干和左、右肺动脉，左肺动脉较短，分为上下两支，右肺动脉较长，分为上、中、下3支。肺动脉与周围组织粘连多，解剖需限于心包内、纵隔及肺门区，尽量勿进入胸膜腔内，保护双侧膈神经勿受损。肺动脉内反复栓塞和血栓形成而导致的肺动脉高压，最终可造成右心衰竭和呼吸衰竭死亡。肺动脉内膜剥脱是移出肺动脉内血栓及机化内膜，恢复血流灌注，减轻右心室后负荷，避免发生继发性肺血管病。

【用物准备】

　　1.基本用物：成人体外循环器械包、体外循环脸盆包、血管穿刺包、胸骨锯、胸部布类包、手术衣包。

2.一次性用物：11、15、20号刀片，1、0号慕丝线，10×24圆针，9×24角针，切口膜，抽吸管，孔被，电刀笔，电刀清洁片，灌洗器，橡胶引流管，手套，灯柄套。

3.特殊用物：肺动脉内膜剥脱特殊器械，双关节乳突撑开器，骨蜡，阻闭配管，阻断带，2-0涤纶线， 4-0、5-0、6-0聚丙烯线，1-0圆针可吸收线，3-0角针可吸收线，无菌冰泥，带针钢丝。

【手术体位】

仰卧位。

【手术切口】

胸骨正中切口。

【手术步骤及配合】

手术步骤	手术配合
1.消毒铺单	皮肤消毒剂消毒皮肤，协助手术医生铺无菌单。
2.暴露心脏	递20号刀片切开胸骨正中皮肤，递心脏镊、电刀游离胸骨上组织，递胸骨锯锯开胸骨后，递心脏镊、电刀、骨蜡止血，递胸骨牵开器撑开胸骨，递持针器夹持10×24圆针、1号慕丝线悬吊心包，暴露心脏。
3.上、下腔静脉过带	递心脏镊、直角钳游离上腔静脉，递弯钳钳夹阻断带行上腔静脉过带。递心脏镊、大解剖钳游离下腔静脉，递弯钳钳夹阻断带行下腔静脉过带。
4.主动脉过带	递心脏镊、大解剖钳游离主动脉，递弯钳钳夹阻断带，行主动脉根部过带。
5.缝合上、下腔静脉，右上肺静脉荷包	递心脏镊、持针器夹持2-0涤纶线双针反针缝合上腔静脉内插管荷包，递蚊式钳套管套线。递心脏镊、持针器夹持2-0涤纶线双针反针缝合下腔静脉内插管荷包，递蚊式钳套管套线。递心脏镊、持针器夹持2-0涤纶线双针反针缝合右上肺静脉荷包，递蚊式钳套管套线。
6.插主动脉管	递心脏镊、持针器夹持2-0涤纶线单针，正针缝合主动脉插管荷包，递蚊式钳套管套线，递心脏镊、持针器夹持2-0涤纶线单针，反针再缝合主动脉插管荷包，递蚊式钳套管套线。递组织剪分离主动脉插管处外膜，递心脏镊、11号刀片在主动脉荷包内切开，递主动脉插管插入主动脉，收紧荷包线，递1号慕丝线结扎管道，递线剪剪线，连接管道。

手术步骤	手术配合
7.插下腔静脉管	递心脏镊、11号刀片在下腔静脉荷包内切开，递弯钳扩大切口，递下腔静脉插管插入下腔静脉，收紧荷包线，递1号慕丝线结扎管道，剪线，连接管道。
8.插上腔静脉管	递心脏镊、11号刀片在上腔静脉荷包内切开，递弯钳扩大切口，递上腔静脉插管插入上腔静脉，收紧荷包线，递1号慕丝线结扎管道，剪线，连接管道。
9.游离肺动脉根部	递心脏镊、电刀游离肺动脉根部。
10.缝肺动脉荷包	递心脏镊、持针器夹持2-0涤纶线缝肺动脉荷包，递蚊式钳套管套线。
11.肺动脉插管	递心脏镊、11号刀片在肺动脉荷包内切开，递肺动脉插管插入肺动脉，收紧荷包线，递1号慕丝线结扎管道，递线剪剪线（图3-23-1）。
12.缝灌注针荷包	递心脏镊、持针器夹持2-0涤纶线双针带垫片反针缝合灌注荷包，递蚊式钳套管套线。
13.插灌注针	递心脏镊、灌注针插入灌注荷包内，收紧荷包线，递1号慕丝线结扎管道，递线剪剪线。
14.连接灌注管道	排除灌注管内空气后，与灌注管连接。开启体外循环。
15.游离右肺动脉	递乳突牵开器牵开主动脉与上腔静脉间隙，递心脏镊、电刀游离右肺动脉。
16.阻断升主动脉	递心脏镊、主动脉阻断钳阻断升主动脉，心脏表面放置无菌冰泥降温。
17.切开右肺动脉	递心脏镊、11号刀片切开肺动脉（图3-23-2）。
18.悬吊右肺动脉	递心脏镊、持针器夹持5-0聚丙烯线悬吊右肺动脉外壁，递蚊式钳钳夹线尾。
19.剥离右肺动脉内膜	递心脏镊、肺动脉内膜剥脱特殊器械，从主干到分支剥离肺动脉内膜（图3-23-3）。
20.缝合右肺动脉	递心脏镊、持针器夹持6-0聚丙烯线连续缝合右肺动脉（图3-23-4）。
21.悬吊肺动脉主干	递心脏镊、持针器夹持5-0聚丙烯线悬吊肺动脉，递蚊式钳钳夹线尾。
22.切开肺动脉主干	递心脏镊、11号刀片切开肺动脉（图3-23-5）。
23.剥离肺动脉内膜	递心脏镊、肺动脉内膜剥脱特殊器械，从肺动脉主干至左肺动脉、左肺动脉的分支剥离肺动脉内膜（图3-23-6）。

手术步骤	手术配合
24.缝合肺动脉	递心脏镊、持针器夹持6-0聚丙烯线连续缝合肺动脉主干及左肺动脉，递心脏镊、温生理盐水检查吻合口，彻底止血（图3-23-7）。
25.恢复心跳	巡回护士将床头摇低，嘱麻醉医生膨肺，手术医生开放升主动脉，恢复心脏搏动。如不能自动恢复心跳，使用电除颤技术。
26.停体外循环	患者生命体征平稳，停体外循环，巡回护士遵医嘱注射鱼精蛋白中和肝素。
27.拔管，检查心脏切口	常规方法拔管，见本章第一节"成人体外循环的建立与撤除"。递心脏镊、温盐水冲洗吻合口，检查吻合口有无漏血，如有漏血用4-0聚丙烯线缝合止血。保存好剥离的肺动脉内膜送检（图3-25-8）。
28.缝合心包，放置引流	清点手术物品，递心脏镊、2-0涤纶线连续缝合心包，递引流管放置心包、右胸引流，递9×24角针、0号慕丝线固定引流管。
29.关胸	递心脏镊、电刀止血，清点手术物品后关胸。
30.缝合皮肤切口	再次清点手术物品，递1-0圆针可吸收线缝合皮下组织，递3-0角针可吸收线行皮内缝合，敷料覆盖切口，胶布固定。

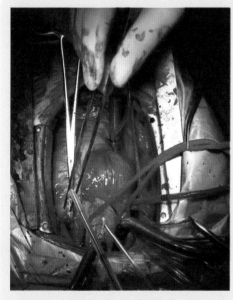

图3-23-1　肺动脉插管

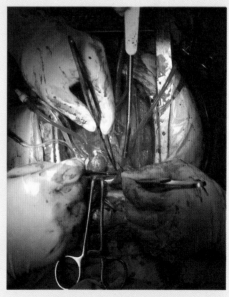

图3-23-2　切开右肺动脉

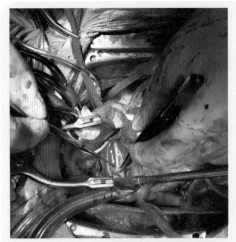

图3-23-3　剥离右肺动脉内膜

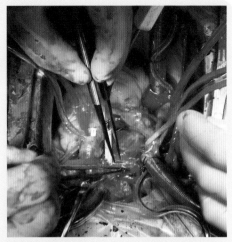

图3-23-4　缝合右肺动脉

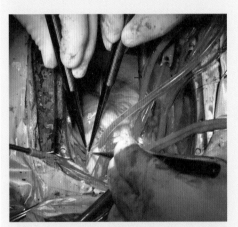

图3-23-5　切开肺动脉主干

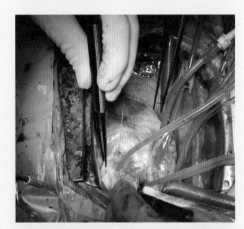

图3-23-6　剥离肺动脉内膜

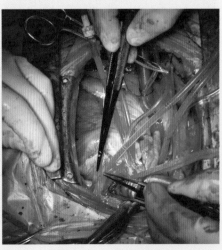

图3-23-7　缝合肺动脉

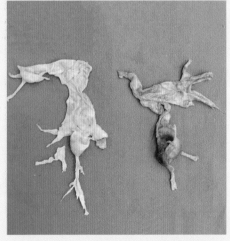

图3-23-8　剥脱下来的肺动脉内膜

【注意事项】

1.控制液体入量。

2.准备好剥脱内膜的特殊器械。

3.保管好切下的肺动脉内膜。

4.准备大量盐水冲洗肺动脉，防止栓子栓塞肺动脉。

第二十四节　保留主动脉瓣的主动脉根部置换术

主动脉根部包括主动脉瓣叶、瓣环、瓣间三角和主动脉窦。保留主动脉瓣的主动脉根部置换术（David手术）是主动脉瓣成形加主动脉根部替换，同时行冠状动脉移植。

【用物准备】

1.基本用物：成人体外循环器械包、体外循环脸盆包、流出道探子包、小切口器械包、换瓣器械包、血管穿刺包、胸骨锯、胸部布类包、手术衣包。

2.一次性用物：11、15、20号刀片，1、0号慕丝线，10×24圆针，9×24角针，显影纱布，切口膜，抽吸管，孔被，电刀笔，电刀清洁片，灌洗器，橡胶引流管，手套，灯柄套。

3.特殊用物：骨蜡，阻闭配管，2-0涤纶线，2-0、3-0、4-0、5-0聚丙烯线，1-0圆针可吸收线，3-0角针可吸收线，无菌冰泥，人工血管、人工血管烧灼器，无菌标记笔，带针钢丝。

【手术体位】

仰卧位。

【手术切口】

胸骨正中切口。

【手术步骤及配合】

手术步骤	手术配合
1.消毒铺单	皮肤消毒剂消毒皮肤，协助手术医生铺无菌单，暴露股动脉切口。
2.暴露心脏	递20号刀片切开胸骨正中皮肤，递心脏镊、电刀游离胸骨上组织，递胸骨锯锯开胸骨后，递心脏镊、电刀、骨蜡止血，递胸骨牵开器撑开胸骨，递持针器夹持10×24圆针、1号慕丝线悬吊心包，暴露心脏。巡回护士遵医嘱静脉注射肝素3mg/kg，告知手术团队成员并记录好肝素用量和使用时间。
3.缝插管荷包	递心脏镊、持针器夹持2-0涤纶线分别缝合主动脉管、灌注管、左心管、房腔管插管荷包备用。
4.主动脉插管	递心脏镊、11号刀片将主动脉插管插入主动脉内，递弯钳带1号慕丝线结扎固定插管，与体外循环管道连接。连接固定好二氧化碳管道。
5.插房腔管	递心脏镊、11号刀片将房腔管插管插入右心房内，递弯钳带1号慕丝线结扎固定插管，与体外循环管道连接。
6.插左心管	递心脏镊、11号刀片将左心管经右上肺静脉荷包插入左心房。
7.插灌注针	递心脏镊将灌注针经灌注荷包插入主动脉，递弯钳带1号慕丝线结扎固定，递小胶管钳钳夹灌注针侧管。
8.开启体外循环	递心脏镊、解剖钳将主动脉套阻断带，递弯钳钳夹阻断带，松开管道钳，开启体外循环。
9.阻断升主动脉	递心脏镊、主动脉阻断钳阻断升主动脉，主动脉根部灌注冷心肌停搏液使心脏停搏，心脏表面放入无菌冰泥保护心脏。
10.剪开主动脉	递心脏镊、剪刀剪开主动脉，探查主动脉瓣膜情况。
11.直接灌注	递心脏镊、分别插入左、右冠状动脉灌注管，直接灌注心肌停搏液使心脏停搏。
12.切除病变的主动脉壁	递心脏镊、剪刀平行主动脉瓣环上方3～5mm处波浪形减除扩张的主动脉瘤壁，保留主动脉瓣和瓣交界，再次探查瓣膜（图3-24-1）。
13.悬吊远端主动脉壁	递心脏镊、持针器夹持2-0涤纶线单针悬吊主动脉，递蚊式钳钳夹线尾。
14.游离左、右冠状动脉	递心脏镊、电刀游离左、右冠状动脉为纽扣状，递心脏镊、持针器夹持4-0涤纶线单针悬吊冠状动脉（图3-24-2）。
15.修剪主动脉近端	递心脏镊、剪刀修剪主动脉近端多余组织，暴露主动脉瓣膜。

手术步骤	手术配合
16.悬吊主动脉瓣膜	递心脏镊、持针器夹持2-0涤纶线双针3根分别悬吊主动脉瓣膜3个瓣角，递小胶钳钳夹线尾。
17.测量主动脉	递心脏镊、测瓣器测量主动脉瓣膜及主动脉大小，选择合适大小的人工血管（图3-24-3）。
18.人工血管与主动脉近端吻合	递心脏镊、持针器夹持2-0涤纶线10～15针双头针间断缝合人工血管与主动脉近端（图3-24-4）。
19.检查主动脉瓣膜	递心脏镊、灌洗器冲洗生理盐水检查主动脉瓣膜闭合情况。
20.修剪人工血管	递心脏镊、剪刀修剪人工血管至合适长度。
21.缝合主动脉窦	递心脏镊、持针器夹持5-0聚丙烯线3针分别将3个主动脉窦缝合至人工血管上（图3-24-5）。
22.检查缝合效果	递心脏镊、灌洗器冲洗生理盐水检查主动脉瓣膜功能。
23.人工血管左侧打孔	递心脏镊、电烧灼器在人工血管上对应左冠状动脉开口处烧灼大小合适的吻合口（图3-24-6）。
24.吻合左冠状动脉	递心脏镊、持针器夹持5-0聚丙烯线将人工血管侧壁孔与左冠状动脉开口处吻合（图3-24-7）。
25.人工血管右侧打孔	递心脏镊、电烧灼器在人工血管上对应右冠状动脉开口处烧灼大小合适的吻合口。
26.吻合右冠状动脉	递心脏镊、持针器夹持5-0聚丙烯线将人工血管侧壁孔与右冠状动脉开口处吻合（图3-24-8）。
27.心脏保护	心脏表面放无菌生理盐水无菌冰泥降温，保护心脏。
28.处理主动脉远端	递心脏镊拔出灌注针，递剪刀修剪主动脉远端血管。
29.准备人工血管	选择大小合适的人工血管，修剪人工血管至合适长度。
30.缝合主动脉远端与人工血管	递心脏镊、持针器夹持4-0聚丙烯线连续缝合主动脉远端与人工血管，必要时用毛毡片加固吻合口（图3-24-9）。
31.再次修剪人工血管	递心脏镊、剪刀修剪多余的人工血管。
32.缝合主动脉近端与人工血管	递心脏镊、持针器夹持4-0聚丙烯线连续缝合主动脉近端与人工血管（图3-24-10）。

手术步骤	手术配合
33.人工血管排气	递排气针头插入人工血管排气。
34.恢复心跳	巡回护士将床头摇低，嘱麻醉医生膨肺，手术医生松开主动脉阻断钳，开放升主动脉，恢复冠状动脉血液供应后，心脏恢复搏动。如不能自主恢复搏动，使用电除颤技术。
35.停体外循环	患者生命体征平稳，停体外循环，巡回护士遵医嘱注射鱼精蛋白中和肝素。
36.拔管	常规方法拔管，见本章第一节"成人体外循环的建立与撤除"。
37.检查心脏切口	递心脏镊、温盐水冲洗吻合口，检查吻合口有无漏血，如有漏血用4-0聚丙烯线缝合止血。
38.缝合心包，放置引流	清点手术物品，递心脏镊、2-0涤纶线连续缝合心包，递引流管放置心包、纵隔引流，递9×24角针、0号慕丝线固定引流管。
39.缝合胸骨	钢丝闭合胸骨，递心脏镊、电刀止血，清点手术物品后关胸。
40.缝合皮肤切口	再次清点手术物品，递1-0圆针可吸收线缝合皮下组织，递3-0角针可吸收线行皮内缝合，敷料覆盖切口，胶布固定。

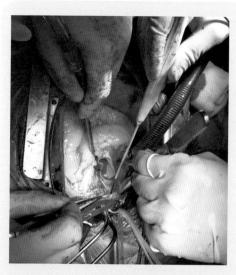

图3-24-1 切除病变的主动脉壁

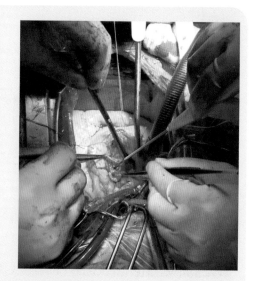

图3-24-2 游离左、右冠状动脉

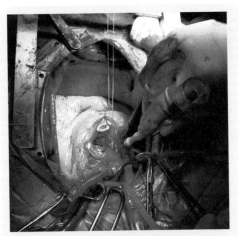

图3-24-3　测量主动脉

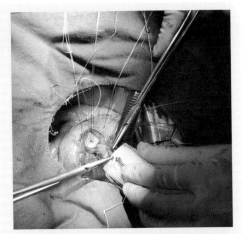

图3-24-4　人工血管与主动脉近端吻合

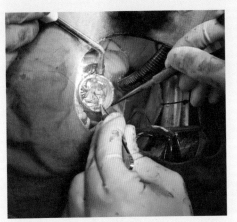

图3-24-5　缝合主动脉窦

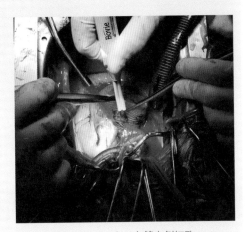

图3-24-6　人工血管左侧打孔

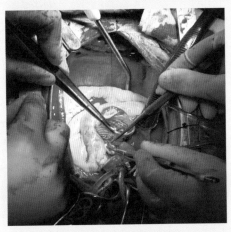

图3-24-7　吻合左冠状动脉

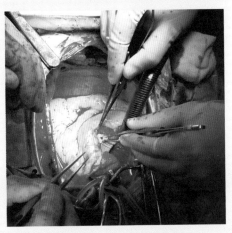

图3-24-8　吻合右冠状动脉

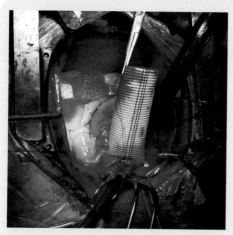

图3-24-9 缝合主动脉远端与人工血管

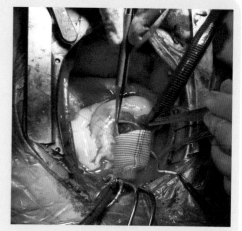

图3-24-10 缝合主动脉近端与人工血管

【注意事项】

1.备好人工血管和各种补片。

2.备好人工血管烧灼器。

3.游离冠状动脉时将电刀功率减小。

第二十五节　保留主动脉窦的主动脉瓣和升主动脉置换术

主动脉根部包括主动脉瓣叶、瓣环、瓣间三角和主动脉窦。保留主动脉窦的主动脉瓣和升主动脉置换术（Wheat手术）适用于主动脉窦无明显病变，但无法保留主动脉瓣，且升主动脉明显扩张者。

【用物准备】

1.基本用物：成人体外循环器械包、体外循环脸盆包、换瓣器械包、血管穿刺包、胸骨锯、胸部布类包、手术衣包。

2.一次性用物：11、15、20号刀片，1、0号慕丝线，10×24圆针，9×24角针，显影纱布，切口膜，抽吸管，孔被，电刀笔，电刀清洁片，灌洗器，橡胶引流管，手套，灯柄套。

3.特殊用物：骨蜡，阻闭配管， 2-0涤纶线，2-0、3-0、4-0、5-0聚丙烯线，1-0圆针可吸收线，3-0角针可吸收线，无菌冰泥，人工瓣膜，人工血管，带针钢丝。

【手术体位】

仰卧位。

【手术切口】

胸骨正中切口。

【手术步骤及配合】

手术步骤	手术配合
1.消毒、铺单	皮肤消毒剂消毒皮肤，协助手术医生铺无菌单，暴露股动脉切口备用。
2.暴露心脏	递20号刀片切开胸骨正中皮肤，递心脏镊、电刀游离胸骨上组织，递胸骨锯锯开胸骨后，递心脏镊、电刀、骨蜡止血，递胸骨牵开器撑开胸骨，递持针器夹持10×24圆针、1号慕丝线悬吊心包，暴露心脏。巡回护士遵医嘱静脉注射肝素3mg/kg，告知手术团队成员并记录好肝素用量和使用时间。
3.游离主动脉根部	递心脏镊、电刀游离主动脉远心端，游离主动脉根部组织。
4.建立体外循环	插房腔管，建立体外循环，见本章第一节"成人体外循环的建立与撤除"。
5.阻断升主动脉	递心脏镊、主动脉阻断钳阻断升主动脉，递11号刀片或剪刀打开升主动脉瘤壁，心包腔放无菌冰泥局部降温，保护心脏。
6.心脏灌注停搏	递心脏镊、灌注管分别插入左、右冠状动脉，直接灌注心肌停搏液使心脏停搏（图3-25-1）。
7.剪除主动脉瓣瓣膜	递长心脏镊、右心吸引器探查瓣膜，递瓣膜剪剪除病变的主动脉瓣膜（图3-25-2）。
8.测量主动脉瓣瓣膜	递长心脏镊、合适大小的测瓣器测量瓣膜大小，选择合适的瓣膜备用（图3-25-3）。
9.置换主动脉瓣瓣膜	递心脏镊、持针器夹持2-0聚丙烯线小针3根连续缝合主动脉瓣瓣膜；或用2-0涤纶线10～15针双头针间断缝合主动脉瓣瓣膜（图3-25-4）。
10.准备人工血管	根据升主动脉的具体情况选择大小合适的人工血管备用。

手术步骤	手术配合
11.置换升主动脉	递心脏镊、持针器夹持4-0聚丙烯线将人工血管连续缝合于升主动脉的根部，递心脏镊、持针器夹持4-0聚丙烯线将人工血管远端与升主动脉的远端吻合，递排气针将人工血管内气体排出（图3-25-5）。
12.包裹人工血管	递心脏镊、持针器夹持4-0聚丙烯线连续缝合主动脉瘤壁，包裹人工血管（图3-25-6）。
13.恢复心跳	巡回护士将床头摇低，嘱麻醉医生膨肺，手术医生松开主动脉阻断钳，开放升主动脉，恢复冠状动脉血液供应，心脏恢复搏动。如不能自动恢复搏动，使用电除颤技术。
14.停体外循环	患者生命体征平稳，停体外循环，巡回护士遵医嘱注射鱼精蛋白中和肝素。
15.拔管	常规方法拔管，见本章第一节"成人体外循环的建立与撤除"。
16.检查心脏切口	递心脏镊、温盐水冲洗吻合口，检查吻合口有无漏血，如有漏血用4-0聚丙烯线缝合止血。
17.缝合心包，放置引流	清点手术物品，递心脏镊、2-0涤纶线连续缝合心包，递引流管放置心包、纵隔引流，递9×24角针、0号慕丝线固定引流管。
18.闭合胸骨	钢丝闭合胸骨，递心脏镊、电刀止血，清点手术物品后关胸。
19.缝合皮肤切口	再次清点手术物品，递1-0圆针可吸收线缝合皮下组织，递3-0角针可吸收线行皮内缝合，敷料覆盖切口，胶布固定。

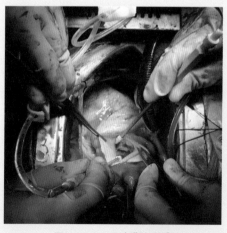

图3-25-1　心脏灌注停搏

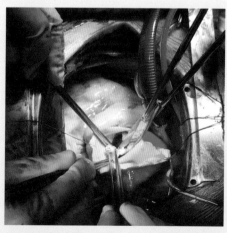

图3-25-2　剪除主动脉瓣瓣膜

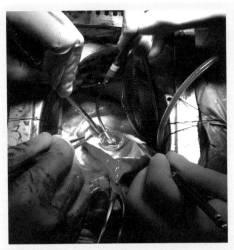

图3-25-3　测量主动脉瓣瓣膜

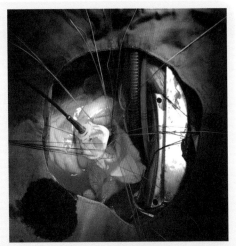

图3-25-4　置换主动脉瓣瓣膜

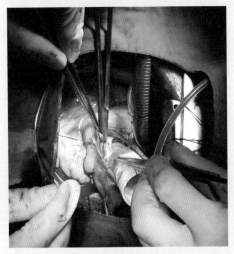

图3-25-5　置换升主动脉

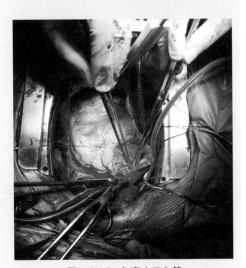

图3-25-6　包裹人工血管

【注意事项】

1.备好人工血管和各种补片。

2.如使用生物瓣膜按要求清洗瓣膜。

3.清洗瓣膜时防止损坏和掉落。

肺动脉瓣位于右心室和肺动脉之间，分为左瓣、右瓣和前瓣3个半月瓣。自体肺动脉瓣移植术又称ROSS手术，它是心脏瓣膜置换术的一种。由于主动脉瓣关闭不全和/或狭窄而造成血液反流，用患者自身的肺动脉瓣代替病变的主动脉瓣。

【用物准备】

1.基本用物：成人体外循环器械包、体外循环脸盆包、换瓣器械包、心脏小切口器械包、流出道探子包、血管穿刺包、胸骨锯、胸部布类包、手术衣包。

2.一次性用物：11、15、20号刀片，1、0号慕丝线，10×24圆针，9×24角针，显影纱布，切口膜，抽吸管，孔被，电刀笔，电刀清洁片，灌洗器，橡胶引流管，手套，灯柄套。

3.特殊用物：骨蜡，阻闭配管，2-0涤纶线，2-0、3-0、4-0、5-0聚丙烯线，1-0圆针可吸收线，3-0角针可吸收线，无菌冰泥，带瓣膜人工血管，人工血管烧灼器，无菌标记笔，带针钢丝。

【手术体位】

仰卧位。

【手术切口】

胸骨正中切口。

【手术步骤及配合】

手术步骤	手术配合
1.消毒、铺单	皮肤消毒剂消毒皮肤，协助手术医生铺无菌单。
2.暴露心脏	递20号刀片切开胸骨正中皮肤，递心脏镊、电刀游离胸骨上组织，递胸骨锯锯开胸骨后，递心脏镊、电刀、骨蜡止血，递胸骨牵开器撑开胸骨，递持针器夹持10×24圆针、1号慕丝线悬吊心包，暴露心脏。巡回护士遵医嘱静脉注射肝素3mg/kg，告知手术团队成员并记录好肝素用量和使用时间。

手术步骤	手术配合
3.固定二氧化碳管道	递心脏镊、持针器夹持10×24圆针1号慕丝线固定二氧化碳管道，巡回护士连接管道。
4.建立体外循环	常规插管，建立体外循环，见本章第一节"成人体外循环的建立与撤除"。
5.阻断升主动脉	递心脏镊、主动脉阻断钳阻断升主动脉，主动脉根部灌注心肌停搏液使心脏停搏，心包腔放无菌冰泥局部降温，保护心脏。
6.剪开主动脉	递心脏镊、剪刀剪开主动脉壁，递电刀游离主动脉根部组织。
7.游离冠状动脉	递心脏镊、电刀游离出左右冠状动脉如纽扣状（图3-26-1）。
8.剪下病变的主动脉瓣膜	递心脏镊、剪刀剪下病变的主动脉瓣膜（图3-26-2）。
9.测量主动脉瓣大小	递心脏镊、大小合适的测瓣器测量主动脉瓣膜大小（图3-26-3）。
10.离断肺动脉远端	递心脏镊、剪刀剪下肺动脉远端（图3-26-4）。
11.游离肺动脉	递心脏镊、电刀游离带肺动脉瓣膜的肺动脉。
12.离断肺动脉	递心脏镊、剪刀剪下带肺动脉瓣膜的肺动脉（图3-26-5）。
13.修剪肺动脉	递心脏镊、剪刀修剪好肺动脉的形状。
14.测量肺动脉	递心脏镊、流出道探子测量肺动脉大小（图3-26-6）。
15.测量肺动脉瓣膜	递心脏镊、测瓣器测量肺动脉瓣大小（图3-26-7）。
16.人工血管与自体肺动脉嵌合	递心脏镊、持针器夹持4-0聚丙烯线将带肺动脉瓣的肺动脉血管与人工血管两端内置式缝合（图3-26-8）。
17.肺动脉瓣置入主动脉瓣位置	递心脏镊、持针器夹持用4-0聚丙烯线将缝合好的带肺动脉瓣的肺动脉连续缝合于主动脉瓣位置（图3-26-9）。
18.检查瓣膜情况	递心脏镊、灌洗器。生理盐水检查瓣膜闭合情况（图3-26-10）。
19.冠状动脉处打孔	递心脏镊、11号刀片在缝合好的带瓣膜人工血管左右冠状动脉处打孔（图3-26-11）。
20.吻合冠状动脉	递心脏镊、持针器夹持5-0聚丙烯线将左右冠状动脉缝合于带瓣膜的人工血管上（图3-26-12）。
21.人工血管与带瓣膜血管吻合	递心脏镊、持针器夹持4-0聚丙烯线将人工血管缝合于带瓣膜的人工血管上（图3-26-13）。

手术步骤	手术配合
22.准备人工血管	选择合适大小的带肺动脉瓣的人工血管。
23.吻合远心端	递心脏镊、持针器夹持5-0聚丙烯线连续缝合带肺动脉瓣的人工血管与肺动脉远心端（图3-26-14）。
24.吻合近心端	递心脏镊、持针器夹持5-0聚丙烯线连续缝合带肺动脉瓣的人工血管与肺动脉近心端（图3-26-15）。
25.吻合主动脉与人工血管	递心脏镊、持针器夹持4-0聚丙烯线连续缝合主动脉远端与人工血管，递排气针将人工血管内气体排出（图3-26-16）。
26.恢复心跳	巡回护士将床头摇低，嘱麻醉医生膨肺，手术医生松开主动脉阻断钳，开放升主动脉，恢复冠状动脉血液供应，心脏恢复搏动。如不能自动恢复搏动，使用电除颤技术。
27.停体外循环	病情平稳，停体外循环，巡回护士遵医嘱静脉注射鱼精蛋白中和肝素，常规方法拔管，见本章第一节"成人体外循环的建立与撤除"。
28.检查心脏切口	递心脏镊、温盐水冲洗吻合口，检查吻合口有无漏血，如有漏血用4-0聚丙烯线缝合止血。
29.缝合心包、放置引流	清点手术物品，递心脏镊、2-0涤纶线连续缝合心包，递橡胶引流管放置心包、纵隔引流，递9×24角针、0号慕丝线固定引流管。
30.闭合胸骨	钢丝闭合胸骨，递心脏镊、电刀止血，清点手术物品后关胸。
31.缝合皮肤切口	再次清点手术物品，递1-0圆针可吸收线缝合皮下组织，递3-0角针可吸收线行皮内缝合，敷料覆盖切口，胶布固定。

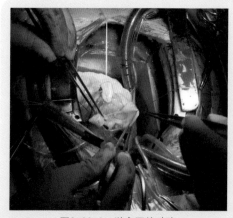

图2-26-1 游离冠状动脉

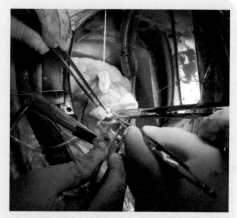

图2-26-2 剪下病变的主动脉瓣膜

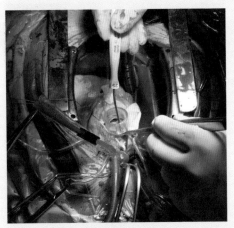

图2-26-3 测量主动脉瓣大小

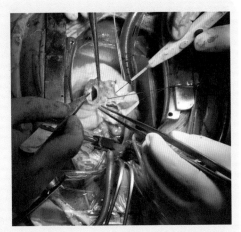

图2-26-4 离断肺动脉远端

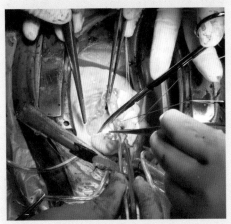

图3-26-5 离断肺动脉

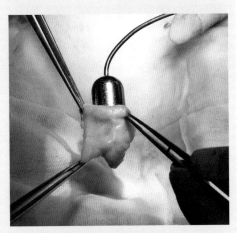

图3-26-6 测量肺动脉

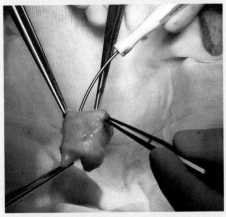

图3-26-7 测量肺动脉瓣膜

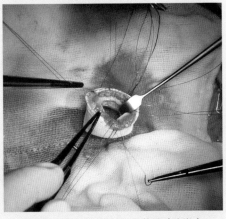

图3-26-8 人工血管与自体肺动脉嵌合

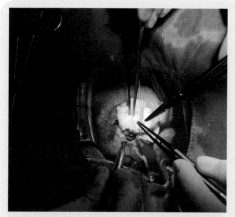

图3-26-9　肺动脉瓣置入主动脉瓣位置

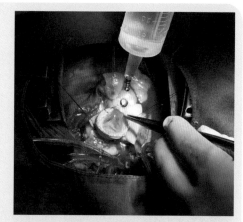

图3-26-10　检查瓣膜情况

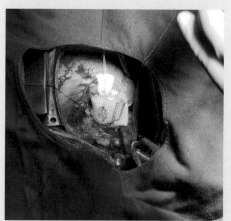

图3-26-11　冠状动脉处打孔

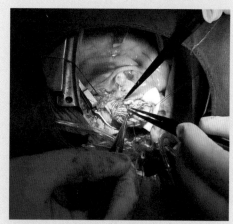

图3-26-12　吻合冠状动脉

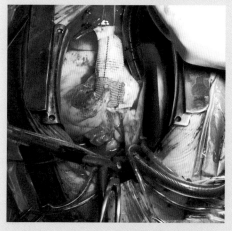

图3-26-13　人工血管与带瓣膜血管吻合

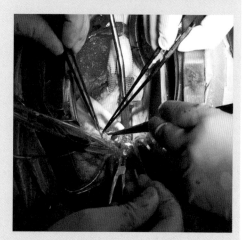

图3-26-14　吻合远心端

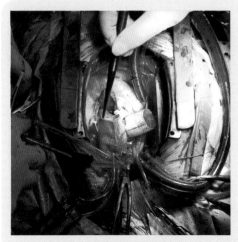

图3-26-15　吻合近心端

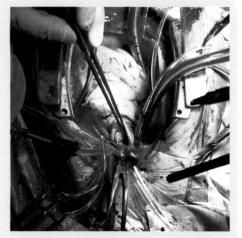

图3-26-16　吻合主动脉与人工血管

【注意事项】

1.备好人工血管和各种补片。

2.如使用生物瓣膜按要求清洗瓣膜。

第二十七节　胸腔镜下房间隔缺损修补术

房间隔缺损是一种常见的先天性心脏病，分为原发孔缺损和继发孔缺损。原发孔缺损又称部分型心内膜垫缺损。临床上常见的为继发孔缺损，分为中央型缺损、下腔型缺损、上腔型缺损、混合型缺损。为了减少患者创伤，各种类型房间隔缺损均可行小切口胸腔镜下房间隔缺损修补术。

【用物准备】

1.基本用物：成人体外循环器械包、体外循环脸盆包、心脏小切口器械包、心脏腔镜特殊器械包、胸腔镜镜头、血管穿刺包、胸布包、手术衣包。

2.一次性用物：20、11号刀片，1、0号慕丝线，10×24圆针，9×24角针，显影纱布，切口膜，抽吸管，孔被，电刀，电刀清洁片，灌洗器，橡胶引流管，手套，灯柄套。

3.特殊用物：阻闭配管，毡型涤纶补片，2-0涤纶线，3-0、4-0、5-0聚丙烯线，2-0带针慕丝线，1-0圆针可吸收线，3-0角针可吸收线，切口保护套、10mm Trocar，一次性体外除颤电极片。

【手术体位】

仰卧位，右胸下垫沙袋，悬吊右上肢。

【手术切口】

右腋前线第4肋间切口。

【手术步骤及配合】

手术步骤	手术配合
1.上腔静脉插管置入	麻醉医生留置中心静脉导管后，巡回护士遵医嘱静脉注射肝素1mg/kg，选择大小合适的插管，插管用肝素水浸泡，经颈内静脉置入上腔静脉，连接体外循环管道备用，管腔内充满肝素盐水（图3-27-1）。
2.消毒、铺单	皮肤消毒剂消毒皮肤，协助手术医生铺无菌单。
3.暴露股动脉、股静脉	递20号刀片切皮，递乳突牵开器牵开皮肤，递心脏镊、电刀游离股动、静脉，递心脏镊、持针器夹持5-0聚丙烯线缝合股动脉荷包备用，递过线钩套管，递蚊式钳钳夹线尾（图3-27-2）。
4.胸腔探查	递20号刀片切开胸部右腋前线第4肋间皮肤，切口约4cm，放置可翻转的切口保护套，递心脏镊、11号刀片在腋中线第4肋间做1cm观察孔，放入10mm Trocar，置入镜头探查（图3-27-3）。
5.股动、静脉内插管	股动脉、股静脉插管前，巡回护士遵医嘱静脉注射肝素2mg/kg，告知手术团队成员并记录好用量和使用时间。在超声监测下依次使用16G动脉穿刺针、长导丝、皮肤扩张器置入股动、静脉内插管（图3-27-4）。
6.心脏探查	递腔镜心脏镊、11号刀片切开心包，递心脏镊、持针器夹持2-0涤纶线单针悬吊心包，在切口附近打孔进过线器，牵拉出涤纶线，递弯钳固定线尾。

手术步骤	手术配合
7.分离上、下腔静脉	递腔镜心脏镊、解剖钳分别分离上、下腔静脉，递弯钳带1号慕丝线打湿，分别上、下腔静脉过带并套管套线，递弯钳钳夹线尾（图3-27-5）。
8.缝合灌注针荷包	递心脏镊、持针器夹持3-0聚丙烯线小针带毡型涤纶片缝合灌注针荷包，递套管套线，递弯钳钳夹线尾。
9.插灌注针	递心脏镊将灌注针从灌注针荷包中心插入主动脉，缩紧荷包缝线，递弯钳带1号慕丝线结扎固定灌注管（图3-27-6）。
10.阻断主动脉	开启体外循环后，用套管阻断上、下腔，递主动脉阻断钳从观察孔Trocar旁进入阻断主动脉，主动脉根部灌注针内灌注心肌停搏液使心脏停搏（图3-27-7）。
11.剪开右心房	递腔镜心脏镊、剪刀剪开右心房，递持针器夹持2-0涤纶线单针悬吊右心房，暴露房间隔缺损。
12.修补房间隔缺损	递腔镜心脏镊、持针器夹持4-0聚丙烯线将心包补片连续缝合修补房间隔缺损（图3-27-8）。
13.恢复心跳	巡回护士将床摇头低位，嘱麻醉医生膨肺，手术医生松开主动脉阻断钳，开放升主动脉，恢复冠状动脉血液供应，心脏恢复搏动，如不能自动恢复搏动，使用电除颤技术。
14.缝合右心房	递腔镜心脏镊、持针器夹持5-0聚丙烯线连续缝合右心房切口。
15.停体外循环	病情平稳，停体外循环，巡回护士遵医嘱静脉注射鱼精蛋白中和肝素。
16.拔管	依次拔出股动、静脉内插管，灌注管，上腔静脉插管。
17.检查心脏切口	递心脏镊、温盐水冲洗吻合口，检查吻合口有无漏血，如有漏血用4-0聚丙烯线缝合止血。
18.缝合心包，放置引流	清点手术物品，递腔镜心脏镊、持针器夹持2-0涤纶线连续缝合心包，放置胸腔引流管，递9×24角针、0号慕丝线固定引流管，清点手术物品后关胸。
19.缝合皮肤切口	再次清点手术物品，递1-0圆针可吸收线缝合皮下组织，递3-0角针可吸收线行皮内缝合，敷料覆盖切口，胶布固定。

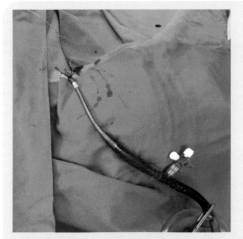

图3-27-1　上腔静脉插管置入

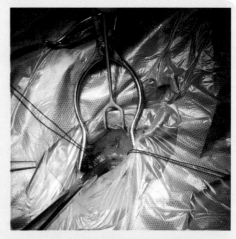

图3-27-2　暴露股动脉、股静脉

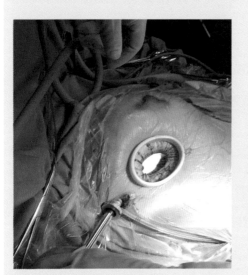

图3-27-3　胸腔探查

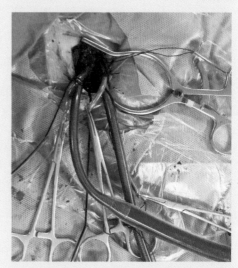

图3-27-4　股动、静脉内插管

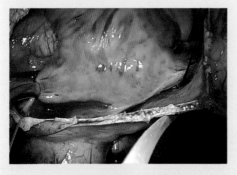

图3-27-5　分离上、下腔静脉

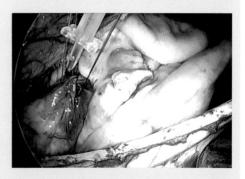

图3-27-6　插灌注针

全彩心胸外科手术护理

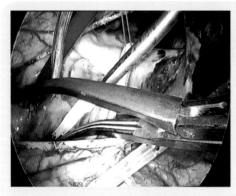
图3-27-7 阻断主动脉

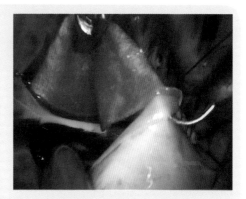
图3-27-8 修补房间隔缺损

【注意事项】

1.麻醉前粘贴一次性体外除颤电极片。

2.协助麻醉医生行双腔气管插管。

3.避免右上肢过度外展。

4.备好房间隔缺损补片。

5.保护好腔镜镜头。

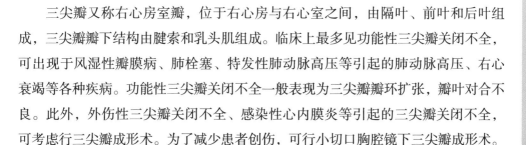

第二十八节 胸腔镜下三尖瓣成形术

三尖瓣又称右心房室瓣，位于右心房与右心室之间，由隔叶、前叶和后叶组成，三尖瓣瓣下结构由腱索和乳头肌组成。临床上最多见功能性三尖瓣关闭不全，可出现于风湿性瓣膜病、肺栓塞、特发性肺动脉高压等引起的肺动脉高压、右心衰竭等各种疾病。功能性三尖瓣关闭不全一般表现为三尖瓣瓣环扩张，瓣叶对合不良。此外，外伤性三尖瓣关闭不全、感染性心内膜炎等引起的三尖瓣关闭不全，可考虑行三尖瓣成形术。为了减少患者创伤，可行小切口胸腔镜下三尖瓣成形术。

【用物准备】

1.基本用物：成人体外循环器械包、体外循环脸盆包、心脏小切口器械包、心脏腔镜特殊器械包、胸腔镜镜头、胸外线圈包、血管穿刺包、胸布包、手术衣包。

2.一次性用物：20、11号刀片，1、0号慕丝线，10×24圆针，9×24角针，显影纱布，切口膜，抽吸管，孔被，电刀，电刀清洁片，灌洗器，橡胶引流管，手套，灯柄套。

3.特殊用物：阻闭配管，毡型涤纶补片，橡胶导尿管，2-0涤纶线，3-0、4-0、5-0聚丙烯线，1-0圆针可吸收线，3-0角针可吸收线，切口保护套、10mm Trocar，体外除颤电极片。

【手术体位】

仰卧位，右胸下垫沙袋，悬吊右上肢。

【手术切口】

侧切口。

【手术步骤及配合】

手术步骤	手术配合
1.上腔静脉插管置入	麻醉医生留置中心静脉导管后，巡回护士遵医嘱静脉注射肝素1mg/kg，选择大小合适的插管，插管用肝素水浸泡，经颈内静脉置入上腔静脉，连接体外循环管道备用，管道内充满肝素盐水（图3-28-1）。
2.消毒、铺单	皮肤消毒剂消毒皮肤，协助手术医生铺无菌单，暴露股动脉切口。
3.暴露股动、静脉	递20号刀片切皮，递乳突牵开器牵开皮肤，递心脏镊、电刀游离股动、静脉，递心脏镊、持针器夹持5-0聚丙烯线缝合股动脉荷包备用，递过线钩套管，递蚊式钳钳夹线尾。
4.胸腔探查	递20号刀片切开胸部右腋前线第4肋间皮肤，约切口3cm，放置可翻转的切口保护套，递心脏镊、11号刀片在腋中线第4肋间做1cm观察孔，放入10mm Trocar，置入镜头探查。
5.股动、静脉内插管	股动、股静脉插管前，巡回护士遵医嘱静脉注射肝素2mg/kg，告知手术团队成员并记录好用量和使用时间。在超声监测下依次使用16 G动脉穿刺针、长导丝、皮肤扩张器置入股动、静脉内插管（图3-28-2）。
6.心脏探查	递腔镜心脏镊、11号刀片切开心包，递心脏镊、持针器夹持2-0涤纶线单针悬吊心包，在切口附近打孔进线器，牵拉出涤纶线，递弯钳固定线尾。

手术步骤	手术配合
7.分离上、下腔静脉	递腔镜心脏镊、解剖钳分别分离上、下腔静脉,递弯钳带1号慕丝线打湿,分别上、下腔静脉过带并套管套线,递弯钳钳夹线尾(图3-28-3)。
8.缝合灌注针荷包	递心脏镊、持针器夹持3-0聚丙烯线小针带毡型涤纶片缝合灌注针荷包,递套管套线,递弯钳钳夹线尾。
9.插灌注针	递心脏镊将灌注针从灌注针荷包中心插入主动脉,缩紧荷包缝线,递弯钳带1号慕丝线结扎固定灌注管(图3-28-4)。
10.阻断主动脉	开启体外循环后,用套管阻断上、下腔静脉,递主动脉阻断钳从观察孔Trocar旁进入阻断主动脉,主动脉根部灌注针内灌注心肌停搏液使心脏停搏(图3-28-5)。
11.剪开右心房	递腔镜心脏镊、剪刀剪开右心房,递持针器夹持2-0涤纶线单针悬吊右心房,暴露三尖瓣。
12.探查三尖瓣	递腔镜心脏镊、三尖瓣测环器测量三尖瓣环大小,准备好大小合适的三尖瓣环。
13.缝合三尖瓣环	递腔镜心脏镊、持针器夹持2-0涤纶线间断缝合人工瓣环8~10针,按需要备好小孔巾和线圈(图3-28-6)。
14.恢复心跳	巡回护士将床摇头低位,嘱麻醉医生膨肺,松开主动脉阻断钳,开放升主动脉,恢复冠状动脉血液供应,心脏恢复搏动。如不能自动恢复搏动,使用电除颤技术。
15.缝合右心房	递腔镜心脏镊、持针器夹持5-0聚丙烯线缝合右心房切口。
16.停体外循环	病情平稳,停体外循环,巡回护士遵医嘱静脉注射鱼精蛋白中和肝素。
17.拔管	依次拔出股动、静脉内插管,灌注管,上腔静脉插管。
18.检查心脏切口	递心脏镊、温盐水冲洗吻合口,检查吻合口有无漏血,如有漏血用4-0聚丙烯线缝合止血。
19.缝合心包,放置引流	清点手术物品,递腔镜心脏镊、持针器夹持2-0涤纶线连续缝合心包,放置胸腔引流管,递9×24角针、0号慕丝线固定引流管。清点手术物品后关胸。
20.缝合皮肤切口	再次清点手术物品,递1-0圆针可吸收线缝合皮下组织,递3-0角针可吸收线行皮内缝合,敷料覆盖切口,胶布固定。

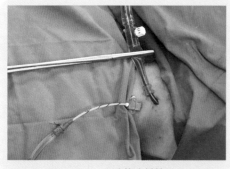

图3-28-1　上腔静脉插管置入

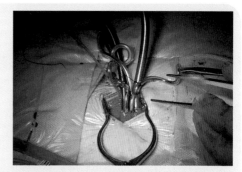

图3-28-2　置入股、动静脉内插管

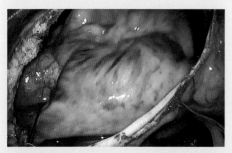

图3-28-3　分离上、下腔静脉

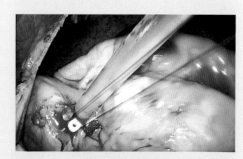

图3-28-4　插灌注针

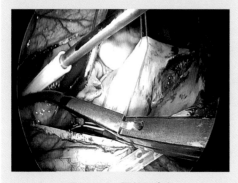

图3-28-5　阻断主动脉

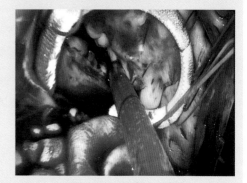

图3-28-6　缝合三尖瓣环

【注意事项】

1.麻醉前粘贴一次性体外除颤电极片。

2.协助麻醉医生行双腔气管插管。

3.避免右上肢过度外展。

4.备好三尖瓣测瓣器。

5.腔镜特殊器械使用后擦洗干净。

二尖瓣又称左心房室瓣，位于左心房与左心室之间，是由二尖瓣环、瓣叶、腱索和乳头肌组成。二尖瓣瓣下结构通常是指腱索和乳头肌。后天性二尖瓣病变是最常见的心脏瓣膜病，分为风湿性和非风湿性心脏瓣膜病。二尖瓣病变最常见的有二尖瓣狭窄和二尖瓣关闭不全，对于合适病例需尽量行二尖瓣成形术。为了减少患者创伤，可行小切口胸腔镜下二尖瓣成形术。

【用物准备】

1.基本用物：成人体外循环器械包、体外循环脸盆包、心脏小切口器械包、心脏腔镜特殊器械包、胸腔镜镜头、胸外线圈包、血管穿刺包、胸布包、手术衣包。

2.一次性用物：20、11号刀片，1、0号慕丝线，10×24圆针，9×24角针，显影纱布，切口膜，抽吸管，孔被，电刀，电刀清洁片，灌洗器，橡胶引流管，手套，灯柄套。

3.特殊用物：阻闭配管，毡型涤纶补片，橡胶导尿管，2-0涤纶线，3-0、4-0、5-0聚丙烯线，GORE-TEX CV-4、CV-5缝线，1-0圆针可吸收线，3-0角针可吸收线，切口保护套，10mm Trocar，体外除颤电极片。

【手术体位】

仰卧位，右胸下垫沙袋，悬吊右上肢。

【手术切口】

右腋前线第4肋间切口。

【手术步骤及配合】

手术步骤	手术配合
1.上腔静脉插管置入	麻醉医生留置中心静脉导管后，巡回护士遵医嘱静脉注射肝素1mg/kg，选择大小合适的插管，插管用肝素水浸泡，经颈内静脉置入上腔静脉，连接体外循环管道备用，管道内充满肝素盐水。

手术步骤	手术配合
2.消毒、铺单	皮肤消毒剂消毒皮肤，协助手术医生铺无菌单。
3.暴露股动、静脉	递20号刀片切皮，递乳突牵开器牵开皮肤，递心脏镊、电刀游离股动、静脉，递心脏镊、持针器夹持5-0聚丙烯线缝合股动脉荷包备用，递过线钩套管，递蚊式钳钳夹线尾。
4.胸腔探查	递20号刀片切开胸部右腋前线第4肋间皮肤，切口约4cm，放置可翻转的切口保护套，递心脏镊、11号刀片在腋中线第4肋间做1cm观察孔，放入10mm Trocar，置入镜头探查（图3-29-1）。
5.股、动静脉内插管	股动、静脉插管前，巡回护士遵医嘱静脉注射肝素2mg/kg，告知手术团队成员并记录好用量和使用时间。在超声监测下依次使用16 G动脉穿刺针、长导丝、皮肤扩张器置入股动、静脉内插管。
6.心脏探查	递腔镜心脏镊、11号刀片切开心包，递心脏镊、持针器夹持2-0涤纶线单针悬吊心包，在切口附近打孔进过线器，牵拉出涤纶线，递弯钳固定线尾。
7.分离上、下腔静脉	递腔镜心脏镊、解剖钳分别分离上、下腔静脉，递弯钳带1号慕丝线打湿，分别上、下腔静脉过带并套管套线，递弯钳钳夹线尾（图3-29-2）。
8.缝合灌注针荷包	递心脏镊、持针器夹持3-0聚丙烯线小针带毡型涤纶片缝合灌注针荷包，递套管套线，递弯钳钳夹线尾。
9.插灌注针	递心脏镊将灌注针从灌注针荷包中心插入主动脉，缩紧荷包缝线，递弯钳带1号慕丝线结扎固定灌注管。
10.阻断主动脉	开启体外循环后，用套管阻断上、下腔静脉，递主动脉阻断钳从观察孔Trocar旁进入阻断主动脉，主动脉根部灌注针内灌注心肌停搏液使心脏停搏（图3-29-3）。
11.剪开左心房	递腔镜心脏镊、剪刀剪开左心房，递持针器夹持2-0涤纶线单针悬吊左心房，暴露探查二尖瓣（图3-29-4）。
12.二尖瓣成形	根据二尖瓣瓣叶脱垂的位置和手术医生选择的术式，选择GORE-TEX-CV-4或CV-5缝线，或聚丙烯线缝合脱垂的瓣叶，修复瓣膜功能（图3-29-5）。
13.测量二尖瓣环	递腔镜心脏镊、二尖瓣测环器测量二尖瓣瓣环大小。
14.放置二尖瓣成形环	递腔镜心脏镊、持针器夹持2-0涤纶线8～10针间断缝合二尖瓣人工瓣环（图3-29-6）。

手术步骤	手术配合
15.缝合左心房	递腔镜心脏镊、持针器夹持4-0聚丙烯线连续缝合左心房切口。
16.恢复心跳	巡回护士将床摇头低位，嘱麻醉医生膨肺，松开主动脉阻断钳，开放升主动脉，恢复冠状动脉血液供应，心脏恢复搏动。如不能自动恢复搏动，使用电除颤技术。
17.停体外循环	病情平稳，停体外循环，巡回护士遵医嘱静脉注射鱼精蛋白中和肝素。
18.拔管	依次拔出股动、静脉内插管，灌注针插管，上腔静脉插管。
19.检查心脏切口	递心脏镊、温盐水冲洗吻合口，检查吻合口有无漏血，如有漏血用4-0聚丙烯线缝合止血。
20.缝合心包，放置引流	清点手术物品，递腔镜心脏镊、持针器夹持2-0涤纶线连续缝合心包，放置胸腔引流管，递9×24角针、0号慕丝线固定引流管。清点手术物品后关胸。
21.缝合皮肤切口	再次清点手术物品，递1-0圆针可吸收线缝合皮下组织，递3-0角针可吸收线行皮内缝合，敷料覆盖切口，胶布固定。

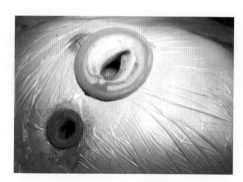

图3-29-1 胸腔探查

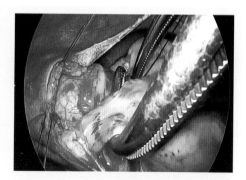

图3-29-2 分离上、下腔静脉

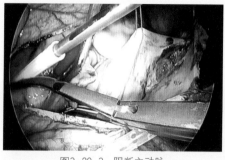

图3-29-3 阻断主动脉

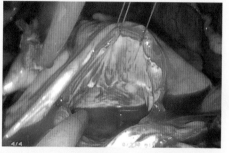

图3-29-4 剪开左心房

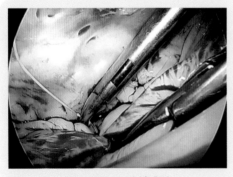

图3-29-5 二尖瓣成形

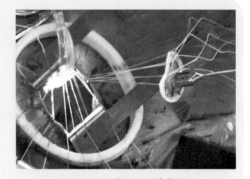

图3-29-6 放置二尖瓣成形环

【注意事项】

1.麻醉前粘贴一次性体外除颤电极片。

2.协助麻醉医生行双腔气管插管。

3.避免右上肢过度外展。

4.备好二尖瓣测瓣器。

第三十节 | 胸腔镜下二尖瓣置换术

二尖瓣病变是最常见的心脏瓣膜病，分为风湿性和非风湿性心脏瓣膜病。二尖瓣病变最常见的有二尖瓣狭窄和二尖瓣关闭不全，需行二尖瓣置换术。为了减少患者创伤，可行小切口胸腔镜下二尖瓣置换术。

【用物准备】

1.基本用物：成人体外循环器械包、体外循环脸盆包、换瓣器械包、心脏小切口器械包、心脏腔镜特殊器械包、胸腔镜镜头、胸外线圈包、血管穿刺包、胸布包、手术衣包。

2.一次性用物：20、11号刀片，1、0号慕丝线，10×24圆针，9×24角针，显影纱布，切口膜，抽吸管，孔被，电刀笔，电刀清洁片，灌洗器，橡胶引流管，手套，灯柄套。

3.特殊用物：阻闭配管，毡型涤纶补片，橡胶导尿管，2-0涤纶线，3-0、4-0、5-0聚丙烯线，1-0圆针可吸收线，3-0角针可吸收线，切口保护套，10mm Trocar，体外除颤电极。

【手术体位】

仰卧位，右胸下垫沙袋，悬吊右上肢。

【手术切口】

右腋前线第4肋间切口。

【手术步骤及配合】

手术步骤	手术配合
1.上腔静脉插管	麻醉医生留置中心静脉导管后，巡回护士遵医嘱静脉注射肝素1mg/kg，记录好肝素用量和使用时间。选择大小合适的插管，插管用肝素盐水浸泡，经颈内静脉置入上腔静脉，连接体外循环管道备用，管道内充满肝素盐水。
2.安置体位	置患者仰卧位，右胸下垫沙袋，悬吊右上肢，避免过度扩展右上肢。
3.消毒、铺单	皮肤消毒剂消毒皮肤，协助手术医生铺无菌单。
4.暴露股动、静脉	递20号刀片切皮，递乳突牵开器牵开皮肤，递心脏镊、电刀游离股动、静脉，递心脏镊、持针器夹持5-0聚丙烯线缝合股动脉荷包备用，递过线钩套管，递蚊式钳钳夹线尾。
5.胸腔探查	递20号刀片切开胸部右腋前线第4肋间皮肤，切口约4cm，放置可翻转的切口保护套，递心脏镊、11号刀片在腋中线第4肋间做1cm观察孔，放入10mm Trocar，置入镜头探查。
6.股动、静脉内插管	股动、静脉插管前，巡回护士遵医嘱静脉注射肝素2mg/kg，并告知手术团队成员，记录好肝素用量和使用时间。在超声监测下依次使用16G穿刺针、长导丝、皮肤扩张器置入股动、静脉内。
7.心脏探查	递腔镜心脏镊、11号刀片切开心包，递心脏镊、持针器夹持2-0涤纶线单针悬吊心包，在切口附近打孔进过线器，牵拉出涤纶线，递弯钳固定线尾（图3-30-1）。

手术步骤	手术配合
8.分离上、下腔静脉	递腔镜心脏镊、解剖钳分别分离上、下腔静脉，递弯钳带1号慕丝线分别上、下腔静脉过带并套管套线，递弯钳钳夹线尾。
9.缝合灌注针荷包	递心脏镊、持针器夹持3-0聚丙烯线小针带毡型涤纶片缝合灌注针荷包，递套管套线，递弯钳钳夹线尾。
10.插灌注针	递心脏镊将灌注针从灌注针荷包中心插入主动脉，缩紧荷包缝线，递弯钳带1号慕丝线结扎固定灌注管（图3-30-2）。
11.阻断主动脉	开启体外循环后，用套管阻断上下腔静脉，递主动脉阻断钳从观察孔Trocar旁进入阻断主动脉，主动脉内灌注心肌停搏液使心脏停搏（图3-30-3）。
12.剪开左心房	递腔镜心脏镊、剪刀剪开左心房，递持针器夹持2-0涤纶线单针悬吊左心房，暴露探查二尖瓣。
13.剪下二尖瓣	递腔镜心脏镊、11号刀片切开二尖瓣的边缘，递剪刀顺着切口剪下二尖瓣（图3-30-4）。
14.测量二尖瓣	递腔镜心脏镊、二尖瓣测瓣器测量二尖瓣大小（图3-30-5）。
15.缝合二尖瓣瓣膜	递腔镜心脏镊、持针器夹持2-0涤纶线10～15针间断缝合人工二尖瓣瓣膜（图3-30-6）。
16.缝合左心房	递腔镜心脏镊、持针器夹持4-0聚丙烯线缝合左心房切口。
17.恢复心跳	巡回护士将床头摇低，嘱麻醉医生膨肺，松开主动脉阻断钳，开放升主动脉，恢复冠状动脉血液供应，心脏恢复搏动。如不能自动恢复搏动，使用电除颤技术。
18.停体外循环	患者生命体征平稳，停体外循环，巡回护士遵医嘱静脉注射鱼精蛋白中和肝素。
19.拔管	依次拔出股动脉、股静脉内插管，灌注针插管，上腔静脉插管。
20.检查心脏切口	递心脏镊、温盐水冲洗吻合口，检查吻合口有无漏血，如有漏血用4-0聚丙烯线缝合止血。
21.缝合心包，放置引流	清点手术物品，递腔镜心脏镊、持针器夹持2-0涤纶线连续缝合心包，放置胸腔引流管，递9×24角针、0号慕丝线固定引流管。清点手术物品后关胸。
22.缝合皮肤切口	再次清点手术物品，递1-0圆针可吸收线缝合皮下组织，递3-0角针可吸收线行皮内缝合，敷料覆盖切口，胶布固定。

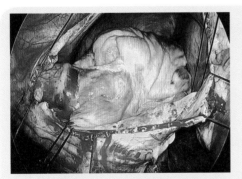

图3-30-1 心脏探查

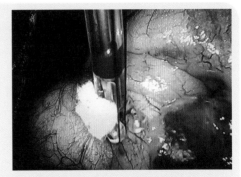

图3-30-2 插灌注针

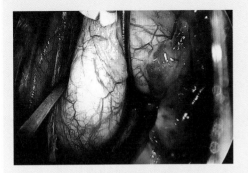

图3-30-3 阻断主动脉

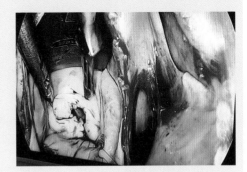

图3-30-4 剪下二尖瓣

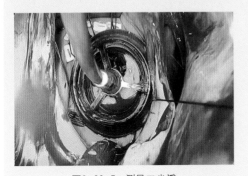

图3-30-5 测量二尖瓣

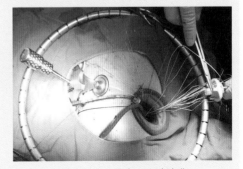

图3-30-6 缝合二尖瓣瓣膜

【注意事项】

1.麻醉前粘贴一次性体外除颤电极片。

2.协助麻醉医生行双腔气管插管。

3.避免右上肢过度外展。

4.备好二尖瓣测瓣器。

5.间断缝合瓣膜时备好线圈。

常见的主动脉瓣病变有先天性二叶化畸形、退行性变化脱垂、风湿性狭窄钙化伴关闭不全，主动脉瓣置换术适用于主动脉瓣中度以上狭窄、关闭不全、瓣膜钙化或细菌性心内膜炎所致的瓣膜毁损等。胸腔镜下主动脉瓣置换可减少患者创伤。

【用物准备】

1.基本用物：成人体外循环器械包、体外循环脸盆包、换瓣器械包、心脏小切口器械包、心脏腔镜特殊器械包、胸腔镜镜头、胸外线圈包、血管穿刺包、胸布包、手术衣包。

2.一次性用物：20、11号刀片，1、0号慕丝线，10×24圆针，9×24角针，显影纱布，切口膜，抽吸管，孔被，电刀笔，电刀清洁片，灌洗器，橡胶引流管，手套，灯柄套。

3.特殊用物：阻闭配管，毡型涤纶补片，橡胶导尿管，2-0涤纶线，3-0、4-0、5-0聚丙烯线，1-0圆针可吸收线，3-0角针可吸收线，切口保护套，10mm Trocar，体外除颤电极，无菌冰泥。

【手术体位】

仰卧位，右胸下垫沙袋，悬吊右上肢。

【手术切口】

右锁骨中线第2肋间切口。

【手术步骤及配合】

手术步骤	手术配合
1.上腔静脉插管置入	上腔静脉麻醉医生留置中心静脉导管后，巡回护士遵医嘱静脉注射肝素1mg/kg，记录好肝素用量和使用时间。选择大小合适的插管，插管用肝素盐水浸泡，经颈内静脉置入上腔静脉，连接体外循环管道备用，管道内充满肝素盐水。
2.安置体位	置患者仰卧位，右胸下垫沙袋，悬吊右上肢，避免过度扩展右上肢。

手术步骤	手术配合
3.消毒、铺单	皮肤消毒剂消毒皮肤，协助手术医生铺无菌单。
4.建立观察孔	递心脏镊、11号刀片在右腋前线第3肋间做1cm观察孔，放入10mm Trocar，置入镜头探查。
5.置入股动、静脉插管	递20号刀片切开皮肤，递乳突牵开器牵开皮肤，递心脏镊、电刀游离股动、静脉，递心脏镊、持针器夹持5-0聚丙烯线缝合股动脉荷包备用，递过线钩套管，递蚊式钳钳夹线尾。股动脉、股静脉插管前，巡回护士遵医嘱静脉注射肝素2mg/kg，并告知手术团队成员，记录好肝素用量和使用时间。在超声监测下依次使用16G穿刺针、长导丝、皮肤扩张器置入股动、静脉内插管。
6.胸腔探查	递20号刀片切开右锁骨中线第2肋间皮肤，切口约5cm，放置可翻转的切口保护套，递腔镜牵开器牵开肋骨，探查胸腔（图3-31-1）。
7.心脏探查	递腔镜心脏镊、11号刀片切开心包，递心脏镊、持针器夹持2-0涤纶线单针悬吊心包，在切口附近打孔进过线器，牵拉出涤纶线，递弯钳固定线尾。
8.缝合右上肺静脉荷包	递心脏镊、持针器夹持4-0聚丙烯线缝合右上肺静脉荷包，递套管套线，递弯钳钳夹线尾（图3-31-2）。
9.插左心管	递心脏镊、11号刀片切开右上肺静脉，递弯钳扩大切口，递左心管插入左心房，收紧荷包线。
10.切开主动脉	递阻断钳阻断升主动脉，心脏表面放置无菌冰泥，递心脏镊、剪刀切开主动脉，递组织剪扩大主动脉切口。
11.灌注心肌停搏液	递灌注管分别插入左、右冠状动脉，灌入心肌停搏液，使心脏停搏。
12.悬吊主动脉外壁	递心脏镊、持针器夹持2-0涤纶线悬吊主动脉外壁，递蚊式钳钳夹线尾。
13.切除主动脉瓣	递心脏镊、瓣膜剪剪除病变主动脉瓣，生理盐水反复冲洗，防止脱落组织残留（图3-31-3）。
14.测量主动脉瓣	递合适大小的测瓣器测量瓣膜的大小（图3-31-4）。
15.置主动脉缝线	递孔巾、线圈置于切口上，递巾钳固定线圈，递心脏镊、持针器夹持2-0涤纶线，12-15根双针间断缝合在主动脉瓣环上，把涤纶线线尾固定在线圈上。
16.缝合主动脉瓣	递持针器夹持已置好的缝线，将主动脉瓣缝合，将缝线打结（图3-31-5）。
17.测试瓣膜	递试瓣器测试瓣膜，确定瓣膜功能良好。

手术步骤	手术配合
18.缝合主动脉	递心脏镊、持针器夹持4-0聚丙烯线连接缝合主动脉切口（图3-31-6）。
19.停体外循环	患者生命体征平稳，停体外循环，巡回护士遵医嘱静脉注射鱼精蛋白中和肝素。
20.拔管	依次拔出股动、静脉内插管，上腔静脉内插管。
21.检查心脏切口	递心脏镊、温盐水冲洗吻合口，检查吻合口有无漏血，如有漏血用4-0聚丙烯线缝合止血。
22.缝合心包，放置引流	清点手术物品，递腔镜心脏镊、持针器夹持2-0涤纶线连续缝合心包，放置胸腔引流管，递9×24角针、0号慕丝线固定引流管。清点手术物品后关胸。
23.缝合皮肤切口	再次清点手术物品，递1-0圆针可吸收线缝合皮下组织，递3-0角针可吸收线行皮内缝合，敷料覆盖切口，胶布固定。

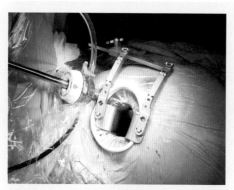

图3-31-1 胸腔探查

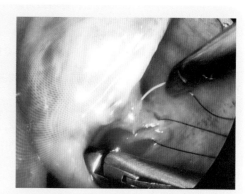

图3-31-2 缝合右上肺静脉荷包

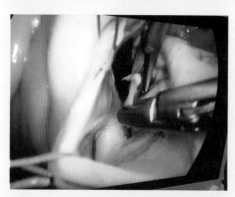

图3-31-3 切除主动脉瓣

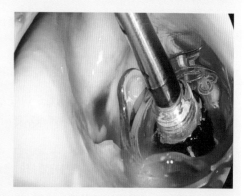

图3-31-4 测量主动脉瓣

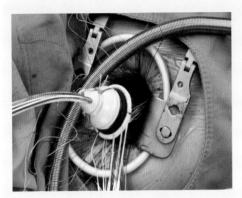

图3-31-5　缝合主动脉瓣

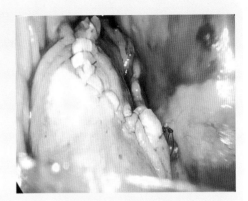

图3-31-6　缝合主动脉

【注意事项】

1.麻醉前粘贴一次性体外除颤电极片。

2.协助麻醉医生行双腔气管插管。

3.避免右上肢过度外展。

4.备好主动脉瓣测瓣器。

5.间断缝合瓣膜时备好线圈。

PART
FOUR

第四章

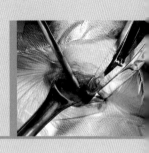

胸外科手术

胸外科是在心胸外科和普通外科的基础上细分出来的专科。胸部外科领域中的疾病常发生在与生命相关的脏器，其治疗过程常会影响到这些脏器的功能，从而对生命造成一定的威胁。随着人们对疾病认识的不断深入和扩展，胸部外科领域中的知识与其他学科之间相互渗透也愈发广泛。因此，医务人员需要不断学习，提高外科医生的诊疗技术和麻醉手术护理团队的专业能力，达到默契地配合，共同完成疾病的治疗。近年来，随着医院专科化的发展，一些大型三甲综合医院都在细化专科，把胸外科从心胸外科或普通外科中独立出来，一些县级单位的基层医院，也在积极筹备和成立胸外科。

自1910年著名的瑞典教授Jacobaeus首次介绍胸腔镜的临床应用以来，胸腔镜手术已有100多年的历史，于20世纪90年代初发展为电视胸腔镜外科手术（video-assisted thoracic surgery，VATS）。我国胸腔镜技术基本与国际同步，90年代初，王俊教授、何建行教授在国内率先开展胸腔镜肺叶切除手术，开启了国内微创胸外科的新篇章。经过30余年的发展，微创胸腔镜技术已经逐渐应用到胸外科的各个领域。

胸外科诊疗疾病以胸部肿瘤为主，包括肺部肿瘤、食管肿瘤、纵隔肿瘤、胸壁以及膈肌的肿瘤等；除了胸部肿瘤以外，胸壁的畸形，如漏斗胸、鸡胸；还有感染性病变，如支气管扩张、脓胸、肺结核，气胸、手汗等也属于胸外科诊疗范畴。

一 胸外科常用的设备

胸外科手术中常用的仪器设备有高频电刀、超声刀、胸骨锯、温箱、冰箱、暖风机等。胸腔镜手术常用的仪器设备包括胸腔镜摄像主机、摄像头、镜头、显示器、光源、导光束、气腹机等。

（一）高频电刀

高频电刀（图4-1-1）是一种取代机械手术刀进行组织切割的电外科设备。它通过有效电极尖端产生的高频电流与肌体接触，对组织进行加热，实现对组织的分离和凝固，从而起到切割和止血的目的。高频电刀由主机、脚踏板、负极板线路、负极板组成。

操作流程：

1.检查高频电刀、负极板连接线、负极板和单极脚踏板（根据需要准备双极脚踏板）。

2.连接脚踏板，接通电源。

3.开机自检，负极指示灯呈红灯报警。

4.将负极板正确粘贴在患者身体合适部位，再将负极板连接线插头插入高频电刀负极板接口处，负极指示灯报警解除，显示绿灯。

5.将脚踏板放置于合适的位置供手术医生使用。

6.器械护士将单极电凝线或双极电凝线保留好台上所需长度后，接设备端递予巡回护士正确插入高频电刀对应接口，单极电凝线紧密连接电凝钩。

7.根据需要设定好输出功率和工作模式，备用。一般输出功率为30～70W，台上妥善保管好电刀头。

8.手术结束时关闭电源开关，拔出单极电凝线或双极电凝线，拆除负极板，整理好设备。

（二）超声刀

超声刀（图4-1-2）是一种超声电外科设备，主要用于生物组织的切割与血管闭合等操作。具有出血少、对周围组织伤害少、术后恢复快等特点，其作用于人体

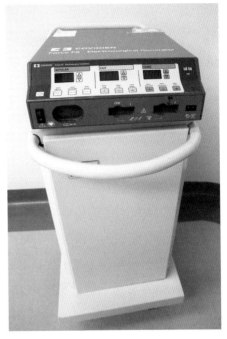

图4-1-1 高频电刀

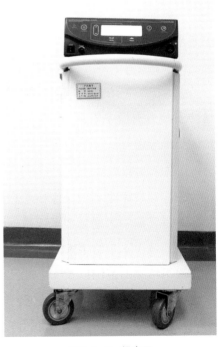

图4-1-2 超声刀

组织起到切割与凝闭的作用，不会引起组织干燥、灼伤等，刀头工作时也没有电流通过人体，在手术室中有着广泛的应用，有无血手术刀之称。超声刀系统组成：主机、脚踏板、手柄线、超声刀头、扭力扳手。

操作流程：

1.准备超声刀主机、超声刀头、超声刀手柄、扭力扳手，连接脚踏板。

2.将超声刀主机放置在合适位置，接通电源。

3.主机自检：打开电源开关，数秒钟后"Standby"键显示橘黄色灯，按下此键，"Ready"指示灯亮，自检通过。

4.开启并检查无菌超声刀头、手柄、扭力扳手。

5.正确安装刀头：器械护士左手握手柄、右手持刀头、接口相对、垂直于地面顺时针旋紧，再用扭力扳手旋紧加固，听到"咔咔"两声即可。

6.检测刀头和手柄：器械护士将手柄接设备端递予巡回护士连接到超声刀主机上，器械护士手握刀头、张开钳口，击发手控开关或脚踏板，主机发出检测提示音，持续3～5秒后出现正常提示音，刀头和手柄通过检测，可以使用。

7.根据需要将脚踏板放置于合适位置供手术医生使用。

8.术中及时清理刀头钳口。

9.术毕，关闭主机电源，卸超声刀头（与安装刀头程序相反），拔除超声刀手柄，整理好设备。

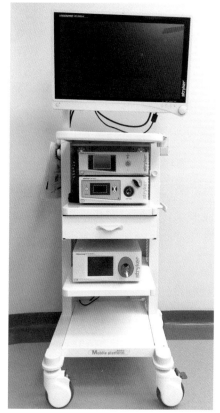

图4-1-3　胸腔镜设备

（三）胸腔镜

胸腔镜技术是利用摄像技术和高科技手术装备完成胸内复杂手术的微创外科技术，胸腔镜手术带给手术医生更广泛的视野，手术切除的范围以及安全性甚至优于开胸手术。

胸腔镜设备组成：显示器、摄像主机、冷光源（图4-1-3）、摄像头（图4-1-4）、

全彩心胸外科手术护理

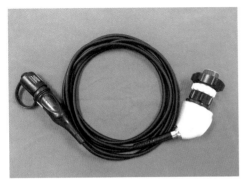

图4-1-4　摄像头

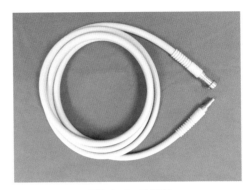

图4-1-5　导光束

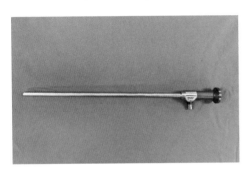

图4-1-6　镜头

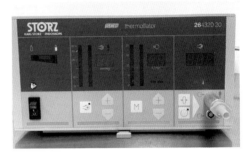

图4-1-7　气腹机

导光束（图4-1-5）、镜头（图4-1-6）、气腹机（根据需要准备，图4-1-7）。

操作流程：

1.根据手术要求摆好胸腔镜台车的位置，调整好显示器的位置。

2.接通各设备电源，如显示器、摄像主机、冷光源等。

3.根据需要接通CO_2气源，将气腹机连接管插入中心管道插口，气腹机自检完成后备用。

4.器械护士将无菌的摄像头线、导光束、单极电凝线、超声刀手柄连接线等预留好适当长度，固定在铺好的无菌单上，将设备端逐一递给巡回护士。

5.正确连接各设备管线，将导光束、气腹管等插入对应插口。

6.依次打开监视器、摄像主机、光源等设备的电源开关，调节好参数。

7.根据手术需要和进展随时调整各设备参数。

8.手术结束后，将光源亮度调到最小，依次关闭摄像主机、冷光源、显示屏等设备的电源开关。

9.按腔镜处理规范要求处理镜头及腔镜器械。

（四）胸骨锯

电动胸骨锯（图4-1-8）是外科手术中用来锯开胸骨的电动工具，适用于经胸骨正中切口手术，可使下颈部和胸部充分暴露。

胸骨锯的组成：电机（动力部分）、手握电锯及锯片、传动软轴、脚踏板。

操作流程：

1.巡回护士检查胸骨锯电机及脚踏板的完好性，连接电源。

2.器械护士检查手握电锯头及锯片的完整性。

3.巡回护士接过手术台上递下的无菌传动软轴，连接在电机上。

4.器械护士将传动软轴的另一端，连接到手握电锯镂空处。

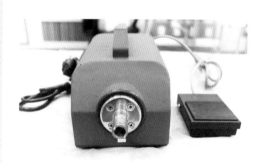

图4-1-8 胸骨锯

5.巡回护士按脚踏板，检测胸骨锯的功能，确认无误后，方可使用。

6.手术医生嘱麻醉医生暂停患者呼吸，以萎陷肺叶，避免损伤。

7.遵手术医生医嘱，按脚踏板运行电机，巡回护士应始终观察术野，如有特殊情况立刻终止电机运行。

8.器械护士接过用毕的胸骨锯，检查手握电锯及锯片的完整性。

（五）温箱、冰箱

医用温箱用于加温盐水、透析液、冲洗液、甘露醇结晶溶解及输液恒温保存等，温度可根据需要在设定范围内调节，医用温箱受热均匀，操作简便，帮助患者在手术中保持体温。

医用冰箱是主要用来保存药物、疫苗、酶、激素、干细胞、血小板、精液、移植的皮肤以及动物的组织样本，提取的RNA以及基因文库和一些重要的生物和化学试剂等特殊药品的专业冷藏柜。（图4-1-9）

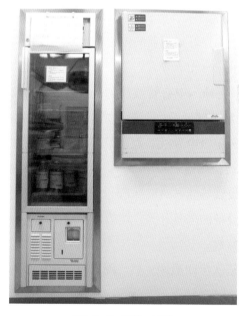

图4-1-9 温箱、冰箱

（六）暖风机

暖风机（图4-1-10）是用于各类手术患者的体表加温设备，能产生热风，减少术中患者热量的丢失，防止由于低体温带来的突发性心功能及凝血功能障碍、麻醉苏醒延长等并发症，降低低体温发生的概率，减轻患者在麻醉复苏期的疼痛，缩短患者的住院时间，提高围手术期的护理质量，有利于患者早日康复。

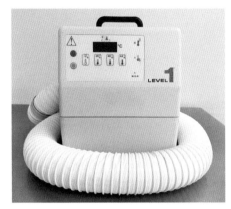

图4-1-10　暖风机

暖风机组成：主机、加温毯和体温传感器。

操作流程：

1.检查整机外观。暖风机及加温毯完好无破损，控制开关正常。

2.将加温毯平铺在患者身上，注意远离术野。

3.连接电源，打开电源开关，选择需要加温的温度，低温36℃、中温40℃、高温44℃，确定有暖风吹出，连接加温毯。

4.检查加温毯是否均匀充满气体，接头处避免压迫患者皮肤。

5.持续监测患者体温，婴幼儿禁止使用高温，避免皮肤损伤。

二　胸外科常用手术器械包

胸外科手术需要的器械包有腹部器械包、肺叶器械包、取肋器械包、浅表手术器械包、荷包钳、胸骨矫形工具、胸腔镜普通器械包、胸腔镜特殊器械包、胸腔镜内镜器械包、内镜食管特殊器械包、纵隔镜器械包等。

1.腹部器械包（图4-1-11）：小弯钳4把、中弯钳6把、大弯钳2把、直钳2把、鼠齿钳4把、圈钳1把、持针器2把、布巾钳2把、有齿镊2把、短无齿镊2把、长无齿镊1把、吸引器头1个、组织剪1把、线剪1把、4号刀柄1个、腹部拉钩5个、消毒碗2个、药杯3个。

2.肺叶器械包（图4-1-12）：手巾钳2把、中弯钳4把、大弯钳4把、持针器2把、肺叶钳2把、直角钳3把、沙氏钳2把、甲状腺拉钩1个、带状拉钩1个、腹部拉钩2个、心脏镊2把、长吸引头1个、7号长刀柄1个、长剪刀1把、肋骨自动牵开器2

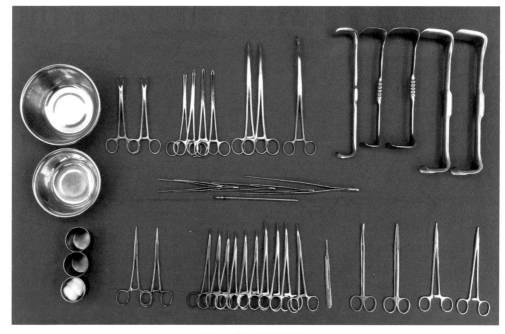

图4-1-11　腹部器械包

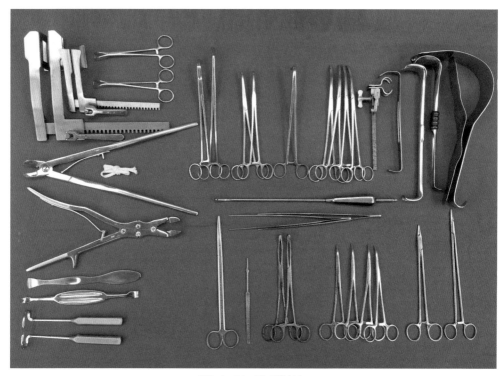

图4-1-12　肺叶器械包

个、肋骨剪1把、盒子咬骨钳1把、肋骨分离钩1对、肋骨合并器1个、骨衣分离器1个、亚历山大分离器1个、压肠板1个、阻断带1根。

3.取肋器械包（图4-1-13）：甲状腺拉钩2个、肋骨剪1把、盒子咬骨钳1把、亚历山大分离器1个、骨衣分离器1个、肋骨分离钩1对、中号肋间牵开器1个、肋骨合并器1个。

4.浅表手术器械包（图4-1-14）：弯蚊式钳4把、小弯钳4把、鼠齿钳2把、

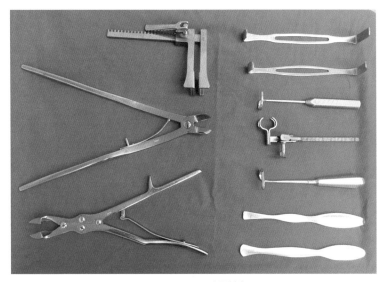

图4-1-13 取肋器械包

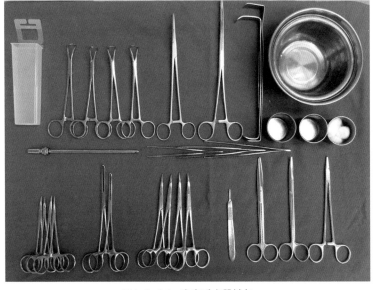

图4-1-14 浅表手术器械包

第四章 胸外科手术

持针器1把、直角钳1把、布巾钳4把、甲状腺拉钩2个、有齿镊2把、无齿镊1把、吸引器1个、3号刀柄1个、组织剪1把、线剪1把、消毒钳1把、消毒碗2个、药杯3个。

5.胸骨固定矫形工具（图4-1-15）。

6.荷包钳（图4-1-16）。

7.胸腔镜普通器械包（图4-1-17）：中弯钳4把、长弯钳2把、鼠齿钳4把、持针器3把、肺叶钳2把、直角钳1把、圈钳2把、沙氏钳1把、巾钳2把、消毒钳1把、剪刀2把、7号刀柄1个、长吸引器1个、有齿镊2把、心脏镊2把、撑开器1个、甲状腺拉钩2个、消毒碗3个、药杯3个。

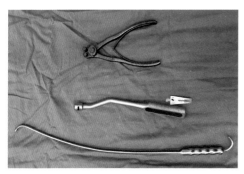

图4-1-15 胸骨固定矫形工具

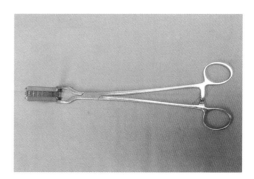

图4-1-16 荷包钳

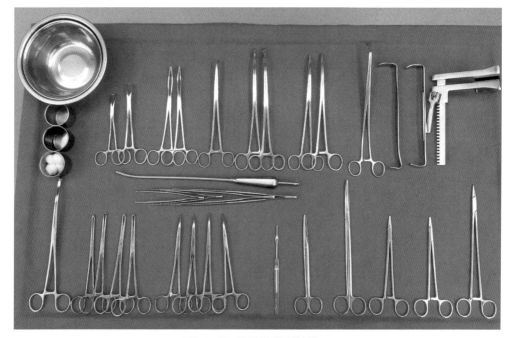

图4-1-17 胸腔镜普通器械包

8．胸腔镜特殊器械包（图4-1-18）：双关节有齿圈钳1把、双关节无齿圈钳1把、单关节鼠齿钳1把、单关节分离钳1把、双关节持针器1把、单关节无齿圈钳1把、双关节心脏镊1把、双关节肺叶钳1把、双关节淋巴结钳1把、单关节直角钳1把。

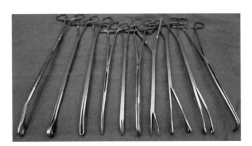

图4-1-18　胸腔镜特殊器械包

9．胸腔镜内镜器械包（图4-1-19）：五叶扇形钳1把、推结器1个、吸引器1个、持针器1把、钛夹钳1把、弯钳2把、剪刀1把、肺叶钳1把、生物夹施夹钳1把。

10．内镜食管特殊器械包（图4-1-20）：弯蚊式钳6把、鼠齿钳5把、持针器2把、沙氏钳1把、无齿圈钳1把、三叶钳1把、组织剪1把、吸引器1个、有齿镊1把、无齿镊2把。

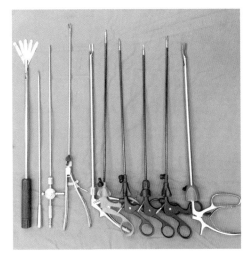

图4-1-19　胸腔镜内镜器械包

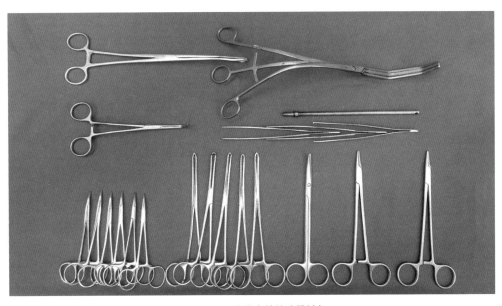

图4-1-20　内镜食管特殊器械包

11.纵隔镜器械包（图4-1-21）：
纵隔镜一套。

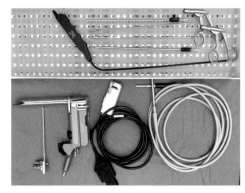

图4-1-21　纵隔镜器械包

三　胸外科常用耗材

胸外科常用耗材有一次性闭合枪、闭合钉和吻合器，传统的吻合比较复杂，使用一次性闭合系统有利于提高手术质量，减少出血量，缩短手术时间，减少术后并发症。

1.闭合枪（图4-1-22）、闭合钉（图4-1-23）：闭合枪的主要部件有关闭杆、击发杆、旋转钮、关节翅片、手动刀倒转开关、行程计数指示器、刀向指示器、钉砧释放钮、关闭杆和钉砧。主要用于血管、肺叶和支气管的离断和闭合。

2.吻合器（图4-1-24）：吻合器的主要部件有壳体、中心杆及推管。中心杆设在推管内，中心杆前端装有钉盖，后端通过螺杆与壳体尾部的调节旋钮连接，壳体外表面上设有激发手柄，激发手柄通过铰链与壳体活动连接。主要用于食管吻合。

3.胸骨固定矫形钢板（图4-1-25）：胸骨固定矫形钢板是放置于胸骨后抬举塌

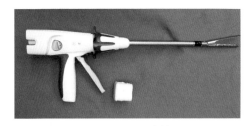

图4-1-22　闭合枪

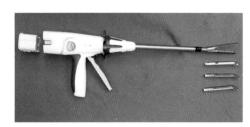

图4-1-23　闭合钉

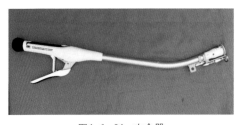

图4-1-24　吻合器

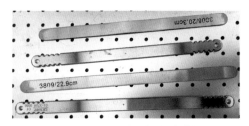

图4-1-25　胸骨固定矫形钢板

陷的胸骨，以纠正胸廓畸形，用于小儿漏斗胸的手术。

四 胸外科常用体位

手术体位是指患者术中的卧位，根据手术的部位及病情来决定，体位摆放不仅应获得良好的术野显露，便于医生的手术操作，还须保障患者呼吸及循环功能稳定，防止因体位摆放不当而导致患者神经、血管受损，肌肉扭伤，皮肤压力性损伤等体位并发症，因此手术体位摆放亦需特别重视，专科护士应熟悉专科特点，准备合适的体位摆放用物，正确摆放手术体位，才能保证手术的顺利开展。

（一）体位用物

侧卧位模型垫（图4-1-26）、隧道垫（图4-1-27）、沙袋（图4-1-28）、凝胶垫（图4-1-29）、约束带（图4-1-30）、托手架（图4-1-31）。

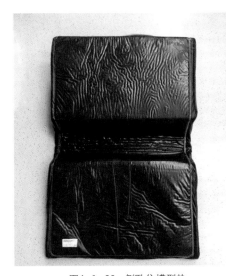

图4-1-26 侧卧位模型垫

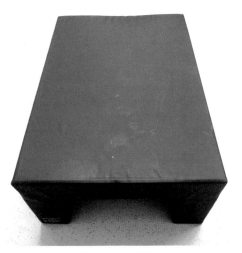

图4-1-27 隧道垫

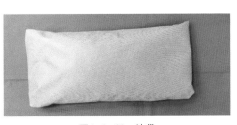

图4-1-28 沙袋

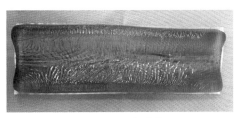

图4-1-29 凝胶垫

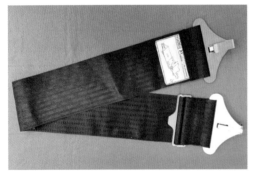

图4-1-30 约束带

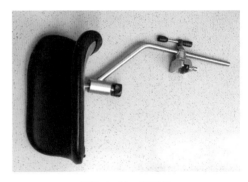

图4-1-31 托手架

（二）常用体位

1.仰卧位（图4-1-32）。

（1）摆放前准备。

①环境准备：提前开启洁净空调系统，保持室内温度21℃～25℃、湿度30%～60%；维持室内安静清洁。

②体位用物准备：软枕1个、足跟垫1个、约束带2个或床挡1对。

③手术床准备：检查手术床性能及配件完整性，床单干燥、平整清洁。

④患者准备：手术部位标识清晰；麻醉后生命体征平稳。

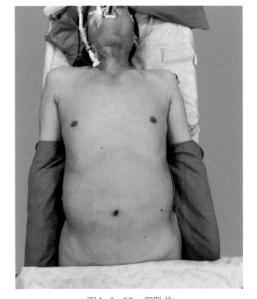

图4-1-32 仰卧位

⑤操作者准备：清洁洗手，衣帽穿戴整洁。

（2）操作流程。

①再次查看手术部位标识，检查患者皮肤完整性，气管导管输液管道固定牢靠，电极导线的正确摆放。

②麻醉医生站在患者头部，手术医生与巡回护士分别站在患者两侧。

③胸背部垫一软枕，抬高胸部。

④双手内收，约束带固定或使用床挡。

⑤膝关节上方约束带固定。

⑥垫足跟垫，保持足跟悬空。

⑦整理输液管、导尿管等管路。

（3）注意事项。

①患者入手术室后，评估手术持续时间、全身营养状况及皮肤情况。

②所有关节骨性结构突出的部位加用柔软的海绵垫，注意骶尾部、足跟处的防护，必要时使用减压贴。

2.侧卧位（图4-1-33）。

（1）摆放前准备。

①环境准备：提前开启洁净空调系统，保持室内温度21℃～25℃，湿度30%～60%，维持室内安静清洁。

②体位用物准备：头圈1个、斜坡垫1个、隧道垫1个、沙袋2个、约束带2个、托手板1个、托手架1个。

③手术床准备：检查手术床性能

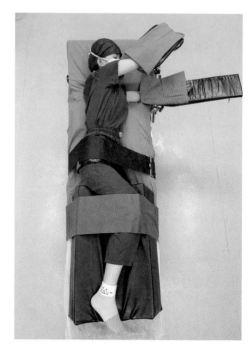

图4-1-33　侧卧位

及配件完整性，床单干燥、平整清洁。斜坡垫置于手术床上，顶端与床头平齐。

④患者准备：手术部位标识清晰；麻醉后生命体征平稳。

⑤操作者准备：清洁洗手，衣帽穿戴整洁。

（2）操作流程。

①再次查看手术部位标识，检查患者皮肤完整性，气管导管、输液管道等固定牢靠，心电图导线正确摆放。

②麻醉医生站在患者头部位置，手术医生与巡回护士分别站在患者两侧。

③患者头下置头圈，使颈椎处于水平位置，3～4人协同托住患者头部，腰底及双下肢，使患者头颈、胸、下肢以脊柱为轴线慢慢旋转90°。

④上臂置于斜坡垫凹槽内，前臂置于托手板上，另一上肢置于托手架上。

⑤胸前与背部放置沙袋固定。

⑥双下肢伸直，放置隧道垫。

⑦约束带固定髋部与膝部，松紧以伸入一指为宜。

⑧整理输液管、导尿管等管路。

（3）注意事项。

①患者入手术室后，评估患者全身营养状况及皮肤情况、手术时长。

②保持受压侧肢体静脉回流通畅，减少局部组织受压，避免损伤臂丛神经。

③注意观察患者呼吸循环是否受影响，保护心肺功能。

④注意保护耳、眼球勿受压。

⑤搬运患者时应轻、稳、协调。体位转换时，注意保持脊柱在同一轴线上。

⑥气管导管、导尿管及静脉管路保证畅通，防止体位摆放过程中牵拉、脱出。

第二节　微创漏斗胸矫正术

漏斗胸是胸骨中下部与其两侧肋软骨异常向后弯曲凹陷。手术年龄以>2岁为宜，最佳年龄4～12岁，中、重度漏斗胸畸形，凹陷深度>2cm，或置水容量>20mL，或漏斗指数>0.12；CT检查Haller指数大于3.25。肺功能提示限制性或阻塞性呼吸道病变，易患上呼吸道感染，剧烈活动耐受量降低，跑步或爬楼梯时会气喘。心脏受压移位，心电图检查示心肌损害者，需要行漏斗胸微创矫正术。

【用物准备】

1.基本用物：浅表手术器械包、眼科布类包。

2.一次性用物：孔被，10号刀片，2-0、0、1号慕丝线，11×17圆针，电刀笔，吸引管，2-0圆针可吸收缝线，4-0角针可吸收线缝线，粗阻断带，手套，灯柄套。

3.特殊用物：胸骨固定矫形系统。

【手术体位】

仰卧位，双臂外展。

【手术切口】

在漏斗胸凹陷最低点平面两侧腋前线处分别做长约3cm水平切口，必要时可在剑突下做辅助长约3cm纵行切口。

【手术步骤及配合】

手术步骤	手术配合
1.定位	依据漏斗胸的位置，标记切口及拟放置钢板的位置。
2.消毒、铺单	皮肤消毒剂消毒皮肤。消毒范围：双侧胸部及腋下，上至下颌，下至脐水平，两旁至腋后线。协助手术医生铺无菌单。
3.钢板塑形	将塑形钢板按照患者胸壁塑形，再将植入钢板按照其形状1：1塑形（图4-2-1）。
4.切开皮肤、皮下组织	递有齿镊、10号刀片在双侧腋前线分别做长为2～3cm的水平切口切开皮肤，递电刀分离皮下、肌层直至肋骨表面。
5.分离胸骨后间隙	递心脏镊、电刀钝性分离胸大肌、胸小肌与肋骨之间的间隙，在双侧胸廓最高点打开肋间肌，在壁层胸膜外分离胸骨后间隙（图4-2-2）。
6.再次确定钢板形状	调整植入钢板的形状，使其与胸壁弧度完全一致。
7.胸骨后建立隧道	将导引器置于胸壁凹陷的最深平面肋间隙，在胸骨旁（最高点）2cm以上，从左至右紧贴胸骨深面，自胸膜外穿过胸壁从对侧胸骨旁穿出。注意勿损伤心包（图4-2-3）。
8.导入钢板	递心脏镊，使用粗阻断带将导引器与支撑钢板固定，在导引器的引导下将植入钢板从右至左的隧道拉出（图4-2-4）。
9.旋转钢板	递钢板翻转器旋转支撑钢板180°，使其弓形向上，支撑于胸骨后（图4-2-5）。
10.固定钢板	递固定器，固定钢板一端或两端，递持针器夹持11×17圆针1号慕丝线缝合胸壁肌肉、筋膜，包埋固定钢板两端及固定器，防止移位（图4-2-6）。
11.关闭切口	清点手术物品，递心脏镊、11×17圆针1号慕丝线缝合肌层、2-0圆针可吸收缝线缝合皮下组织，再次清点手术物品，4-0角针可吸收线缝合皮肤。

【注意事项】

1.妥善固定双上肢，防止过度外展损伤神经。

2.仔细核查植入钢板的灭菌标识。

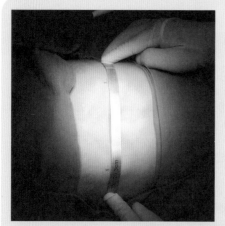

图4-2-1 钢板塑形

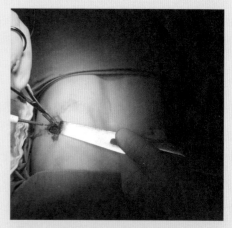

图4-2-2 分离胸骨后间隙

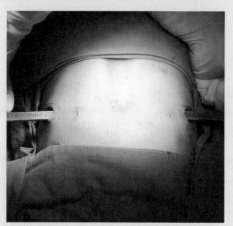

图4-2-3 胸骨后建立隧道

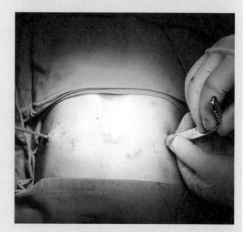

图4-2-4 导入钢板

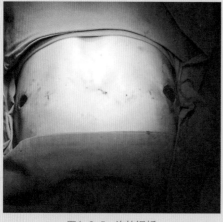

图4-2-5 旋转钢板

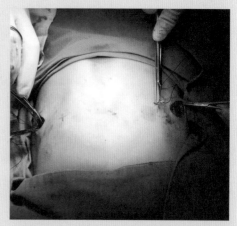

图4-2-6 固定钢板

肋骨是人体胸廓骨性结构的主要组成部分，人体肋骨共12对，左右对称，属于扁骨。肋骨后端与胸椎相连成关节，前端因连接部分不同分为真肋、假肋和浮肋3种，第1～7肋借软骨与胸骨相连接，称为真肋；第8～10肋借软骨与上一肋软骨相连，形成肋弓，称为假肋；第11、第12肋前端分离，没有软骨相连，称为浮肋。肋骨肿瘤患者体表可扪及肿块，质硬，不活动。CT三维成像可明确肋骨肿瘤的部位、大小及骨质破坏的情况。肋骨肿瘤切除术适用于肋骨的原发或转移瘤，除需将肿瘤前后5cm以内的肋骨切除外，还需切除肋间肌。

【用物准备】

1.基本用物：腹部器械包，取肋器械包，脸盆包，胸部布类包，大衣包。

2.一次性用物：20号刀片，2-0、0、1号慕丝线，10×20圆针，9×24角针，切口膜，抽吸管，孔被，电刀笔，手套，灯柄套，骨蜡。

【手术体位】

健侧卧位。

【手术切口】

肋骨病变部位斜切口。

【手术步骤及配合】

手术步骤	手术配合
1.消毒、铺单	皮肤消毒剂消毒皮肤，协助手术医生铺无菌单。
2.暴露肿瘤	递有齿镊、20号刀片沿着病变肋骨对应部位切开皮肤，递电刀分离皮下及肌层，充分暴露肿瘤（图4-3-1）。
3.切除肿瘤	递长无齿镊、电刀分离病变肋骨至正常骨质部分，递肋骨剪剪断肋骨，完整切除肿瘤（图4-3-2）。
4.检查切口	递长无齿镊、电刀行肋骨断端彻底止血，必要时递骨蜡封闭断端。

手术步骤	手术配合
5.关胸	清点手术物品，放置引流管，递长无齿镊、10×20圆针1号慕丝线关胸。
6.缝合切口	递长无齿镊、10×20圆针1号慕丝线逐层缝合肋间肌层、前锯肌、背阔肌、胸大肌等；再次清点手术物品，0号慕丝线缝合皮下组织；2-0号慕丝线或3-0可吸收线缝合皮肤。无菌敷料覆盖切口，胶布固定。

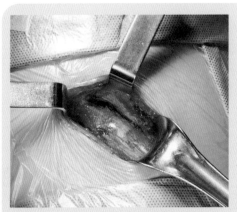
图4-3-1 暴露肿瘤

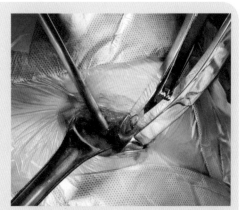
图4-3-2 切除肿瘤

【注意事项】

　　1.体位摆放合适，预防压疮发生。

　　2.妥善保存取下的标本。

　　3.严格执行肿瘤不接触隔离原则，预防肿瘤种植转移。

第四节　肺叶切除术

　　肺组织位于胸腔内，由纵隔结构将其分为左、右两侧。左肺共8段，左上肺4段（尖后段、前段、上舌段、下舌段），左下肺4段（背段、内前基底段、外基底段和后基底段）；右肺10段，右上肺3段（尖段、前段和后段），右中肺2段（内侧段和外侧段），右下肺共5段（背段、内基底段、前基底段、外基底段和后基底段）。左侧肺组织根据解剖分上、下两叶，右肺分上、中、下三叶。单独的一个肺叶，有其独立的动脉、静脉、支气管和脏层胸膜，解剖相对独立。目前，肺叶切除适用于肺癌、肺结核、肺脓肿、支气管扩张、肺隔离症等疾病的外科治疗。

【用物准备】

1.基本用物：腹部器械包、肺叶器械包、脸盆包、胸部布类包、衣包。

2.一次性用物：11、20号刀片，6×14、10×28圆针，10×28角针，2-0、0、1号慕丝线，抽吸管，孔被，电刀笔，手套，灯柄套，切口膜，3-0、4-0聚丙烯缝线，3-0角针可吸收线。

3.特殊用物：超声刀、结扎夹及钳、切割闭合器、闭合钉、切口保护套。

【手术体位】

健侧卧位。

【手术切口】

肺叶病变部位斜切口。

【手术步骤及配合】

手术步骤	手术配合
1.消毒、铺单	皮肤消毒剂消毒皮肤，协助手术医生铺无菌单。
2.暴露切口	递有齿镊、20号刀片切开皮肤，递电刀切开皮下组织及肌肉，电凝止血。
3.切除部分肋骨	递长无齿镊、电刀切开骨膜，递肋骨分离器剥离肋骨骨膜，递肋骨分离钩分离肋骨，递肋骨剪剪除部分肋骨，递电刀及盐水垫压迫止血（图4-4-1）。
4.切开胸膜，探查胸腔	递长无齿镊、电刀切开胸膜，递两块大盐水垫或切口保护套保护切口，递中号肋骨牵开器撑开切口，递骨膜分离器剥离肋骨残端，递甲状腺拉钩牵开，递盒子咬骨钳咬平肋骨残端，递电刀止血。如果胸腔粘连，递长弯钳钳夹小纱球分离粘连，探查胸腔。
5.分离肺血管	递心脏镊、电刀、超声刀、长组织剪分离肺门、纵隔胸膜、血管周围组织，递长组织剪剪开血管鞘，显露肺血管。
6.游离并离断肺动脉	依据血管粗细，递心脏镊、一次性结扎夹分别结扎肺动脉分支的近端和远端，离断粗大血管前，递长弯钳带1号慕丝线过带预结扎，递闭合钉离断肺动脉（图4-4-2）。

手术步骤	手术配合
7.离断肺静脉	递心脏镊、电刀、超声刀分离肺静脉，递闭合钉离断肺静脉（图4-4-3）。
8.结扎切断肺韧带	递心脏镊、长弯钳或直角钳钳夹韧带，递长组织剪或电刀切断，递长弯钳带2-0慕丝线结扎（图4-4-4）。
9.分离并离断肺裂	递心脏镊、电刀、超声刀、长组织剪分离出肺裂，递闭合钉离断肺裂（图4-4-5）。
10.处理支气管	递心脏镊、长组织剪分离支气管，大直角钳或沙氏钳夹闭支气管，递肺叶钳夹住支气管肺端，递11号刀片切断支气管，递聚维酮碘棉球擦拭断端，递心脏镊、持针器夹持3-0聚丙烯缝线连续缝合支气管残端，或使用闭合钉直接离断支气管（图4-4-6）。
11.胸腔冲洗检查	冲洗胸腔，检查有无漏气，递温聚维酮碘盐水清洗胸腔，灭菌用水检查支气管残端有无漏气，若有漏气，递心脏镊、持针器夹持3-0聚丙烯线缝合。
12.放置胸腔引流管	递有齿镊、11号刀片在第6、第7肋间腋后线处放置胸腔引流管，若为上肺叶切除，则另于锁骨中线外侧第2肋间放置菌形引流管。
13.缝合胸膜	清点手术物品，递心脏镊、10×28圆针、1号慕丝线缝合胸膜。缝闭胸膜后递肋骨合并器合拢肋骨，缝线打结。
14.缝合肌层、皮下及皮肤	递有齿镊、10×28圆针、0号慕丝线缝合肌层，再次清点手术物品，2-0慕丝线缝合皮下组织，递有齿镊、角针、3-0慕丝线或3-0角针可吸收线缝合皮肤。无菌敷料覆盖切口，胶布固定。

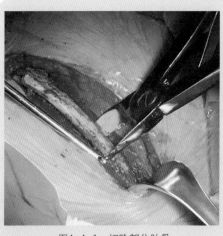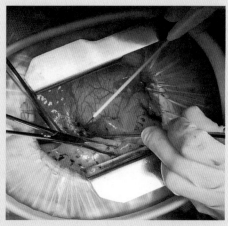

图4-4-1　切除部分肋骨　　　　　　图4-4-2　游离并离断肺动脉

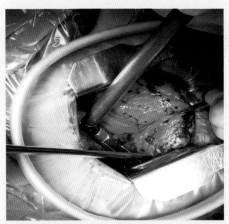

图4-4-3 离断肺静脉

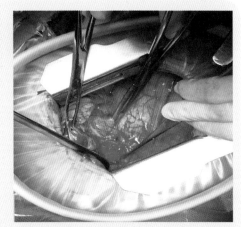

图4-4-4 结扎切断肺韧带

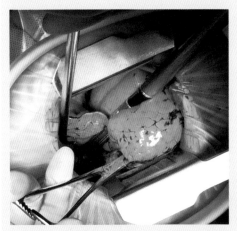

图4-4-5 分离并离断肺裂

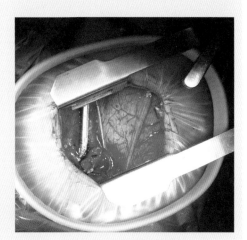

图4-4-6 处理支气管

【注意事项】

1.合适的摆放体位，避免患侧手过度牵拉和过度外展。

2.仔细核对手术部位，避免边侧错误。

3.术中注意患者保温，进行输液加温。

4.严格无菌操作和不接触隔离操作，避免术中感染及肿瘤种植。

5.术中更换肺通气方式时，控制液体入量。

6.注意患者受压部位的皮肤保护，预防压疮。

7.胸腔冲洗用水温度38℃～40℃。

8.正确掌握切割吻合器的使用方法，使用前涂抹液状石蜡。

　　膈肌是由起源于胸腔底部四周的肌肉和筋膜组成，每侧的肌肉组织分三部分，即胸骨部分、肋骨部分和腰椎部分（包括膈肌脚），汇合于中心腱。各部分肌肉紧密相连，被胸膜、腹膜覆盖。膈疝是内疝的一种，指腹腔脏器通过膈肌缺损或薄弱区异位移动到胸腔内的疾病状态。可分为创伤性膈疝与非创伤性膈疝。创伤常常导致膈肌破裂，破裂处不一，腹腔脏器因胸膜腔负压而疝入胸腔，创伤性膈疝需急诊手术。

【用物准备】

　　1.基本用物：腹部器械包、肺叶器械包、脸盆包、胸部布类包、大衣包。

　　2.一次性用物：20、11号刀片，2-0、0、1号慕丝线，6×14、10×20圆针，9×24角针，切口膜，抽吸管，孔被，电刀笔，手套，灯柄套，3-0角针可吸收线。

【手术体位】

　　健侧卧位。

【手术切口】

　　胸部后外侧经第7、第8肋切口。

【手术步骤及配合】

手术步骤	手术配合
1.消毒、铺单	皮肤消毒剂消毒皮肤，协助手术医生铺无菌单。
2.暴露切口	递有齿镊、20号刀片切开皮肤，使用电刀切开皮下组织及肌层，暴露肋骨，肋骨剪切除部分肋骨。
3.探查胸腔	递肋骨牵开器牵开肋骨，递心脏镊、吸引器头探查疝入胸膜腔脏器是否缺血坏死、是否合并胸腔内活动性出血，确定膈肌破裂位置（图4-5-1）。

手术步骤	手术配合
4.修补膈肌	递心脏镊、两把大弯钳钳夹膈肌破口处（必要时扩大破口），分离疝入胸腔内脏器，将其还纳至腹腔，递心脏镊、持针器夹持10×20圆针、1号慕丝线间断"8"字缝合膈肌，缝合膈肌前清点手术物品（图4-5-2）。
5.冲洗胸膜腔，彻底止血	适量温盐水冲洗胸膜腔，递心脏镊、电刀止血。
6.缝合胸膜	清点手术物品后，递心脏镊、持针器夹持10×20圆针、1号慕丝线缝合胸膜，缝毕使用肋骨合并器合拢肋骨，缝线打结。
7.缝合肌层、皮下及皮肤	递有齿镊、持针器夹持10×20圆针、0号慕丝线缝合肌层，再次清点手术物品，2-0慕丝线缝合皮下组织，3-0慕丝线或3-0角针可吸收线缝合皮肤。无菌敷料覆盖切口，胶布固定。

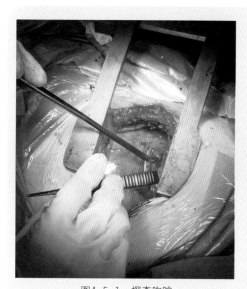

图4-5-1 探查胸腔

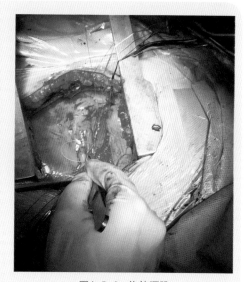

图4-5-2 修补膈肌

【注意事项】

1.膈疝病情严重，密切观察患者生命体征变化。

2.备抢救设备及药物。

3.注意清点手术物品的时机。

4.胸腔冲洗液温度38℃～40℃。

食管癌是指食管鳞状上皮或腺上皮的异常增生所形成的恶性病变，临床症状表现为进行性吞咽困难，胸骨后疼痛，手术治疗是食管癌首选。食管分为颈、胸、腹3段。有3个狭窄，第1个狭窄为咽与食管相接处，第2个狭窄为主动脉和气管分叉的后方，第3个狭窄为食管通过膈肌、食管裂孔处。

【用物准备】

1.基本用物：腹部器械包、肺叶器械包、脸盆包、胸部布类包、衣包。

2.一次性用物：11、20号刀片，6×14、10×28圆针，10×28角针，2-0、0、1号慕丝线，抽吸管，孔被，电刀笔，手套，灯柄套，切口膜，3-0、4-0聚丙烯线，3-0角针可吸收线，4-0圆针可吸收线。

3.特殊用物：超声刀、结扎夹及钳、荷包钳、荷包线、切割闭合器、管状吻合器、切口保护套。

【手术体位】

先取仰卧位，再左侧卧位。

【手术切口】

腹部正中切口、右侧第5肋间切口。

【手术步骤及配合】

手术步骤	手术配合
1.消毒、铺单	仰卧位，皮肤消毒剂消毒皮肤，协助手术医生铺无菌单。
2.暴露切口	递有齿镊、20号刀片切开腹部皮肤，递电刀切开皮下组织及肌层，电凝止血，递一次性切口保护装置保护切口，递牵开器牵开切口。
3.分离胃的韧带	递心脏镊，电刀或超声刀离断胃小弯侧的胃肝韧带，分离胃大弯侧的结肠韧带（图4-6-1）。

手术步骤	手术配合
4.分离胃左动脉	递心脏镊、两把长弯钳夹闭胃左动脉两端,递超声刀离断胃左动脉,递持针器夹持6×14圆针、7号慕丝线缝扎胃左动脉(图4-6-2)。
5.游离胃体	递心脏镊、电刀游离胃体,上至膈肌裂孔处,下至胃幽门处。
6.关腹	清点手术物品,递有齿镊、10×28圆针、0号慕丝线缝合腹膜、鞘膜、肌层。再次清点手术物品,2-0慕丝线缝合皮下组织,3-0慕丝线或3-0角针可吸收线缝合皮肤。无菌敷料覆盖切口,胶布固定。
7.更换体位	手术体位更换为左侧卧位(图4-6-3),重新消毒铺巾,清点手术物品。
8.切开皮肤、皮下组织、胸壁肌肉	递有齿镊、20号刀片切开右侧第5肋间皮肤,递电刀切开皮下组织及肌肉,电凝止血。
9.切除部分肋骨	递心脏镊、电刀切开骨膜,递肋骨分离器剥离肋骨骨膜,递肋骨分离钩分离肋骨,递肋骨剪剪除部分肋骨,递电刀及盐水垫止血,递中号肋骨牵开器撑开切口。
10.探查胸腔	递心脏镊、电刀切开胸膜,递两块大盐水垫或切口保护套保护切口,递骨膜分离器剥离肋骨残端,递甲状腺拉钩牵开,递盒子咬骨钳咬平肋骨残端,电凝止血。如果胸腔粘连,递电刀分离粘连,探查胸腔。
11.离断奇静脉	递心脏镊、电刀分离奇静脉,递一次性结扎夹夹闭奇静脉,再递电刀或超声刀离断奇静脉(图4-6-4)。
12.分离胸段食管	递心脏镊、超声刀或电刀分离食管,递直角钳钳夹阻断带套过食管,递小弯钳牵拉阻断带,利于食管外壁纵向分离,分离范围上至胸膜顶,下至膈肌(图4-6-5)。
13.清扫淋巴结	分离胸段食管的同时,递心脏镊、电刀或超声刀清扫淋巴结。
14.结扎胸导管	递心脏镊、电刀分离胸导管,递一次性结扎夹结扎胸导管(图4-6-6)。
15.荷包钳钳夹食管	递心脏镊、荷包钳钳夹食管上端,大弯钳钳夹食管下端,递持针器夹持荷包线穿过荷包钳。
16.离断食管	递心脏镊、长剪刀剪断食管上端,递聚维酮碘棉球消毒食管断端(图4-6-7)。
17.放置吻合器头端	递心脏镊、鼠齿钳钳夹食管断端,将食管打开,放置管型消化道吻合器头端,收紧荷包线(图4-6-8)。
18.处理食管断端	递心脏镊、持针器夹持4-0可吸收线沿食管断端固定缝合,收紧断端。

手术步骤	手术配合
19.切开胃壁	递心脏镊、电刀切开胃壁。
20.放置管状吻合器	递心脏镊、管状吻合器从胃壁切口处放入（图4-6-9）。
21.吻合食管和胃	将管状吻合器与食管上端切口内吻合器头端吻合（图4-6-10）。
22.放入切割闭合器	递有齿镊、11号刀片在皮肤切口下方打孔，放入切割闭合器。
23.离断病变食管	闭合钉离断胃大弯至食管肿瘤段病变食管，将胃切割至管状，代替病变食管（图4-6-11）。
24.缝合管胃断端	递心脏镊、持针器夹持4-0圆针可吸收线包埋缝合管胃断端（图4-6-12）。
25.固定管胃	递心脏镊、持针器夹持4-0圆针可吸收线将管胃固定在胸壁上。
26.冲洗胸腔	分别递温聚维酮碘、生理盐水、灭菌用水冲洗胸腔，检查吻合口。
27.放置引流管	递有齿镊、11号刀片放置胸腔引流管，10×28角针、0号慕丝线固定引流管。
28.关闭胸腔	清点手术物品后，递有齿镊、10×28圆针、1号慕丝线缝合胸膜，递肋骨合并器合拢肋骨，再行缝线打结。关闭胸腔后再次清点手术物品。递10×28圆针、0号慕丝线缝合肌层，2-0慕丝线缝合皮下组织，3-0慕丝线或3-0角针可吸收线缝合皮肤。无菌敷料覆盖切口，胶布固定。

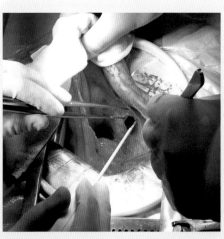

图4-6-1 分离胃的韧带

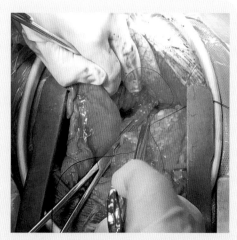

图4-6-2 分离胃左动脉

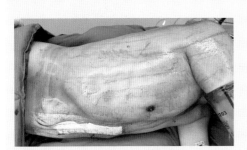

图4-6-3　左侧卧位

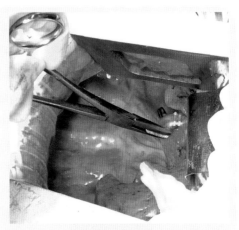

图4-6-4　离断奇静脉

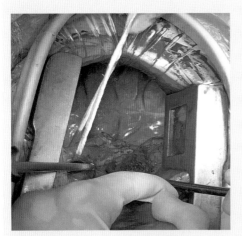

图4-6-5　分离胸段食管

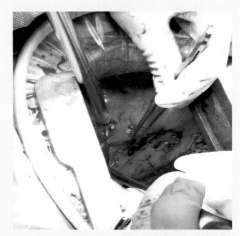

图4-6-6　结扎胸导管

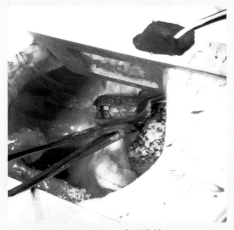

图4-6-7　离断食管

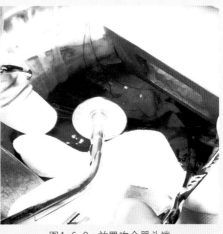

图4-6-8　放置吻合器头端

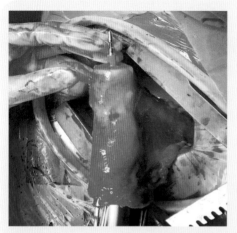

图4-6-9　放置管状吻合器

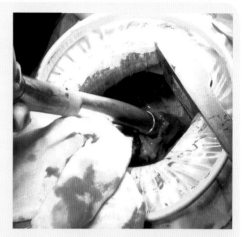

图4-6-10　吻合食管和胃

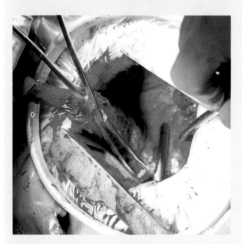

图4-6-11　离断病变食管

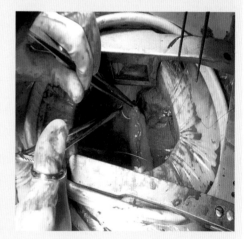

图4-6-12　缝合管胃断端

【注意事项】

  1.严格执行肿瘤不接触隔离原则。

  2.缝合膈肌前，清点手术物品。

  3.保证患者神经功能，合理安置体位，避免过度牵拉。

  4.术中因体位更换，应注意保护患者受压部位的皮肤，预防压疮。

  5.术中要注意患者保温，预防术中低体温。

纵隔内淋巴系统是纵隔内主要的组成部分。胸腔内淋巴结根据部位可以分为14组，其中第1组是上纵隔淋巴结，第2组是上气管旁，第3组是血管前或气管后，第4组是下气管旁，第5组是主肺动脉窗，第6组是主动脉弓旁，第7组是隆突下，第8组是食管旁，第9组是下肺韧带旁，第10组是肺门，第11～14组是肺内淋巴结。纵隔镜淋巴结活检一般适用于第1组、第2组、第4组、第5组、第7组等淋巴结活检。纵隔镜手术是利用内镜技术，经过颈部胸骨上切口，对纵隔内病变进行活检或切除的微创技术。目前纵隔镜手术可用于纵隔淋巴结活检，纵隔肿瘤切除以及食管癌根治等。临床上，纵隔镜淋巴结活检应用较为广泛。

【用物准备】

1.基本用物：浅表手术器械包、纵隔镜器械包、脸盆包、胸部布类包、衣包。

2.一次性用物：20号刀片，8×20圆针，0、2-0、3-0号慕丝线，3-0角针可吸收线，切口膜，抽吸管，电刀笔，手套，灯柄套。

【手术体位】

仰卧位，背部垫高、头后仰。

【手术切口】

胸骨上切迹上方1cm处弧形切口。

【手术步骤及配合】

手术步骤	手术配合
1.消毒、铺单	皮肤消毒剂消毒皮肤，协助手术医生铺无菌单。
2.连接设备	将摄像头数据线、光源线套上保护套，电刀、电凝、吸引器连接并固定。
3.切开皮肤，分离气管旁组织	递有齿镊、20号刀片沿胸骨上切迹上方1cm处做3cm弧形切口，递电刀切开颈阔肌，分离至气管前间隙，沿气管表面向胸骨后钝性分离（图4-7-1）。

手术步骤	手术配合
4.置入纵隔镜镜鞘	递纵隔镜镜鞘沿游离间隙置入（图4-7-2）。
5.暴露淋巴结组织	置入纵隔镜，递电凝钩分离气管前组织，暴露气管右侧肿大质硬淋巴结（图4-7-3）。
6.夹取淋巴结	递电凝钩打开淋巴结外包裹组织，递活检钳钳夹部分淋巴结组织送检（图4-7-4）。
7.缝合切口	清点手术物品，递电刀止血，递有齿镊、8×20圆针、0号慕丝线缝合肌层，再次清点手术物品，2-0慕丝线缝合皮下组织，角针、3-0慕丝线或3-0角针可吸收线缝合皮肤。无菌敷料覆盖切口，胶布固定。

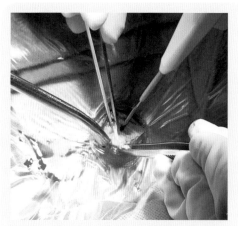

图4-7-1　分离气管旁组织

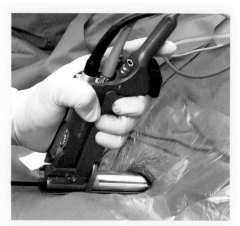

图4-7-2　置入纵隔镜镜鞘

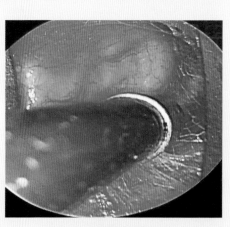

图4-7-3　暴露淋巴结组织

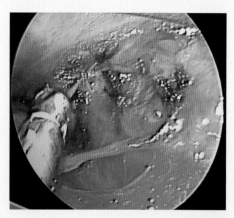

图4-7-4　夹取淋巴结

【注意事项】

1.心理护理，缓解患者紧张、焦虑的情绪。

2.注意保护纵隔镜镜头。

3.妥善保管标本，并及时记录，以免混淆。

第八节　胸腔镜下双侧交感神经离断术

交感神经是植物性神经的一部分，交感干位于脊柱两侧，由交感干神经节和节间支连接而成，可分颈、胸、腰、骶和尾5部分，支配双上肢的交感神经位于T2～T4水平，手术需离断对应节段的交感神经干和交通支。手汗症是一种先天性疾患，表现为手掌出汗，严重时手掌出汗可形成明显水珠或呈水滴，目前认为与交感神经过度兴奋有关，胸腔镜交感神经离断术是目前该病治疗的有效方法之一。

【用物准备】

1.基本用物：浅表手术器械包、5mm胸腔镜镜头、电凝钩、脸盆包、胸部布类包、大衣包。

2.一次性用物：11号刀片、切口膜、抽吸管、电刀笔、手套、灯柄套、14号硅胶管、2-0角针可吸收线。

【手术体位】

仰卧位，双上肢外展。

【手术切口】

腋下切口（女）、乳晕切口（男）。

【手术步骤及配合】

手术步骤	手术配合
1.消毒、铺单	皮肤消毒剂消毒皮肤，协助手术医生铺无菌单。
2.连接设备	将摄像头数据线、光源线套上保护套，电刀电凝连接并固定。
3.建立操作孔	递有齿镊、11号刀片切开皮肤0.5～1cm、递电刀分离皮下组织、胸壁肌肉，递中弯钳钝性分离皮下及肋间肌层至胸膜腔，先后置入2个5mm Troca（图4-8-1）。
4.探查胸腔	嘱麻醉医生停止机械通气，置入5mm胸腔镜镜头，探查胸腔（图4-8-2）。
5.离断交感神经	于T3/T4肋骨水平处，递电凝钩向交感神经干内侧0.5cm和外侧2cm处离断交感神经侧支（图4-8-3）。
6.止血、排气	仔细检查，创面无出血，退出胸腔镜镜头，沿Trocar旁置入硅胶管，末端置入水下，退出Trocar，嘱麻醉医生膨肺排气，彻底排气后拔出排气管（图4-8-4）。
7.缝合切口	清点手术物品，递有齿镊、2-0角针可吸收线间断缝合切口，再次清点手术物品，创可贴覆盖切口。同法处理对侧。

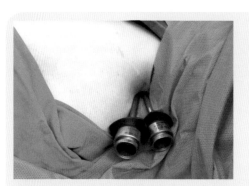

图4-8-1 建立操作孔

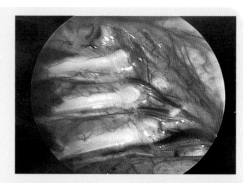

图4-8-2 探查胸腔

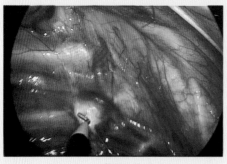

图4-8-3 离断交感神经

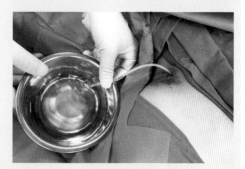

图4-8-4 胸腔排气

【注意事项】

1.体位摆放要注意上肢勿过度外展，避免神经损伤。

2.注意保护胸腔镜镜头。

3.术中密切观察生命体征。

第九节 │ 胸腔镜下纵隔肿物切除术

　　纵隔是位于胸腔中部左右纵隔胸膜之间的立体解剖结构和潜在间隙，内有心脏、大血管、气管、食管、淋巴系统和神经组织等重要脏器。纵隔有6个面，前为胸骨，后为脊柱，两侧为纵隔胸膜，上为胸廓上口，下为膈肌。临床上常把纵隔分为4个区，上纵隔为胸骨角至第4胸椎体下缘的水平线以上，以气管为界，分为前后纵隔；下纵隔为胸骨角至第4胸椎体下缘的水平线以下，以心包为界，心包前方为前纵隔；心包与气管处为中纵隔；心包后方为后纵隔。纵隔肿瘤是常见的胸部肿瘤，包括原发性肿瘤和转移性肿瘤，其中以原发性纵隔肿瘤多见，纵隔转移性肿瘤多为淋巴结转移。前纵隔肿瘤常见有胸腺瘤，畸胎瘤及胸骨后甲状腺肿，中纵隔多见气管、食管或心包囊肿等，后纵隔以神经源性肿瘤为主。纵隔肿瘤包括良性或恶性，除淋巴瘤外，纵隔肿瘤的治疗以外科治疗为主。使用胸腔镜可以减少患者的创伤。

【用物准备】

　　1.基本用物：胸腔镜普通器械包、胸腔镜器械盒、胸腔镜特殊器械盒、30°镜头盒、胸部布类包、衣包。

　　2.一次性用物：切口膜，孔被，切口保护套2个，11号刀片，2-0、0、1号慕丝线，10×20圆针、9×24角针，电刀笔，抽吸管，3-0、4-0聚丙烯线，手套，3-0角针可吸收线。

　　3.特殊用物：腔内直线型切割缝合器及钉仓，Hem-o-lok夹或钛夹及施夹钳。

【手术体位】

健侧卧位。

【手术切口】

病变部位侧切口。

【手术步骤及配合】

手术步骤	手术配合
1.消毒、铺单	皮肤消毒剂消毒皮肤，协助手术医生铺无菌单。
2.连接设备	将摄像头数据线、光源线、电刀及超声刀、抽吸器连接并固定（图4-9-1）。
3.建立操作孔	递有齿镊、11号刀片切开皮肤，递电刀止血，置入胸腔镜切口鞘管，递胸腔镜镜头探查，决定术式。根据需要建立1～2个操作切口（图4-9-2）。
4.打开纵隔胸膜	经胸腔镜探查，确定胸膜界限，递电凝钩从胸腺下极，以右膈神经前沿为界，打开纵隔胸膜，显露胸腺右叶。
5.分离胸腺右叶	递电凝钩、超声刀自胸腺右下极开始紧贴胸骨后和心包表面向上极分离，直达左无名静脉水平，分离整个右叶（图4-9-3）。
6.分离胸腺左叶	方法同胸腺右叶分离。
7.分离胸腺双下极	递电凝钩或超声刀分离胸腺双下极。
8.切除胸腺并取出	递腔镜弯钳提起胸腺，递超声刀或电凝钩分离出2／3支胸腺静脉，递结扎夹夹闭胸腺静脉，切除胸腺组织，递无菌标本袋，将胸腺组织放入，经胸壁切口取出（图4-9-4）。
9.切除胸腺旁脂肪组织	递电凝钩钝性、锐性分离清除左右心膈角的脂肪组织。
10.放置引流管	置入胸腔引流管，递有齿镊，持针器夹持9×24角针、0号慕丝线固定引流管。
11.缝合切口	清点手术物品，递电刀止血，递有齿镊、持针器夹持10×20圆针、0号慕丝线缝合肌层，再次清点手术物品，2-0慕丝线缝合皮下组织，3-0慕丝线或3-0角针可吸收线缝合皮肤。无菌敷料覆盖切口，胶布固定。

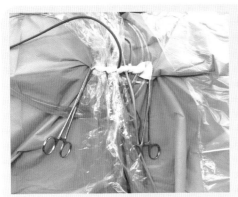

图4-9-1 连接设备

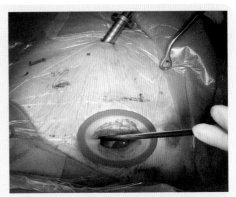

图4-9-2 建立操作孔

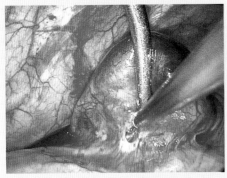

图4-9-3 分离胸腺右叶

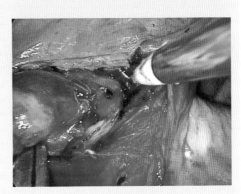

图4-9-4 切除胸腺并取出

【注意事项】

1.预防低体温，为患者保暖，术中使用温生理盐水或灭菌注射用水冲洗胸腔。

2.做好皮肤护理，预防压疮。

第十节 胸腔镜下肺大疱结扎术

肺大疱是指由于各种原因导致肺泡腔内压力升高，肺泡壁破裂，互相融合，在肺组织形成的含气囊腔。肺大疱有单发和多发，一般常见于肺尖部，继发于肺炎或肺结核者常为单发，继发于肺气肿者常为多发。肺大疱可发生于各个年龄段人群，肺大疱破裂时会产生气胸，常常产生相应临床症状，如胸痛、胸闷、呼吸困难等，需要及时处理。对于反复发作的气胸患者，在明确有局限性肺大疱的基础上，可以考虑行肺大疱缝扎术；对于单个巨大肺大疱，因体积巨大对邻近肺组织产生压迫时，即使肺大疱未破裂形成气胸，也可以考虑行肺大疱缝扎术。随着医疗技术的发展，胸腔镜下直线切割缝合器的应用，逐渐取代了传统的肺大疱缝扎。

【用物准备】

1.基本用物：胸腔镜普通器械包、胸腔镜器械盒、胸腔镜特殊器械盒、30°镜头盒、胸部布类包、衣包。

2.一次性用物：切口膜，孔被，切口保护套2个，11号刀片，2-0、0、1号慕丝线，10×20圆针、9×24角针，电刀笔，抽吸管，3-0、4-0聚丙烯线，手套，3-0角针可吸收线。

3.特殊用物：腔内直线型切割缝合器及钉仓，Hem-o-lok夹或钛夹及施夹钳。

【手术体位】

健侧卧位。

【手术切口】

病变部位侧切口。

【手术步骤及配合】

手术步骤	手术配合
1.消毒铺单	皮肤消毒剂消毒皮肤，协助手术医生铺无菌单。
2.连接设备	将摄像头数据线、光源线套上保护套，电刀电凝，抽吸器连接并固定。
3.建立操作孔	递有齿镊、11号刀片切开皮肤，递电刀止血，在第7肋或第8肋间腋中线或腋前线处，建立观察孔，在第4肋或5肋间，腋前线和乳头中线之间建立主操作孔（图4-10-1）。
4.探查肺大疱位置及数量、基底情况	置入胸腔镜镜头，递肺叶钳夹住肺叶组织确认肺大疱位置（图4-10-2）。
5.离断肺大疱	递肺叶钳提起肺大疱，递腔内直线型切割缝合器或钛夹夹闭肺大疱，若宽基底或多个大泡互相融合，递腔内直线型切割缝合器数个夹闭切除肺大疱（图4-10-3）。

手术步骤	手术配合
6.检查夹闭效果	递温盐水冲洗胸腔，嘱麻醉医生膨起肺脏，检查夹闭效果，递抽吸头吸净胸腔内液体（图4-10-4）。
7.放置引流管	置入胸腔引流管，递有齿镊，9×24角针、0号慕丝线固定引流管。
8.缝合切口	清点手术物品，递电刀止血，递有齿镊、10×20圆针、0号慕丝线缝合肌层，再次清点手术物品，2-0慕丝线缝合皮下组织，3-0慕丝线或3-0角针可吸收线缝合皮肤。无菌敷料覆盖切口，胶布固定。

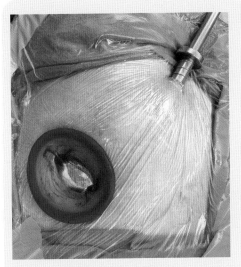

图4-10-1　建立操作孔

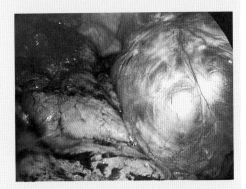

图4-10-2　探查肺大疱

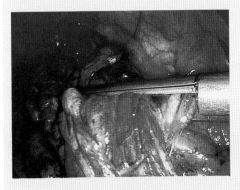

图4-10-3　离断肺大疱

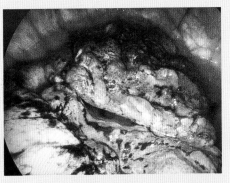

图4-10-4　检查夹闭效果

【注意事项】

1.注意患者受压部位的皮肤保护，预防压疮。

2.术中注意保护内镜设备及器械。

第十一节 | 胸腔镜下肺癌根治术

肺癌是胸腔内最常见的恶性肿瘤。在我国，肺癌是发病率和死亡率较高的恶性肿瘤。在男性中，肺癌发病率和死亡率第一，女性中发病率仅次于乳腺癌，死亡率第一。肺癌根据病理类型可分为非小细胞肺癌和小细胞肺癌两大类。随着人们健康意识的提高，越来越多的早期肺癌被发现，外科手术切除是治疗肺癌的主要措施。肺癌根治手术标准的切除范围是肺叶切除+系统性淋巴结清扫，对于部分晚期的肺癌患者有联合肺叶切除、袖式切除或全肺切除等可能，对于早期肺癌或肺功能差的患者，也可以行亚肺叶切除，即肺段切除或肺楔形切除。胸腔镜手术可以减少患者的创伤。

【用物准备】

1.基本用物：胸腔镜器械包、胸腔镜器械盒、胸腔镜特殊器械盒、30°镜头盒、胸部布类包、衣包。

2.一次性用物：切口膜，手套，孔被，切口保护套2个，11号刀片，2-0、0、1号慕丝线，10×20圆针、9×24角针，电刀笔，抽吸管，3-0、4-0聚丙烯线，3-0角针可吸收线。

3.特殊用物：腔内直线型切割缝合器及钉仓，Hem-o-lok夹或钛夹及施夹钳。

【手术体位】

健侧卧位。

【手术切口】

1.观察孔：第7～8肋间腋中线或腋前线处。

2.主操作切口：第4～5肋间，腋前线和乳头中线之间。

3.辅助操作孔：第7～8肋腋后线与肩胛线之间。

【手术步骤及配合】

手术步骤	手术配合
1.消毒、协助铺单	皮肤消毒剂消毒皮肤，协助手术医生铺无菌单。
2.连接设备	将摄像数据线、光源线、电刀及超声刀、抽吸器连接并固定。
3.建立操作孔	递11号刀片切开皮肤，电刀止血，置入胸腔镜切口套管，胸腔镜探查，决定术式。递11号刀片、电刀建立1～2个操作切口，切口的位置据手术需要和切除不同的肺叶而定（图4-11-1）。
4.离断肺动脉	递肺叶钳、五爪拉钩将非病变肺叶牵开，递电凝钩分离病变肺动脉，递血管夹夹闭叶间细小的肺动脉分支，递超声刀离断，腔内直线型切割缝合器离断肺动脉（图4-11-2）。
5.离断肺静脉	递电凝钩分离病变肺静脉，递血管夹夹闭叶间细小的肺静脉分支，递超声刀离断，递腔内直线型切割缝合器离断肺静脉（图4-11-3）。
6.离断支气管	递电凝钩或超声刀分离并暴露支气管，递腔内直线型切割缝合器离断支气管，递大弯钳夹持聚维酮碘棉球消毒支气管残端，递持针器夹持3-0聚丙烯线连续缝合支气管残端（图4-11-4）。
7.取出病肺	递标本袋，将病肺装入标本袋，从切口取出（图4-11-5）。
8.清扫淋巴结	根据病肺的位置，递分离钩或超声刀清扫淋巴结（图4-11-6）。
9.冲洗胸腔	递温聚维酮碘清洗胸腔，递温生理盐水冲洗胸腔，递灭菌用水检查缝合的支气管残端有无气泡漏出，若有漏气，递持针器夹持3-0聚丙烯线缝合。递抽吸头将冲洗液抽吸干净。
10.放置引流管	置入胸腔引流管，递有齿镊，9×24角针、0号慕丝线固定引流管。
11.缝合切口	清点手术物品，递电刀止血，递有齿镊、10×20圆针、0号慕丝线缝合肌层，再次清点手术物品，2-0慕丝线缝合皮下组织，3-0慕丝线或3-0角针可吸收线缝合皮肤。无菌敷料覆盖切口，胶布固定。

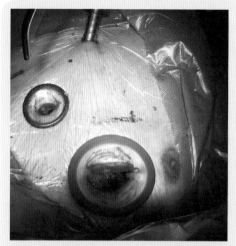

图4-11-1　建立操作孔

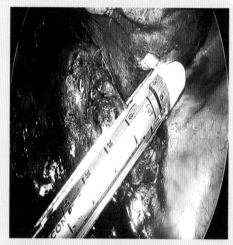

图4-11-2　离断肺动脉

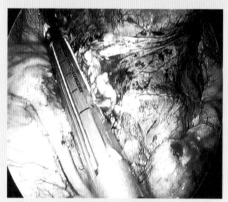

图4-11-3　离断肺静脉

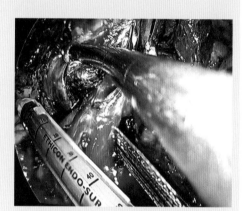

图4-11-4　离断支气管

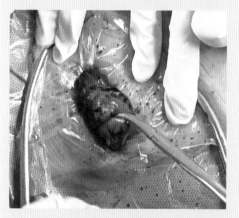

图4-11-5　取出病肺

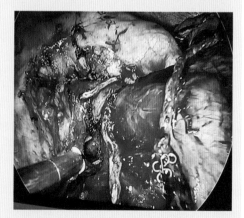

图4-11-6　清扫淋巴结

【注意事项】

1.规范摆放体位，避免患侧手臂过度牵拉或过度外展。

2.仔细核对手术部位，避免边侧错误。

3.术中注意患者保温，进行输液加温，胸腔冲洗用水温度38℃～40℃。

4.严格无菌无瘤操作，避免术中感染及肿瘤种植。

5.术中更换肺通气方式时，控制液体入量。

6.注意患者受压部位的皮肤保护，预防压疮。

7.正确使用切割缝合器，使用后及时清除上面的残钉。

8.切下的淋巴结做好标记。

第十二节　胸腔镜下三切口食管癌根治术

外科手术切除是治疗食管癌的主要措施。目前，食管癌术式多种多样，有右侧进胸、有胸腹联合、有颈胸腹三切口食管癌根治等。全腔镜颈胸腹三切口食管癌根治是目前被接受最多的微创食管癌根治术式，但因为全腔镜三切口食管癌手术涉及颈、胸、腹3个部位，手术难度大、时间长，需要专业的手术团队和护理配合才能完成。

【用物准备】

1.基本用物：胸腔镜、胸腔镜器械盒、镜头盒、胸部布类包、衣包、食管癌特殊器械包。

2.一次性用物：20、11号刀片，2-0、0、1号慕丝线，10×24圆针，10×24角针，6×10圆针，抽吸管，电刀笔，孔被，导尿包，显影纱布，液状石蜡，切口膜，30×20切口膜，4-0圆针可吸收线，3-0角针可吸收线，2-0、3-0聚丙烯线，手套，切口保护套。

3.特殊用物：超声刀、保温杯、加热的灭菌水、负压引流盒、腹腔穿刺套件、5mm Trocar、气腹管、阻断带2根、28号腹腔引流管2根、引流膜。

【手术体位】

患者左侧卧位，右手放于托手架上，与身体呈约110°（右手处于功能位），身体前倾与床平面约70°，常规胸部放置沙袋，双腿放置隧道垫。

【手术切口】

1.左侧卧位时：镜孔10mm位于腋中线第7肋间，主操作孔5mm分别位于腋前线第3、第5肋间，副操作孔5mm位于肩胛第8肋间。

2.仰卧位时：镜孔10mm位于脐下，主操作孔10mm位于左侧腋前线肋下2横指，副操作孔5mm位于左锁骨中线平脐水平处，助手两个操作孔均为5mm，与主刀操作孔对称。

【手术步骤及配合】

手术步骤	手术配合
1.常规消毒铺单	皮肤消毒剂消毒皮肤，协助手术医生铺无菌单。
2.连接设备	将摄像数据线、光源线、电刀及超声刀、抽吸器连接并固定。
3.建立操作孔	递11号刀片切开皮肤，电刀止血，置入胸腔镜切口套管，镜孔位于腋中线第7肋间，置入胸腔镜探查，决定术式。递11号刀片、电刀分别建立主操作孔，位于腋前线第3、第5肋间5mm，副操作孔位于肩胛第8肋间（图4-12-1）。
4.分离食管双侧壁胸膜	递电凝钩自奇静脉上方打开食管双侧壁胸膜。
5.清扫右侧喉返神经链旁淋巴结	递电凝钩沿右侧迷走神经打开纵隔胸膜，递腔镜弯钳分离右侧喉返神经，充分暴露右侧喉返神经至甲状腺下极后，递超声刀或腔镜剪刀清扫右侧喉返神经链旁淋巴结。
6.离断奇静脉	递一次性结扎夹夹闭奇静脉，递超声刀离断奇静脉（图4-12-2）。
7.分离食管至膈肌角	递超声刀沿奇静脉走向，从上往下打开食管右侧纵隔胸膜，直到膈肌角，递电凝钩或超声刀清扫右侧食管旁淋巴结（图4-12-3）。
8.分离食管床间隙	递腔镜弯钳带阻断带穿过食管床，递结扎夹固定阻断带，递腔镜剪刀剪断结扎夹上方阻断带，递弯钳提起阻断带，牵拉食管。递超声刀向下分离食管至膈肌角，向上分离至胸膜顶，充分暴露食管。

手术步骤	手术配合
9.清扫淋巴结	递电凝钩或超声刀清扫隆突下淋巴结，递腔镜分离钳沿主动脉弓下左迷走神经干寻找左侧喉返神经，充分显露左喉返神经至甲状腺下极后，递超声刀或腔镜剪刀清扫左喉返神经链旁淋巴结。
10.结扎胸导管	递电凝钩分离胸导管，递结扎夹结扎胸导管（图4-12-4）。
11.取出阻断带	递腔镜剪刀剪断阻断带并取出。
12.止血	递显影纱布检查食管床，递电凝棒止血。
13.冲洗胸腔	递温生理盐水清洗胸腔，彻底止血。
14.放置引流管	置入胸腔引流管，递有齿镊，持针器夹持10×24角针、0号慕丝线固定引流管。
15.缝合切口	清点手术物品，递电刀止血，递有齿镊、10×24圆针、1号慕丝线缝合肌层，再次清点手术物品，0号慕丝线缝合皮下组织，3-0慕丝线或3-0角针可吸收线缝合皮肤。无菌敷料覆盖切口，胶布固定。
16.变换患者体位为仰卧位	患者仰卧位，头向右偏约30°。
17.常规颈部及腹部消毒铺单	消毒后，左右颈部分别垫一小块团状无菌巾。递11号刀片、电刀在脐下建立观察孔，在左侧腋前线肋下2横指建立主操作孔，在左锁骨中线平脐水平处建立副操作孔两个，与主操作孔对称，夹闭胸腔引流管（图4-12-5）。
18.离断胃短血管	递胃钳夹胃，递肠钳暴露，递超声刀沿胃大弯无血管区紧靠胃壁向上分离胃，依次向上离断胃网膜左血管，协助暴露胃短血管，递结扎夹夹闭胃短血管并离断。
19.分离胃体	递电刀或超声刀沿胃大弯侧向上充分分离至左侧膈肌角（图4-12-6）。
20.离断胃左血管	递电刀或超声刀沿胃大弯侧向下充分分离至幽门，递胃钳保护血管弓，肠钳协助暴露网膜，充分分离出胃左血管，递胃钳挑起胃左血管，递电凝钩协助清扫胃左动脉、肝总动脉、脾动脉旁及腹腔干周围的淋巴结。递结扎夹夹闭胃左血管，递超声刀离断胃左血管。
21.再次分离胃体	递电刀或超声刀向上沿胃小弯分离至右侧膈肌角，充分打开双侧膈肌角。
22.做颈部切口	递有齿镊、20号刀片切开左侧胸锁乳突肌内侧缘皮肤。

手术步骤	手术配合
23.分离颈部食管	递无齿镊、电刀切开皮下，递电刀分离出食管，递弯钳夹阻断带悬吊食管（图4-12-7）。
24.缝食管荷包	递荷包钳、长弯钳分别夹住颈部食管的两端，递2-0聚丙烯荷包线缝合食管荷包。
25.离断颈部食管	递11号刀片或剪刀离断颈部食管（图4-12-8）。
26.消毒食管断端	递弯钳夹聚维酮碘棉球分别消毒食管两端。
27.缝合橡胶引流管	递无齿镊、持针器夹持10×24圆针、0号慕丝线，将28号橡胶引流管缝合在食管下端备用（图4-12-9）。
28.腹部切口	递有齿镊、20号刀片在剑突下行腹部切口，递切口保护套保护切口。
29.拖出分离后的胃和食管	从腹部切口拖出分离后的胃及食管（图4-12-10）。
30.制作管状胃	递腔内直线型切割缝合器，分别安装6~7枚钉仓，沿胃小弯制作管状胃，切除病变食管（图4-12-11）。
31.包埋管状胃	递无齿镊、持针器夹持4-0圆针可吸收线加固缝合，包埋管状胃（图4-12-12）。
32.再次缝合橡胶引流管	递无齿镊、持针器夹持10×24圆针、0号慕丝线将管状胃与橡胶引流管缝合（图4-12-13）。
33.颈部拖出管状胃	提拉颈部引流管，将管状胃从颈部拖出（图4-12-14）。
34.放置管状吻合器头端	松开食管上端的荷包钳，递弯钳或鼠齿钳将食管上端牵开，递大弯钳夹住吻合器的头端，置入食管荷包内（图4-12-15）。
35.收紧荷包线	收紧聚丙烯荷包线，将吻合器头端固定在食管内。
36.修整食管	递无齿镊、持针器夹持4-0圆针可吸收线缝合加固吻合器头端周围的食管，递无齿镊、组织剪修整食管边缘。
37.修整管状胃	递组织剪剪断管状胃上端多余的部分（图4-12-16）。
38.消毒管状胃	递弯钳夹聚维酮碘棉球消毒管状胃切口。
39.吻合管状胃	递管状吻合器从管状胃切口置入，与吻合器的头端吻合，旋转吻合器至合适位置，观察吻合口周围有无组织带入等情况，激发吻合器，吻合完毕（图4-12-17）。

手术步骤	手术配合
40.离断残余管状胃	递切割闭合器离断残余管状胃（图4-12-18）。
41.减张缝合吻合口	递无齿镊、持针器夹持4-0圆针可吸收线减张缝合吻合口。
42.固定食管	递无齿镊、持针器夹持4-0圆针可吸收线将食管固定在颈部组织。
43.缝合切口	颈部常规放置引流膜，清点手术物品，分别缝合颈部及腹部切口，再次清点手术物品，递3-0角针可吸收线缝合皮肤，覆盖敷料。

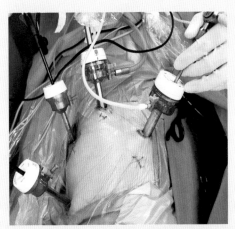

图4-12-1 建立操作孔

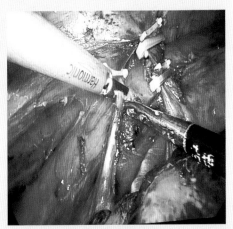

图4-12-2 离断奇静脉

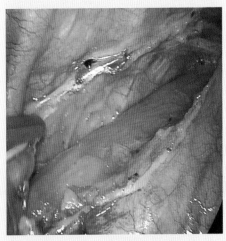

图4-12-3 分离食管至膈肌角

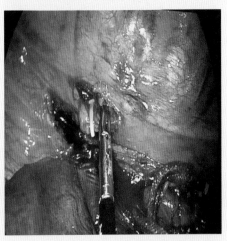

图4-12-4 结扎胸导管

第四章 胸外科手术

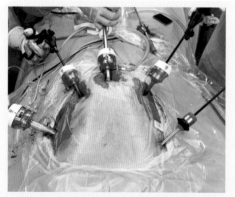

图4-12-5 腹部操作孔

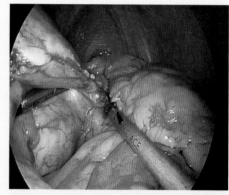

图4-12-6 分离胃体

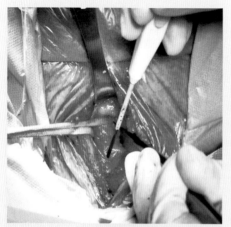

图4-12-7 分离颈部食管

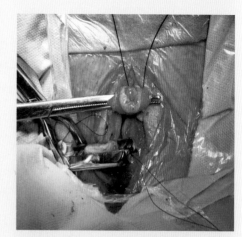

图4-12-8 离断颈部食管

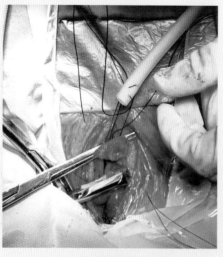

图4-12-9 缝合橡胶引流管

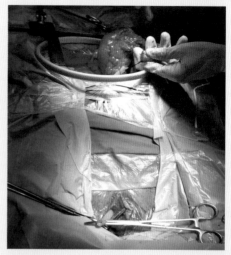

图4-12-10 从腹部切口拖出食管

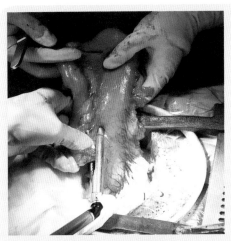

图4-12-11　制作管状胃

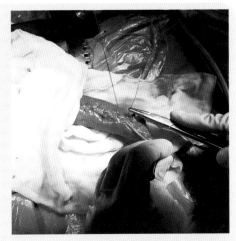

图4-12-12　包埋管状胃

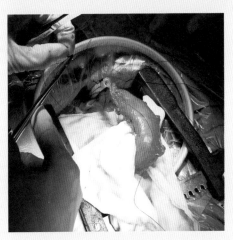

图4-12-13　再次缝合橡胶引流管

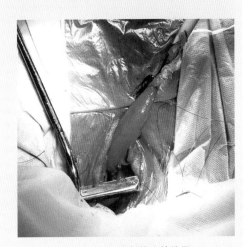

图4-12-14　颈部拖出管状胃

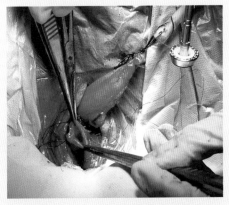

图4-12-15　放置管状吻合器头端

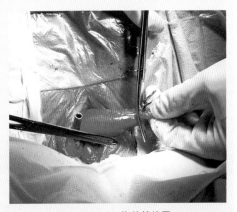

图4-12-16　修整管状胃

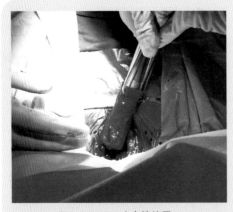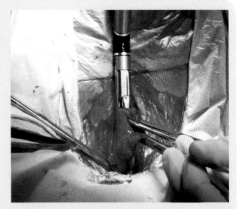

图4-12-17　吻合管状胃　　　　　　　　　　图4-12-18　离断残余管状胃

【注意事项】

　　1.做好心理护理，缓解患者焦虑的情绪。

　　2.密切观察生命体征。

　　3.保护输液通道，观察液体出入量。

　　4.术中因转换体位，需注意保护内镜设备及器械。

　　5.术中妥善固定胸腔和胃部的引流管，妥善放置引流瓶。

　　6.注意患者受压部位的皮肤保护，预防压疮。

　　7.术中注意体温管理，输液加温，使用温冲洗液等，预防术中低体温。

　　8.严格执行肿瘤不接触隔离原则，器械台分区放置器械，切下的标本分类放置。

参考文献

［1］ANDERSON R H，SPICER D E，HLAVACEK A M，et al.WILCOX心脏外科解剖学［M］.夏宇，译.上海：上海科学技术出版社，2019.

［2］COHN L H，ADAMS D H.成人心脏外科学［M］.郑哲，译.北京：人民卫生出版社，2016.

［3］KHONSARI S，SINTEK C F.心脏外科手术技术［M］.周睿，朱洪生，译.上海：上海科学技术出版社，2011.

［4］徐光亚，吴树明.图解心脏外科手术学［M］.北京：科学出版社，2010.

［5］刘正良，彭望香.手术室护理管理［M］.长沙：湖南科学技术出版社，2005.

［6］湖南省卫生厅.湖南省医院护理工作规范［M］.长沙：湖南科学技术出版社，2011.

［7］刘秋秋，刘益萍.胸心外科、神经外科手术配合［M］.长沙：湖南科学技术出版社，2005.

［8］魏革，马育璇.手术室护理必备［M］.北京：北京大学医学出版社，2011.

［9］贺吉群.图解内镜手术护理［M］.长沙：湖南科学技术出版社，2012.

［10］顾恺时.胸心外科手术学［M］.上海：上海科学技术出版社，2003.

［11］孙育红.手术室护理操作指南［M］.北京：科学出版社，2019.

［12］谢小华，钮敏红.专科手术配合流程及指引［M］.长沙：湖南科学技术出版社，2020.

［13］龚仁蓉，黄智慧，陈芳.图解心脏外科手术配合［M］.北京：科学出版社，2015.

［14］贺吉群.新编手术室专科护理［M］.长沙：湖南科学技术出版社，2017.